U0351478

【典藏版】

黄帝内经
自学百日通

百读之后

用另一种境界看中医

张湖德 王铁民 曹启富○主编

中国科学技术出版社

CHINA SCIENCE AND TECHNOLOGY PRESS

北 京

图书在版编目（CIP）数据

《黄帝内经》自学百日通 / 张湖德，王铁民，曹启富主编 . —北京：中国科学技术出版社，2018.1（2024.6 重印）

ISBN 978-7-5046-7476-0

Ⅰ.①黄… Ⅱ.①张… ②王… ③曹… Ⅲ.①《内经》－通俗读物 Ⅳ.① R221-49

中国版本图书馆 CIP 数据核字（2017）第 122145 号

策划编辑	焦健姿　王久红	
责任编辑	黄维佳	
装帧设计	华图文轩	
责任校对	龚利霞	
责任印制	徐　飞	

出　　版	中国科学技术出版社	
发　　行	中国科学技术出版社有限公司	
地　　址	北京市海淀区中关村南大街 16 号	
邮　　编	100081	
发行电话	010-62103130	
传　　真	010-62179148	
网　　址	http ://www.cspbooks.com.cn	

开　　本	710mm×1000mm　1/16	
字　　数	359 千字	
印　　张	19.25	
版　　次	2018 年 1 月第 1 版	
印　　次	2024 年 6 月第 2 次印刷	
印　　刷	河北环京美印刷有限公司	
书　　号	ISBN 978-7-5046-7476-0/ R・2037	
定　　价	58.00 元	

编著者名单

主　编　张湖德　王铁民　曹启富
副主编　张　煜　任晓燕　杨凤玲　高　琰
编　者　邵玉京　宋一川　陈　超　刘　晗

主编简介

张湖德，北京中医药大学毕业，留校后从事《黄帝内经》的教学与科研工作，讲授《内经》课时数达 4000 多学时，曾主编四十多部有关《黄帝内经》的著作，如《〈黄帝内经〉养生大全》《〈黄帝内经〉补法治疗大典》《〈黄帝内经〉养生宝典》《〈黄帝内经〉抗衰老秘诀》，《〈内经〉与养生》等，是国内不可多得的研究《黄帝内经》专家。现任中央人民广播电台医学顾问，解放军卫生音像出版社特聘专家。

王铁民，北京中医药大学博士毕业，现任青岛静康医院院长，著名中西医结合肾病专家，对《内经》有很高的造诣，主编中医著作二十多部，发表论文三十多篇。

曹启富，中日友好医院主任医师、教授、硕士研究生导师，擅长心脏血管疾病的诊治，对《黄帝内经》的研究很深入，曾主编二十多部著作，发表论文二十多篇。

内容提要

　　《黄帝内经》（以下简称《内经》）既是中医学宝库中现存的一部最古老的光辉巨著，也是中华民族传统文化中的瑰宝。但因"其文简，其意博，其理奥，其趣深"，加之年代久远，又非成于一时、一地、一人之手等，而使众多学者望之兴叹、敬而生畏，故医者有"《黄帝内经》是中医学的珠穆朗玛峰"的感叹。有鉴于此，我们根据长期积累的教学实践经验和临床体会，本着对《内经》探赜索隐、钩深致远、深入浅出、阐发经旨的宗旨，编成此书。本书突出了以自学为主的特点，本着学宗原著的要求，除上篇"概论"外，其余8章内容着重对精选经文（60余篇）的重点、难点、疑点，以及要求读者必须掌握的基本理论及其运用要点，进行了深入浅出的讲解。每章前冠有"概说"，扼要介绍本章内容要旨，给读者以开门见山之感。每篇经文之后均有注释、语译、讨论等内容，博而不杂、约而不漏。若学者潜心研习，神而明之，乃可无师自通矣。

前言

　　笔者自 1977 年北京中医药大学毕业，即被分配到大学《内经》教研室从事《内经》的教学与科研，曾先后讲授 4000 多学时《内经》课和主编过有关《黄帝内经》的著作四十多部，可以毫不谦逊地说，我应该是一个地道的《内经》专家了，《〈黄帝内经〉自学百日通》，是我主编的与《内经》有关的第 47 部著作，《内经》是中医之源，学习中医必先从学习《内经》开始，为此，凡是从事中医工作的人或爱好中医的人，必须学好《内经》。写作本书的目的主要是为了加深人们对中医理论的理解，只有理论的功底深厚，才有可能成为一名好中医，一个对《内经》不清楚、不了解的人，又怎么能从事中医医疗工作呢？本书是敲开《内经》大门的必读之书，希望每一个爱好中医的人，好好地读一下《〈黄帝内经〉自学百日通》吧！

中央人民广播电台医学顾问

解放军卫生音像出版社特聘专家　　张湖德

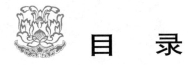

目　录

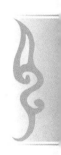

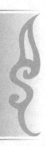

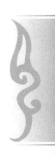

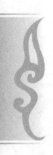

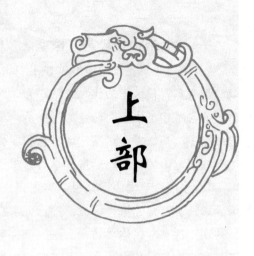

上部

概论（1～二日）

第1章　学习中医必学《黄帝内经》

一、《黄帝内经》是"医家之宗"

《黄帝内经》比较系统地阐述了中医的学术思想和理论原则。这些理论，不仅反映了我国古代医学的伟大成就，为保证人民健康，中华民族繁衍，做出了巨大贡献，而且奠定了中国医药学的发展基础，在中医学历史上所出现的许多著名的医学家和不少医学流派，从其学术思想和继承性来说，主要是在《黄帝内经》的理论基础上发展起来的。所以后世称本书为"医家之宗"。

《黄帝内经》的内容是很丰富的，它分别从阴阳五行、脏腑、经络、刺法、病因、诊法、治则、摄生等方面进行了系统的阐述，确立了一套比较系统的中医学理论体系。这套理论体系是古人在生活、生产的医学实践中，通过长期的观察，结合了当时自然科学的成就，并受当时的哲学思想影响而逐渐形成的。因此，《黄帝内经》中运用了古代哲学阴阳五行学说理论观点，并以人体内外相互联系、相互制约的整体观念，来阐述人体的生理活动、病理变化的规律以及诊断、治疗、用药等原则，把古代这种朴素的哲学思想贯穿于整个理论体系之中。

在《黄帝内经》的理论体系中，根据当时人们对人体生理、病理活动规律的认识，确立了以五脏为主体，外应四时气候变化，内与五脏、五官、筋骨、肌肉等相联系的五个生理、病理活动系统的"四时五脏阴阳"的藏象学说。并以正邪相搏的观点来阐述疾病的发生和变化，强调了正气在发病和疾病发展变化过程中的重要作用。在人与自然息息相关的认识下，提出了六淫、七情、饮食、劳伤等疾病病因学说，创立了邪生于阳、邪生于阴的病因分类法。这种病因分类法，除开辟了病因分类的先河外，成为外感、内伤疾病分类法的导源。《黄帝内经》还以藏象、经络学说的理论为基础，结合病因的性质、致病的特征，提出了脏腑经络病机的分证方法。这种脏腑经络的分证方法，为中医学的辨证论治，奠定了基础。上述这些理论内容，成为中医学理论体系的重要组成部分。反映出中医学理论体系的学术观点和理论原则。两千多年来，一直有效地指导着临床实践，被称为"医家之宗"。

二、《黄帝内经》奠定了中医学的理论基础

中医学理论体系的形成，以中医学经典医学文献《黄帝内经》一书的问世为标志。在《汉书·艺文志》所载医学书目之中首列《黄帝内经》，故《黄帝内经》成

书于战国及秦汉时期，我国明清以来的学者多倾向于此说。《黄帝内经》总结了春秋、战国及秦汉时期的医疗经验和学术理论，并吸收了秦汉以前有关天文、历法、生物、地理、心理，以及哲学等多学科的重要成就，从而初步形成了中医学独特的理论体系。《黄帝内经》的成书及其重大的理论贡献，从古至今一直成为中国医药学发展的理论基础和源泉，而且《黄帝内经》的某些理论或观点至今仍在卓有成效地指导着中医学的临床实践。

《黄帝内经》一书，包括《素问》81篇。其内容是以精气学说、阴阳五行学说为理论方法，以整体观念为主导思想，用以阐释人体内在生命活动的规律性、人体与内在环境（自然界、社会）的统一性，对人体的解剖形态、脏腑经络、生理病理，以及关于疾病的诊断和防治等各方面，都作了比较全面而系统的阐述，并对当时哲学领域中一系列重大问题，诸如气的概念、天人关系、形神关系等进行了深入探讨。如在形态方面，关于人体骨骼、血脉的长度、内脏器官的大小和容量等的记载，基本上是符合实际情况的，如食管与肠管的比例是1∶35，现代解剖学则是1∶37，两者非常接近；在生理学方面提出"心主血脉"，已认识到血液是在脉管内循环运动的，且对动静脉也有一定的认识。以上这些关于血液循环的认识比英国的哈维公元1638年（明·崇祯元年）所发现的血液循环要早1000多年。

可以看出，《黄帝内经》以医学内容为中心，把自然科学与哲学理论有机地结合起来，进行多学科的统一考察和研究，因而其中许多理论观点已经具有较高的水平，对当时的世界医学做出了重要贡献。特别是某些独特的理论认识，诸如"天人相应"的时间医学观点、人体脏腑多功能的系统认识，以及关于人体生理活动、病理变化的整体联系和相互影响等，直至今天，仍有其重要的研究和实用价值。

《黄帝内经》的成书年代和《周易》相近。《周易》是一部伟大的哲学巨著，纳入了先秦时期阴阳五行学说的精髓，而《黄帝内经》是以阴阳五行作为基础理论的，因此，《黄帝内经》与《周易》有着不可分割的"血缘"关系。

《黄帝内经》是中医理论的基础，《周易》的许多哲理、易理都渗入《黄帝内经》，而《黄帝内经》中的重要理论如阴阳五行学说、藏象学说、病机学说、气化学说等，皆导源于《周易》；故《周易》对中医理论的形成和发展起了重大的推动作用。因此说，《周易》是《黄帝内经》的源头活水，《黄帝内经》吸取了《周易》的精华，又创造性地发展了《周易》的理论，从而成为伟大的医学巨著，其中一些理论已经进行了升华，与《周易》交相辉映。由于《黄帝内经》充分地纳入了易理，并把它创造性地与医学相结合，使中医成为一门哲理水平很高的自然科学，有力地推动了中医学的发展和提高。中医之所以数千年不衰而不断发展，就是因为有

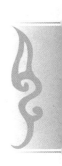

着一套独特的理论体系，而这一套理论体系正扎根于《周易》这一丰厚的土壤之中。

三、健康与长寿要从学习《黄帝内经》入手

自古以来，人们把养生的理论和方法叫作"养生之道"。例如，中医学经典著作《黄帝内经》里说"上古之人，其知道者，法于阴阳，和于术数，食饮有节，起居有常，不妄作劳，故能形与神俱，而尽终其天年，度百岁乃去。"此处的"道"，就是养生之道。"道"是从一切具体事物中抽出来的自然法则或规律。若人们顺应这种规律，则可"长有天命"，如果违背这种自然法则，则要早衰夭亡。这正如《黄帝内经》所阐明的："余闻上古之人，春秋皆度百岁，而动作不衰；今时之人，年半百而动作皆衰者，时世异耶？人将失之耶？"从而指出了能否身体健康、益寿延年的关键，是在于人们是否能够懂得养生之道。上古时代的圣贤由于掌握养生之道，年纪到了100多岁，而形体、动作不显得衰老，但现在的一些人，因不注意养生，往往活不到50岁，形体就衰老了。当然，人不可能不死，但是可通过后天调养，逐渐增强体质，提高康复力、抗衰力，从而达到延年益寿的目的。

有关传统养生的理论和内容是极其丰富的，历代养生家由于各自的实践和体会不同，他们的养生之道在静神、动形、固精、调气、食养及药饵等方面各有侧重，各有所长。从学术流派来看，又有道家养生、医家养生、佛家养生和武术养生之分，都从不同角度阐述了养生的理论和方法，丰富了传统养生学的内容。

传统养生学在《黄帝内经》理论熏陶下，经过长期实践与经验积累，已形成了相对稳定的学科体系，并有相对独立的、丰富的理论与大量的、别具一格的手段。中医养生学的理论体系，是在《黄帝内经》五行、脏腑经络、气一元论、天人相应及整体恒动观等理论的指导下，提出了形神共养、协调阴阳、谨慎起居、和调脏腑、动静适宜、养气保精、气血通调、养正祛邪、综合调理、因人因地因时摄生诸原则。传统养生学所采取的养生手段与方法更是丰富多彩，别有特色，如调摄精神、气功与导引、针灸、按摩、推拿、食养与食疗、顺应自然、药养与药疗、日常养护与个体卫生等。这些传统养生方法，皆具备简、便、廉、验的特色，不仅为我国人民所喜爱，还远传世界各地，为全人类的保健事业做出了应有的贡献。

《黄帝内经》的基本思想是强身防病，强调正气作用，防微杜渐治大病；把握生命和健康的整体观念及辩证思想；重视心理因素，始终将社会和环境联系起来，去理解和对待人体的健康和疾病。这就是说，传统养生学既有自然科学的属性，又有社会科学属性，是自然科学和社会科学的综合产物。其自然科学属性，主要体现

在养生是以人为研究中心，着重研究生命发生、发展变化的规律以及防病、防衰的方法；其社会科学属性，主要表现在社会环境不可避免地给人类带来影响，所以要从社会学角度进行考察研究。从内容上来看，传统养生涉及现代科学中预防医学、心理医学、行为科学、医学保健、天文气象学、地理医学、社会医学等多学科领域，实际上它是多学科领域的综合，是当代生命科学中的实用学科。

第2章 《黄帝内经》理论体系的形成 （3日）

《黄帝内经》的成编，开创了中医学的独特理论体系，奠定了中医学的发展基础。从其独特理论体系的内容中，来探讨她的思想方法和学术观点，研究她的理论系统和理论原则，对于深入理解和掌握中医理论，实现中医现代化，都具有极其重要的意义。

一、理论体系的萌芽

《黄帝内经》理论体系的萌芽，应当追溯到原始社会时期中医药的产生。当时的人们在与自然、疾病斗争的过程中，逐渐发现并累积起医药知识。《淮南子·修务训》就有"神农……尝百草之滋味，水泉之甘苦，令民知所避就。当此之时，一日而遇七十毒"的记载。《史记·补三皇本纪》也有"神农……始尝百草，始有医药"的类似记述。这虽是一种传说，神农也不是指一个人，而指的是一个氏族时代，但却反映出劳动创造医药的情况。

医药是人们在与自然斗争的过程中产生的，是劳动创造了医药。但有了医药并不等于有了医药学，更不等于有了医药学的理论。医学理论，是在人们所掌握医药知识不断丰富的情况下，进一步探索人体生命活动的奥秘、疾病变化的现象和医药治疗的原理而形成的。逐渐认识到的片断医药理论基础上，在古代哲学思想指导下，经过了综合整理，从而形成了较为系统的理论体系。《黄帝内经》中所引证的上古经书如"上经""下经""阴阳从容"等，可能就是《黄帝内经》成编前医学理论的残迹。由此可见，《黄帝内经》理论体系，是由实践累积的医药经验，逐渐上升为片断的理论认识，再通过进一步地综合验证而形成的。

二、理论体系形成的基础

一般认为中医药理论体系的形成的时期在战国时代，其标志就是《黄帝内经》的成编。但从《黄帝内经》中所引证的前代医经来看，在战国以前，就已有不少有关医学理论方面的论述，直至《黄帝内经》成编，才开始形成了系统的理论体系。随着医药学术的发展，这一理论体系也就不断地得到丰富和充实。根据医药学术的发展规律，以及《黄帝内经》内容来推断，这一理论体系形成的客观基础归纳起来主要有四个方面。

（一）对生命现象的长期观察

中医理论体系的形成，距今已有两千多年，限于当时历史条件和人们的知识水平，还不可能运用现代生物、化学、物理等科学知识，以及各种仪器来认识人体，探索生命的奥秘，只有从生活和自然变化中的人体生命活动现象上来了解、推论、认识人体生命活动规律，这是一种很自然的方法。例如"藏象"这一名词的含义，可以充分说明这一点。"藏"与"脏"通。《正字通》说"藏者藏也"。脏即古藏字，后以脏为胸腹内诸器官之总称，故加"月（肉）"以与藏之区别。"象"，形状也，通称象。凡形于外者皆曰象，也就是征象或征兆的意思。所以唐·王冰在《素问·六节藏象论》中"藏象论何如？"句下注云："象，谓所见于外，可阅者也。"这就明确指出了"象"，就是内在脏腑功能活动反映于外的征象。由此说明"藏象学说"就是在古代解剖学的基础上，联系其功能活动反映于外的征象，从而据"象"来探索脏腑功能活动规律的学说。通过"藏象"的含义，就可以充分说明对生命现象的长期观察，是形成中医学理论体系的主要基础之一。

中医学的这种通过外在现象来推论生命活动规律的方法，主要是以自然变化，以及精神情志活动等作为信息，这些信息作用于人体后所反映出来的现象，再通过正常与异常的反复对比、分析，从而推论出生命活动的规律和病理变化的机制。正是由于中医理论是用这种观察现象的方法得出的，因而把自然现象与人体的生命现象统一起来，把人体的精神情志活动与人体的脏腑功能活动结合起来，从而形成了一个人与自然的统一整体。毫无疑问，用这种观察方法所得出的结论是有其科学根据的，特别是对活着的生命体来说，是有其独特之处的。同时这种从宏观方面、从整体方面来认识人体生命活动的方法，正是中医理论体系具有的独特性。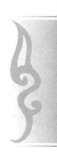

（二）医疗实践的反复验证

实践是检验真理的唯一标准。医疗实践的反复验证，是《黄帝内经》理论体系的又一基础。任何一门学科的理论，都不是而且不可能是由某个人的闭门造车、凭空想象而来，而是有其一定实践根据的。中医学当然也不例外，在其理论产生的过程中，必然经历着一个长期的认识、实践、再认识、再实践的反复过程。只有经过这样渐进的过程，才能由局部到整体，由简单到复杂，由片面到全面，形成比较系统的理论体系。

观察与推理并不等于主观想象。古代人们在长期生活实践中，观察到某些不同的生理现象和病理反映，与某些脏腑的正常或异常的功能活动有关，而某些脏腑功能的正常或异常变化，又常常在体表的某些部位出现特殊的反映。上述这些通过观察得到的现象，就成为理论推理的基础，然后通过临床的反复验证，进一步加以证实。

例如，气候反常变化，人体感受风寒，就会出现恶寒发热，鼻塞咳嗽，气逆喘息等病理反映，通过这些病理表现推论到在正常情况下，人体的肺脏与皮毛、鼻等具有内在生理上的联系。但这一推理是否正确，还须实践的验证。临床用宣肺发汗的方法，就能使这些病理现象消除，这既证实肺与皮毛、鼻等在内联系的理论是正确的以外，又说明了四时气候的反常，有可能成为致病的因素。在病因学说中，六淫致病的理论，也是这样形成的，又如房事过度，或某种原因导致滑精，病后所出现的头晕、记忆力减退、腰酸软等异常现象，通过禁绝房事，或用补肾的方法后，病情得到缓解经过实践反复验证，从而得出肾有藏精的功能，以及肾精与骨髓之间具有内在联系。

总之，在长期的生活实践和大量的临床实践中，人们通过对生理现象、病理现象、治疗后的变化等相互对比，相互印证，使认识不断地深化，逐步发现曾经是孤立的、片面的或不完整的各种认识之间，存在着在内在联系，而使之相互补充。这即是《黄帝内经》理论体系形成的又一重要基础。

（三）人体解剖知识的掌握

我国古代很早就通过尸体解剖的方法，来了解人体的组织结构。早在公元1400多年以前，从殷墟出土的甲骨文，就有"耳""目""口""鼻"等多种人体器官名称的记载，说明当时已根据人体器官的部位不同，作用互殊，确立了不同的名称。《黄帝内经》对解剖人体，观察脏腑，也有较为详细的记载。如《灵枢·经水》篇说："若夫八尺之士，皮肉在此。外可度量切循而得之，其死可解剖而视之，其脏之坚脆，腑之大小，谷之多少，脉之长短，血之清浊，气之多少，……皆有大数"。这不仅说明当时医家对用解剖的方法来了解人体的结构是非常重视的，而且可以看出，当时的解剖已经相当细致了。

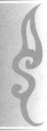

此外，《灵枢》的《脉度》和《骨度》还专篇讨论了经络之走向与人体骨骼之长短，《肠胃》篇还记载了人体内肠胃之大小、长短及其容量等。其中所指出的食管长度与大小肠长度的比例约为1：35。这与现代解剖测量的结果很接近，说明当时若非真正通过解剖测量，能取得这样的成果是绝不可能的。

无可讳言，古代的这些解剖知识，只是死后的脏腑组织形态，若要了解活着的生命奥秘，还必须从生命的现象中来探索，但这些解剖知识，已为探索生命活动规律、创立医学理论奠定了基础。所以，《黄帝内经》理论体系的形成，是以古代的解剖知识为基础，通过长期对活体的观察而总结出来的。

（四）古代哲学思想的影响

恩格斯在《自然辩证法》中指出："不管自然科学家采取什么样的态度，他们总是在哲学的支配之下"。医药学和其他自然科学一样，在它发展过程中，总是要受一定的世界观支配和影响。

春秋战国时期是我国社会经济形态由奴隶制向封建制的过渡时期。由于生产力的发展，学术思想非常活跃，出现了许多思想家和哲学家，形成了当时认识自然变化的朴素唯物辩证法的哲学思想。如"气"是万物本原的"精气学说"，万物化生源于事物内部相互对立统一两方面的运动，以及事物在发展过程中相互联系和控制的"阴阳五行"学说等，非常盛行。这些朴素唯物辩证的哲学思想很自然地渗透到医学领域中来，启迪了当时的医学家们运用它来总结他们所掌握的医药知识，探索生命活动的奥秘，使感性认识向理性知识飞跃。另一方面，也正是在这些哲学思想指引下，使当时某些片断的、分散的理论，逐步由片断走向综合，由分散走向集中，从而形成一个比较系统的医学理论体系。由此可见，《黄帝内经》理论的产生和理论体系的形成与我国古代的朴素唯物辩证法的哲学思想是分不开的。

第3章 《黄帝内经》的成书及相关命名含义 （4日）

　　关于《黄帝内经》成书的年代及作者，历来是学者、医家争论不休的问题。古今看法归纳起来主要有以下三种：一者，认为是黄帝时期成书；二者，认为成书于春秋战国及汉之际；三者，认为扩编成书于西汉。

　　《黄帝内经》的成书时代，应当分为理论创作和汇编成册两个阶段。《黄帝内经》的理论创作，始作于春秋战国，秦汉以来代有补充。主要依据有三点：一是历代诸家的论证；二是与同期作品的比较；三是文字气象的分析。

　　从历代诸家的论证来看。宋代的百源学派宗师邵雍在《经世·心学第十二》中指出："《素问》《阴符》，七国时书也。"朱熹在《朱子全书·古史余记》则说："至于战国之时，方术之士，相传按遂笔之于书，如列子之所引，与夫《素问》《握奇》之属，盖必有粗得其遗言（指黄帝）之仿佛者，如许行所道神农之言耳。"明代方孝孺的《逊志斋集·读三坟书》也说："世之伪书众矣"，如《内经》称黄帝，《汲冢书》称周，皆出于战国、秦、汉之人。"清代崔述《补古上考信录·黄帝说》说："世所传失不全"，正如王冰在次注《素问》时说："世本纰缪，篇目重叠，前后不伦，文义悬隔。"可见当时残缺的情况是相当严重的。王冰就是在这种情况下，进行了编次和注释。现在通行的《增广补注黄帝内经素问》，就是经王冰收集整理，重新编次为二十卷并经宋林亿等校订而流传至今。

　　《灵枢》的含义、解释也不一致。马莳谓："灵枢者，正以枢为门户，阖辟所系，而灵乃至圣至元之称，此书之切，何以异是。"张介宾则认为是"神灵之枢要是谓灵枢"。然不少学者认为王冰之所以更名《灵枢》，可能是根据《隋书·经籍志》"九灵"之编目，结合道家的"玉枢""神枢"诸经的名称而更名的，所以上述"神灵""枢机"之义，恐未必符合王氏更名的本意，所以，今人任应秋先生根据《灵枢》中的主要内容是研究经脉腧穴、营卫气血运行，以及各种刺法的特点，认为它的命名可能是从针法方面来考虑。任先生的结论是"它本来的取义，应该是'灵者，验也。'针刺疗效，至为灵验，但必须得其刺法之枢而后灵，故名之曰《灵枢》"。这一看法简洁明晰，似更符合王冰更名原义。

　　《灵枢》最早称为《九卷》。初见于汉末张仲景《伤寒杂病论·序》。晋王叔和《脉经》亦称《灵枢》为《九卷》，至皇甫谧《针灸甲乙经》始名《针经》。至唐，王冰次注《素问》时才更名为《灵枢》，但在其注文中又同时可以见到《针经》之名。如注《素问·三部九候论》引《灵枢》之文称《灵枢》，而在注《调经论》中引《灵枢》文又称《针经》，故《新校正》说："在彼云《灵枢》，而此曰《针经》，则王氏之意，指《灵枢》为《针经》也。"《灵枢》在一个很长的时期，社会上不流传。现在通行的《灵枢经》，是南宋末哲元祐八年，史崧"校正家藏旧本"刊印流传至今的。

《黄帝内经》书名，首见于《汉书·艺文志》。《黄帝内经》之"内"字是与"外"字相对而言。先秦两汉人著书，往往把一部书分为内、外两部分。如《汉书·艺文志》所载书目就有"黄帝内经、外经""扁鹊内经、外经""白氏内经、外经"等多种。"内"与"外"，仅表示内容的分类，并无深意。正如丹波元胤《医籍考》所说，内外，"犹《易》内外卦，及《春秋》内外传，《庄子》内外篇，《韩非子》内外诸说，以次第名焉者，不必有深意。"

《黄帝内经》之"经"字，《说文》曰："经，织也。"其本义是指织物的纵线。陆德明《经典释文》则释为"常也，法也，径也"，引申为常道，即规范、法则、原则之义。古书称"经"者，有《诗经》《书经》《易经》《道德经》等，西汉时期，"经"扩大到指关于论述某一具体学术和技艺的著作，如《星经》《水经》《黄帝内经》《难经》等。《文史通义》指出："术数诸家，均出圣门制作……而习是术者奉为依归，则亦不得不尊以为经言者也。"《黄帝内经》称为"经"，是业医者对该书的尊崇之谓，是学医的人必须遵循的理论原则。

第4章 《黄帝内经》理论体系的基本学术思想 （5～7日）

任何一门自然科学在它发展的过程中都受着一定的哲学思想影响。如前所述，我国古代的医疗实践知识从感性上升到理性，形成系统的理论体系过程，当然也不能例外。因此，《黄帝内经》理论体系是在古代的唯物辩证法思想指导下形成的，结合人体生命活动规律，提出了许多重要的学术理论观点。这些观点不仅是《黄帝内经》理论体系的精髓，而且也是深入理解和掌握《黄帝内经》理论的思想方法。

第一节　"气"是构成万物的根源

"气"，是我国古代的一种对宇宙本原的认识论，认为最初的宇宙，原是天地不分，浑然一体的状态。这种状态，就是所谓的"一元"，如《关尹子·二柱》说："先想乎一元，具乎一物。"一元之气，就是指这种浑然一体状态而言。这种浑然一体，混沌存在的状态，又是无数个构成万物最小物质"气"的聚合体，正如《老子道德经》说，"道生一、一生二、二生三，三生万物"。"道"是《老子》书中的基本概念。在这里既是本原，又是万物的法则（"人法地、地法天，天法道，道法自然"）（参考《老子》弓羽生，1981年11月北京晚报）"。这里所说的"一"，其含义就是构成万物最小的物质"气"。因为这种"气"具有无限的生命力，是至高无极、绝对唯一的物质，因而又称之谓"太乙"。如《孔子家语·礼运》说："夫礼必本于太乙。分而为天地，转而为阴阳，变而为四时……"注："太乙，元气也。"这就是把气看作是构成物的本原。

"气"是目所不能见到的物质，当它未构成万物以前，是不被人们所认识的。但它确实是无形的存在，所以《庄子·外篇·知北游》说："惛然若亡而存，油然不形而神，万物畜而不知，此之谓本根"。惛，心不明。油通由：由然，即自然而然的意思。畜，潜藏也。庄子认为无形的物质，是有形物质的本根。其所以谓无形，只因它在潜藏时，人们不易觉察（畜而不知）罢了。但确实是在无形存在着（若亡而存）的。正因为有它的存在，事物才能从无形（不形）中油然而变（神）为有形（《内经学》）。万物的本根，就是"惛然若亡而存，油然不形而神"的气，这就是我国古代的哲学思想唯物论的"精气学说"。

人是万物之一，因而认为人也是由这种有生命力的物质"气"所构成的，如《庄子·外篇·知北游》又说，"人之生也，气之聚也，聚则为生，散则为死。……故曰通天下一气耳"。用"精气学说"来解释人体的形成与生命的存亡，这种认识在相当长的历史阶段内，似乎是比较普遍的，例如东汉哲学家王充在《论衡·无形篇》中也有"人禀元气于天，各受寿夭之命，以立长短之形"，以及"人禀气于天，气成而形立"的论述。

古代的这种"精气学说"，对《黄帝内经》理论体系的形成有着深远影响。由于"精气学说"在医学领域中的渗透，因而万物由气构成的观点，也就必然在《黄帝内经》中反映出来，例如《素问·天元纪大论》说："在天为气，在地成形，形气相感而化生万物矣。"又如《素问·六节藏象论》说："气合而有形，因变以正名。"这不仅指出事物之形，是由"气"的聚合而成，而且还说明了事物所以有不同的名称，也正是因为气的聚合有不同的形式，因此而确定其不同的名称。

"精气学说"对《黄帝内经》的影响，还可以从《素问》这一命名的含义中反映出来。据《新校正》引全元起注说，按《乾凿度》云："夫有形者生于无形，故有太易，有太初，有太始，有太素。太易者，未见气也，太初者，气之始也，太始者，形之始也，太素者，质之始也，气形质具而疴瘵由是萌生，故黄帝问此太素之始也。素问之名，义或由此。"未见之气，叫作"太易"，始见之气，叫作"太初"，有形之气，叫作"太始"，具质之气，叫作"太素"，本书之所以名叫《素问》，正是因为本书是讨论研究具质之气活动变化的缘故。由此可见，《素问》的命名，也正是"精气学说"在《黄帝内经》中的反映。

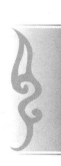

《黄帝内经》理论不仅认为"气"具有物质性，而且认为气具有无限的生命力。人之所以有生命，也就是构成人体"气"的生命力表现，例如《黄帝内经》中所论述人体生命力的强弱、生命的寿夭，就在于真气的盛衰存亡、新陈代谢的生化过程，谓气化。生理，生命的现象，源于气机的升降出入等等，无不反映出"气"既是构成人体的基本物质，也是人体的生命动力。正如《素问·六微旨大论》说："出入废则神机化灭，升降息则气立孤危。故非出入，则无以生、长、壮、老、已，非升降，则无以生、长、化、收、藏。是以升降出入，无器不有，故器者生化之宇，器散则分之，生化息矣"。这就是说，人的生命活动，无非就是气升降出入的生化运动。因为人的生命活动，也是气的生命力的表现，因而《黄帝内经》还根据人体不同部位的气及其不同的功能，确定了真气、元气、宗气、营气、卫气等很多不同的名称。以上充分说明，《黄帝内经》的理论是建筑在"精气学说"的基础之上的，所谓真气、元气、宗气等，也正是古代哲学思想渗透到医学领域而衍化出来的概念。因此，只有理解了我国古代的"精气学说"，才能真正认识《黄帝内经》理论体系中有关"气"的概念，也才能理解"气"在人体生命活动中的重要意义。另一方面，也正是由于古代"精气学说"的渗入，从而使医学摆脱了当时神鬼思想的统治，引向唯物论的思想领域，并沿着唯物主义的道路向前发展。

第二节　生命的唯物观

关于生命的起源及其主宰，最初多归之于"神仙""上帝""圣人"的创造，因而对许多自然现象，如日月、山川、雷电、雨雪、干旱、疾病、死亡等无法解释时，就认为是"神仙""上帝"的主宰，这是人类早期产生的一种宗教迷信思想和鬼神的观念，历史上称之为"神权时代"。

由于当时人们认为思想为鬼神所统治，因而在原始社会末期，专管祈祷、祭祀的"巫"，也就应运而产生。他们把人们幻想中的"神"，加以人格化，结合一定的医药经验和知识，以能和神鬼相通的姿态，用迷信、魔术的方法替人治病，这是把人的生命以及病、死归之于神鬼主宰的一种表现。

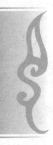

自从宇宙根本认识论"精气学说"，以及解释自然变化的朴素唯物辩证法的哲学思想出现，特别是在春秋战国时期的倡行，人们开始对宗教迷信的神鬼观念产生了怀疑，不相信有超自然的鬼神主宰世界，从而开始按自然界本来面目，来认识自然界的各种变化现象，并把生命科学引向唯物论的领域。古代医家以朴素唯物辩证法思想来总结医药经验，认识、研究、探索生命的奥秘，对人体生命的寿夭，建立了保养精气的摄生学说；并用阴阳对立统一的观点，阐明生命活动的规律；对疾病的产生和发展，提出了正邪斗争的发病观点等等。

因此，《黄帝内经》理论中很明显地反映出反对鬼神致病的观点。例如《灵枢·贼风》篇就有"其毋所遇邪气，又毋怵惕之所志，卒然而病者，其故何也？唯有因鬼神事乎？岐伯曰：此亦有故邪留而未发，因而志有所恶，及有所慕，血气内乱，两气相搏，其所从来者微，视之不见，听而不闻，故似鬼神"的记载。这些记载，不仅否定了鬼神致病的迷信观念，而且也明确解释了由于病邪侵袭人体，是"从来者微，视之不见，听而不闻"，所以疑为鬼神作祟的原因。又如《素问·五藏别论》说："拘于鬼神者，不可与言至德。"至德，高深的道，这里是指医学理论。

这里更明显地反映出中医学对生命唯物主义的认识观。

《黄帝内经》反对迷信鬼神的唯心观念，宣扬生命的唯物观是比较突出的。但是在某些方面还不免暴露出一些迷信的色彩，这是因为《黄帝内经》不是一时一人的作品，而是在一个历史时期内论文汇集所成。但从整个理论体系来看，唯物生命观是主导的、决定性的思想。也正是由于《黄帝内经》理论体系的唯物生命观，所以能不断地发展，历数千年而不衰，并一直有效地指导着临床实践。

第三节　整体调控观

一、生命的对立统一观

我国古代解释物质世界变化的阴阳五行学说，启发了当时的医学家们运用这种哲学观点，对医药知识进行总结，对人的生命活动进行探索，促使了《黄帝内经》理论体系的形成。

阴阳学说，是在"气合而有形"的理论基础上，概括地来解释"气"构成万物的道理。认为"气"分阴阳两方的对立统一运动，推动着事物的不断发展，促进万物新生与消亡。也就是说阴阳是事物普遍存在着的既对立又统一的正反两个方面，这两个方面的相互作用是事物发生发展的根源。

在春秋战国时期《黄帝内经》理论体系形成之际，属于哲学范畴的阴阳学说，很自然地渗透到医学领域中来，用以认识、分析、研究人体生命活动规律，及其与自然界的关系，成为《黄帝内经》理论体系突出的思想方法。

1. 形体结构的对立统一　《黄帝内经》理论认为，组成人体的各种组织结构，无不存在着阴阳对立的两个方面，也就是说人的形体，就是由众多的、大大小小的各种属阳的、属阴的组织器官构成的。正如《素问·金匮真言论》说："夫言人之阴阳，则外为阳，内为阴。言人身之阴阳，则背为阳，腹为阴。言人身之藏腑中阴阳，则藏者为阴，腑者为阳。肝、心、脾、肺、肾五藏皆为阴，胆、胃、大肠、小肠、膀胱、三焦六腑皆为阳"。

人体除了这些腹、背、脏、腑组织器官外，还有维持这些脏腑组织功能活动的物质基础虽然以不同的形态存在，但各自发挥着不同的作用；也莫不分属阴和阳两个方面。如精与气，则精为阴，气为阳；血与气，气为阳，津与液，则前者行于外为阳，后者注于内为阴等。运行气血的通路——经络，也莫不分为阴经与阳经。人

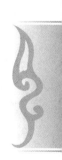

四肢的外侧为阳，内侧为阴，故凡行于上肢外侧，内系于腑的为手三阳经；行于上肢内侧，内系于脏的为手三阴经；行于下肢外侧，内系于腑的为足三阳经；行于下肢内侧，内系于脏的为足三阴经。

正由于人具有这些阴阳对立的组织结构，才能组成一个统一的整体，推动着生命的运动变化。

2. 生命活动的对立统一　　《黄体内经》理论对立统一的学术观点认为，人的生命活动过程，也就是人体的阴阳对立两方，在不断地矛盾运动中取得统一（动态平衡）的过程。例如生理活动中的营养物质与功能的转化，就是一对由平衡到不平衡，在矛盾中不断求得动态平衡的阴阳对立统一的过程。物质属阴，功能属阳，物质是功能的基础，功能是物质的能量。能量（阳）的产生，必然要消耗一定量的营养物质（阴），而各种营养物质的代谢，虽然产生了能量，但也是消耗了一定的能量（阳）。因此，功能与物质二者的阴阳消长变化，由平衡到不平衡，再由不平衡求得平衡，从而维持着正常的生理活动，正如《素问·生气通天论》说："阴平阳秘，精神乃治。"《黄帝内经》理论体系就是运用这种对立统一的观点来分析、解释人体生命活动的规律。

"阴平阳秘，精神乃治"，是人体生理活动正常的现象。如果这种"平""秘"的现象遭到破坏，阴阳失去相对的平衡，就会出现病理的现象。阴阳失去平衡的一般表现，就是阴阳的偏盛或偏衰。《黄帝内经》就是用这种偏盛或偏衰的理论，来进一步解释寒、热的病理变化。例如《素问·阴阳应象大论》说"阴胜阳病，阳胜阴病。阳胜则热，阴胜则寒。重寒则热，重热则寒"。

由于阴和阳在正常情况下是处于相对平衡的状态，在失常的情况下，如果阴的一方偏盛，就会导致另一方面的偏衰，出现阳不足的病变，反之，阳的一方偏盛，也同样会导致另一方阴不足的病变。阳性热，阴性寒，故发热是阳气亢盛的表现，恶寒是阴气亢盛的现象。因为"物极必反"。所以在某种情况下，阴寒病证可以转变为阳热病证；反之，阳热病证也可以转化为阴寒病证。《黄帝内经》就是用这种阴阳对立统一失常来解释疾病的病理变化。

在《黄帝内经》理论中，不仅用阴阳对立统一的观点来说明人体正常的生命活动规律，用阴阳对立统一的破坏来解释疾病的发生及病理变化，而且因为疾病的发生变化是阴阳失调所致，协调其阴阳，也就成为治疗的最终目的。正如《素问·至真要大论》说："谨察其阴阳所在而调之，以平为期。""平"，就是协调、恢复它原来相对平衡的状态；期，在这里就是目的的意思。

二、控制是生命活动的基本特点

《黄帝内经》理论体系中的一个突出的学术思想，就是认为人在生命活动过程中，无论是人体内部各脏器组织，或是人体脏腑与外在五时气候变化的相互联系中，都存在着控制的法则，这种控制法则是在古代哲学五行学说的影响下形成的；并且用五行学说的生克制化来阐明。

相生和相克是相反相成的。没有生，就没有事物的发生与成长，没有克就不能维持正常协调关系下的变化与发展，只有生中有克，克中有生，才能维持事物的正常发展。张介宾《类经图翼》说："造化之机，不可无生，亦不可无制。无生则发育无由，无制则亢而为害"。相生相克，并不是指事物的实体而言，而是在认识了事物本质的基础上，抽象出来的理性认识，用以分析事物相互关系的一种思想方法。正如黄元御说："其相生相克，皆以气而不以质也，成质则不能生克矣。"

相生，就是促进、资生。相克、就是克伐、控制。事物存在相互资生的关系，又存在着控制的法则，既反映出事物在发展过程中的广泛联系，也说明了生态之所不能取得平衡，正是因为事物在相互联系中存在着相互控制的缘故。

三、人与自然的整体调整

人与自然界是一个统一整体，是矛盾对立着的两个方面，这相互对立着的两方，在不断地求得统一中而维持着人的生命活动，并循着生、长、壮、老、已的生命规律发展。

人必须不断地从自然界获取人类赖以生存的物质，才能维持生命，最基本的是饮食与空气。所以《素问·六节藏象论》说："天食人以五气，地食人以五味。五气入鼻，藏于心肺，上使五色修明，音声能彰。五味入口，藏于肠胃，味有所藏，以养五气。气和而生，津液相成，神乃自生。"

"食"，音义同饲，以食与人也。天食人以五气，地食人以五味，从而保证人体脏腑功能的正常发挥，说明了人的生命活动与自然界之间存在着既对立又统一的关系。

春、夏、秋、冬四时自然气候的变化，与人的生命活动也是矛盾对立着的两方，人体必须适应四时气候变化来维持生命活动。正如《素问·宝命全形论》说"人以天地之气生，四时之法成。"可见生物之所以能生、长、化、收、藏，是生物与自然气候变化在对立中求得统一的结果。《灵枢·五癃津液别》篇说"天暑衣厚则腠理开，故汗出，……天寒则腠理闭。气湿不行，水下留（流）于膀胱，则为溺与气。"人体天暑出汗，天寒少汗多尿的调节功能，也是人与自然统一的生理现象

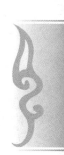

之一。

　　自然界的阳气，一天之中有昼夜消长盛衰的节律，人体为维护生命的存在，防止病邪的侵害，就必须随着自然界阳气的消长运动及时进行适应性的调整，所以《素问·生气通天论》说："故阳气者，一日而主外，平旦人气生，日中而阳气隆，日西而阳气已虚，气门乃闭。故暮而收拒，无扰筋骨，无见雾露，反此三时，形乃困薄"。一日中人阳气所以有升降运动，就是对自然界阳气运动的一种适应性变化，实质上也是人与自然在对立中求得统一的表现。

　　阳气不仅在一日中有盛衰消长的运动，一年四时也同样如此。《素问·四气调神大论》所提出的"春夏养阳，秋冬养阴，以从其根"，就是保持人体内阴阳之气与自然界阴阳之气统一的养生方法。阳盛或阴盛的病人，往往因季节的更替而加重或死亡，这就是因为不能随四时阴阳消长变化，求得统一的缘故。如《素问·阴阳应象大论》说："阳胜则身热，腠理闭，喘粗为之俯仰，汗不出而热，齿干以烦冤，腹满死、能冬不能夏。阴胜则身寒，汗出，身常清，数慄而寒，寒则厥，厥则腹满、死、能夏不能冬"。阳性病能冬不能夏，阴性病能夏不能冬，表明了疾病与自然四时阴阳消长的对立统一的关系。

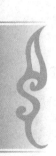

第5章 《黄帝内经》理论体系的主要内容 （8～10日）

历代医家研究《黄帝内经》主要以《黄帝内经》理论体系所包括的主要内容来分类。由于仁者见仁，智者见智，因而在内容分类的方法上，也出现了简、繁、精、粗的不同。本书除了参考以前诸家的分类方法外，主要以《黄帝内经》理论体系的内容出发，分为十二类。由于各类均有其具体内容、学术观点、理论原则而自成体系。因此，这十二类就是十二种学说。现将其中主要内容分别简介于下。

第一节　摄生学说

"摄"，养也。摄生，即保养身体的意思，所以叫作"养生"。它是阐述增强体质、预防疾病，以达到延年益寿、终其天年的理论和方法的学说。

我国古代劳动人民，很早就重视锻炼身体，强健体魄来预防疾病的发生，它们在长期与疾病的斗争过程中，创造了不少的摄生方法，积累了丰富的经验。例如唐尧时代，就知道运用舞蹈的方法来预防关节病，《庄子》《吕氏春秋》等著作，也有不少有关摄生方法的记载，但叙述比较具体且能形成系统理论的，则当首推《黄帝内经》。《黄帝内经》的摄生学说认为，防病就是为了长寿，长寿就必须防病，如《灵枢·本神》篇，论述了养生的原则之后，指出"僻邪不至，长生久视"。长生久视就是长寿。僻邪不至，则疾病不生；疾病不生，就能长生久视，这就把防病与益寿统一起来。

《黄帝内经》的摄生学说，突出了"不治已病治未病"的预防思想，并以"渴而穿井，斗而铸锥"为比喻，来阐明治未病的重要意义，还提出了"法于阴阳，和于术数"，以及"虚邪贼风，避之有时"等具体方法。

在摄生的理论中，特别重视内因——人体的正气在防病和益寿延年中的重要作用。认为人体真气的强弱盛衰，对疾病的发生和生命的寿夭，起着决定性作用，这就是《素问》第一篇篇名之为"上古天真论"的意义所在。这种以内因为主的理论观点，还表现在重视调节精神情志的方法方面。如《上古天真论》所说的"恬惔虚无，真气从之，精神内守，病安从来。"又如《四气调神大论》提出的"使志无怒……使志安宁……无外其志……使志若伏匿，若有私意，若已有得"等等，都是强调以内因为主的养生方法。

关于摄生的具体方法，除了强调调节饮食、慎起居、适寒温、和喜怒等生活方面的调摄外，还在整体观念的指导下，在"四时五藏阴阳"的理论基础上，提出了顺自然四时阴阳变化的调摄方法。《素问·四气调神大论》里提出的春养生气，夏养长气，秋养收气，冬养藏气等，也是根据四时阴阳变化而提出的具体养生方法。

第二节 阴阳五行学说

阴阳五行学说不仅是中医学的理论基础，也是中国传统科学技术的理论精华，是两千年来中华民族对自然界的存在与变化不断探索的思想认识结晶，具有极其丰富的内容。

中华民族在自然界长期的生存斗争中，积累了丰富的动物、植物、天文、气候等自然方面的知识，随着社会文明的进步，由简单的观察、记录、经验上升到综合、概括和抽象，并进而对各种自然现象做出解释；阴阳五行学说的形成正是这一文明进程的集中体现。两千多年来中国一直保留阴阳的概念，阴阳的初始含义是古人通过观察，以阳光照射到与否来界定的，故其产生之时就具有独特的概括性。随后阴阳的外延进一步推至与阴晴、地形、方位、明暗、冷暖等相关，但未超出太阳、月亮对地球的作用所产生的一些宏观现象的范畴。到春秋战国时代，阴阳已成为一个比较成熟的概念，它几乎涵盖了一切肉眼所及的自然现象，从动物到人体，从气候到天文，从自然到社会，从解释疾病、地震、日食、气候异常等自然现象到思考宇宙万物的起源、演化。

古代医家将阴阳五行学说引入医学领域，认为生命体（人体）是由阴阳二气构成。阳在外，主动；阴在内，主静。生命体的生老病死正是阴阳二者对立统一、此消彼长不断变化的结果；机体的五脏之间存在着五行相生相克的生克乘侮规律；五脏六腑外应自然，维持机体的相对平衡状态。这是阴阳五行学说的天人感应思想，亦即把生命体看作自然的一部分，以一种整体的动态平衡的观念看待生命体。

在《黄帝内经》理论体系来看，人体本身就是一个阴阳对立统一体，由于阴阳之气的相互作用，推动了生命的运动和变化。所谓阴阳的对立统一，是说阴和阳之间在运动过程中，既是对立的，又是在对立之中不断地得到统一，在统一之中，又不断地进行着对立的运动。之所以如此，是因为阴和阳之间，既互为其根，互为消长，相互为用，在一定条件下，又能相互转化的缘故。阴阳学说，就是以此来解释自然万物的发展变化，《黄帝内经》也是以此来论证复杂的人体生命活动及其规律的，从而建立了《黄帝内经》理论体系的运动变化观。

运动变化的观点是《黄帝内经》重要的学术理论观点之一，无论对自然的认识，还是对人体的生理现象、病理变化的认识，无一不是用运动变化的观点，认识和分析问题，就是对疾病的诊断和治疗，也是以运动、发展、变化的观点来认识和处理。整个自然界，活着的人体，以及疾病的发生，都不是静止不动，固定不变，而是在阴阳二气的相互作用下，不断地在运动、发展、变化着。例如对自然的认识，认为天体是在不断地旋转。星球是在永恒地运动，正如《素问·五运行大论》说："七曜纬虚，五行丽地，地者所以载生成之形类也，虚者所以应于之精气也，形精之动，犹根本之与枝叶也"。《黄帝内经》不仅认为日月五星七纬在宇宙太空不停地运动着，而且还认识到日月的运行有其一定的轨道，如《素问·六节藏象论》说："天为阳，地为阴，日为阳，月为阴，行有分纪，周有道理"。正是由于日月的运行，有它的分野纪度和一定的轨道，因而形成了自然气候的规律性变化。所以《素问·气交变大论》说："五运更始，上应天期，阴阳往复，寒暑迎随。"如果这种规律性气候变化失常，就会变为邪气，成为有害人体的致病因素，故而《气交变大论》又说："真邪相薄，内外分离，六经波荡，五气倾移，太过不及，专胜兼并……"。

活着的人体，更是一个阴阳对立统一运动变化着的整体，例如《灵枢·营卫生会》篇说："营行脉中，卫行脉外，营周不休，五十而复大会，阴阳相贯，如环无端"。这是说人体内属于阴的营气和属于阳的卫气，是阴阳相贯，昼夜不停地在人体内不停地运动，所以脉象上能反映出气血运行的，这就成为切诊的理论根据。正如《素问·平人气象论》说："人一呼，脉再动；一吸，脉亦再动，呼吸定息脉五动，闰以太息，命曰平人"。平人，就是健康无病的人。脉的搏动，是气血在脉道内运动的动态反映，人体脉搏不停地在搏动，正反映出气血在脉道内的不断运动。

由于人体营卫阴阳相贯的不断运动，进行着物质的新陈代谢，才能维持生命活动，进行生、长、壮、老、已的发展变化，可见生命的本身就是一个阴阳对立统一、运动不息的发展变化过程。《素问·六微旨大论》说："故非出入，则无以生、长、壮、老、已，非升降，则无以生、长、化、收、藏"。出入升降，就是人体阴阳之气的相互作用、气血运动形式的概括，而生长壮老已、生长化收藏是生命发展变化的过程。

《黄帝内经》不仅把人的生命看成是一个运动发展变化着的整体，而且认为疾病也在不断地发展变化。因此，也是用运动变化的观点来认识分析疾病，并针对疾病发展变化的不同阶段，采取相应的治疗方法，这就是中医"辨证论治"的理论根据。

第三节　藏象学说

藏象学说是《黄帝内经》理论体系的核心，也是中医辨证论治的基础。"藏象"一词始见于《黄帝内经》"帝曰：藏象何如？"（《素问·六节藏象论》）王冰注："象谓所见于外，可阅者也。"所以，"象"即指现象，也就是直接被我们的感官所感知的事物的外部征象。任何事物都是本质与现象的统一体，有其现象，也就有其本质，现象是表面的、显露的，本质是内部的、隐蔽的、深刻的。事物的本质总要通过一定的现象表现出来，所谓"有诸内必形诸外"。张介宾对"藏象"解释说："象，形象也。藏居于内。形见于外，故曰藏象。"由此可见，"象"是"藏"的外在反映，"藏"是"象"的内在本质，两者结合起来就称为"藏象"。中医学所说的"藏象"，实际上就是人体生命本质与现象的统一，而"藏象学说"就是研究生命本质与现象诸种联系的一门学问。由于这诸种联系又集中地体现在物质代谢、形态结构、生理功能、病理变化等四个方面，因此，"藏象"的实质是关于人体物质代谢、形态结构、生理功能、病理变化等四者的高度概括，是一个综合性的概念。所以，"藏象学说"也就是研究人体物质代谢、形态结构、生理功能、病理变化及其相互联系的学说。

藏象学说包括脏腑、经络和精气血津液等基本内容。其中后两部分又各具有其特殊含义，可自成一个独立的体系，故另立篇章进行论述。本章仅着重介绍脏腑方面的内容。

在《黄帝内经》成书之前，古代医家对脏腑这一概念的认识是不明确的，对此存在较大的争议，如《素问·五藏别论》说："余闻方士，或以髓为藏，或以肠胃为藏，或以为腑，敢问更相反，皆自谓是，不知其道。"说明在《黄帝内经》成书以前，医家对脏腑的认识存在着不同看法。至《黄帝内经》成书以后对脏腑的认识才逐渐统一起来。

根据《黄帝内经》的记载，一般认为，脏腑乃内脏的总称，包括五脏、六腑和奇恒之腑。所谓五脏，即指肝、心、脾、肺、肾；六腑，即指胆、小肠、胃、大肠、膀胱和三焦；奇恒之腑，即指脑、髓、骨、脉、胆、女子胞。五脏有贮藏和化生精微物质的功能，六腑有受纳和腐熟水谷、传化和排泄糟粕的功用，正像《素问·五藏别论》指出的那样："所谓五脏者，藏精气而不泻也，故满而不能实。六腑者，传化物而不藏，故实而不能满。"至于奇恒之腑，形态中空，与腑相近，名之曰腑；但就其功能来说，又主藏阴精。有异于腑而雷同于脏，所以称为"奇恒之腑"。正如《素问·五藏别论》说："此六者，地气之所生也，皆藏于阴而象于地，故藏而不泻，名曰奇恒之腑。"

人体是一个有机联系的统一整体，人体的各组成部分之间，在物质代谢上是相互联系的，在形态结构上是不可分割的，在生理功能上互相协调，在病理变化上互为影响，从而体现出物质与代谢的统一，结构与功能的统一，局部与整体的统一。《黄帝内经》综合了这些内容，从朴素的系统论观点去认识和研究脏腑的功能结构，如《素问·六节藏象论》说："心者，生之本，神之变也，其华在面，其充在血脉。肺者，气之本，魄之处也，其华在毛，其充在皮。肾者，主蛰，封藏之本，精之处也，其华在发，其充在骨。肝者，罢极之本，魂之居也，其华在爪，其充在筋。脾胃大肠小肠三焦膀胱者，仓廪之本，营之居也，名曰器，能化糟粕转味而入出者也，其华在唇四白，其充在肌。"又如《灵枢·本输》篇说："肺合大肠，心合小肠，肝合胆，脾合胃，肾合膀胱。"《灵枢·五阅五使》篇说："鼻者，肺之官也；目者，肝之官也；口唇者，脾之官也；舌者，心之官也；耳者，肾之官也。"这些论述明确地指出了心、小肠、血脉、面、舌、神等，存在着内在的生理和病理的联系。由于这些生理和病理的特殊相关性，使它们自成为一个系统，这个系统称为"心系统"，而心、小肠、血脉、面、舌、神等皆是心系统的组成成分。同样道理，肝、胆、筋、爪、目、魂等组成了"肝系统"；脾、胃、肉、唇、口等组成了"脾系统"；肺、大肠、皮、毛、鼻、魄等组成了"肺系统"；肾、膀胱、骨、发、耳等组成"肾系统"。心系统、肺系统、脾系统、肺系统、肾系统等合称为"五脏系统"。

五脏系统与五脏有着根本的区别，这种区别主要表现在两个方面：第一、结构层次。从形态结构上看，中医学所说的脏腑都是一些实质的脏器，与现代解剖学说所指的脏器基本是一致的。我国古代医学家很早就提出了关于"解剖"的概念，如《灵枢·经水》篇说："夫八尺之士，皮肉在此，外可度量切循而得之，其死可解剖而视之。其藏之坚脆。府之大小，谷之多少，脉之长短，血之清浊，气之多少，皆有大数。"可见，《黄帝内经》时代的医家们为了探索人体生理病理的机制早已进行了大量的尸体解剖，并且通过尸体解剖作了大量的观察和详细的记录，这些记录可见于《灵枢·肠胃》篇以及成书稍晚的《难经·四十二难》等篇章中。《黄帝内经》和《难经》有关脏腑位置、容量、重量、长度等描述，绝不是主观唯心的杜撰，而

是完全建立在实践的基础上的，是我国古代解剖学的重要文献资料，也是我国解剖学发展史上的一项重大成就。如从分析食管与肠道的比例来看：《黄帝内经》认为，食管长为一尺六寸，而小肠长三丈二尺，回肠长二丈一尺，大肠二尺八寸，肠道合为五丈五尺八寸。所以，食管与肠道的比例当是16∶558＝1∶35。德国期氏解剖学记载食管为 25 厘米，小肠 750 厘米，大肠 175 厘米，肠道合为 925 厘米。因此，食管与肠道的比例是25∶925＝1∶37，比较两者，十分近似，这就足以说明古代医家对脏腑的观察与测量是何等的精细。由此看出，中医学所说的脏腑与现代医学脏器的名称是相同的，从解剖学角度视之，脏腑的部位、外部形态与现代医学也大致相符合。

五脏系统虽然以五脏作为其中心要素，但除了五脏以外，还包括了各种各样的其他要素，比如心系统，除包括心脏这个要素外，还包括小肠、血脉、面、舌、神等其他要素。这样五脏系统的结构范围就远远超出了五脏。所以，从结构而言，五脏系统具有比五脏更高的和更复杂的层次结构。这就是两者在结构层次上的区别。

其次从功能特点上，系统的功能绝不是各组成部分功能简单量的相加，而是具有更高层次上的综合功能。既然五脏系统在结构层次上和五脏不同，所以五脏子系统和五脏在功能上也是截然不同的（关于五脏的功能，现代医学认为，肝脏有代谢、贮存糖原、解毒、分泌胆汁的作用；心脏有节律地收缩与舒张，能够推动和维持血液在体内的循行；脾脏参与体内的免疫反应；肺脏为气体交换的器官；肾脏能够排出体内的代谢产物，并调节体液以维持水电解质的平衡；等等）。中医学对于五脏系统功能的认识有自己的独特之处，认为肝系统主疏泄、主藏血；心系统主血脉、主藏神；脾系统主运化、主统血；肺系统主气、主宣降；肾系统主藏精、主水等。可见，中医脏腑的生理指的是五脏系统的综合功能，并不局限于现代解剖学上的五个具体脏器。这就是五脏系统与五脏在功能上区别。

必须说明，中医的五脏系统与西医正常人体解剖中所说的系统含义是不同的。一般来说，现代医学解剖中的系统，如神经系统、呼吸系统、循环系统等，基本上是一个解剖学的概念。其中每一个系统均由若干器官所组成，每一器官又由各种组织所构成，每一种组织中又包含了众多的细胞，一层包含着一层，形成了结构上的纵向层次关系。而中医的肝、心、脾、肺、肾五脏系统不单纯是解剖学上的概念，更重要的是生理和病理方面的概念。例如心系统，除了包括循环系统中的心脏这一实体外，还包括一部分神经系统，尤其是大脑方面的某些功能。所以，中医说的心系统绝不能与现代医学说的某些系统等同起来。如何取两家之长、相互补充，实现统一，这是基础医学研究的重要课题。

另外，人生活于自然界，无时无刻不和自然环境密切接触。人们通过长期的生活观察已经认识到，机体的内在环境和外在环境是一个统一的整体，从而确立了"天人相应"的观点。其中自然界四时寒热温凉气候的变化对人体生理病理的影响最显著，而且四时之气与五脏系统存在着相互收受、相互通应的关系。收受，是说两者同气相求，各有所归，如心"为阳中之太阳，通于夏气"；肺"为阳中之太阴（应为少阴），通于秋气"；肾，"为阴中之少阴（应为太阴），通于冬气"；肝"为阳（应为阴）中之少阳，通于春气"；脾，"此至阴之类，通于土气（长夏）"（《素问·六节藏象论》）。隆盛之阳为太阳，初生之阳为少阳，隆盛之阴为太阴，初生之阴为少阴；既是五脏的阴阳属性，也是四时气候的阴阳消长变长。这种五脏各有收受的理论，充分体现了《黄帝内经》四时五脏阴阳这一重要学术思想，实际上也是一种朴素的系统论思想。

第四节 经络学说

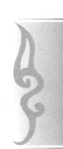

中医学认为，经络是人体气血运行的通道，气血是通过经络遍布全身，它沟通内外、联络肢体、营养周身、滋长生机，因而使人得以生存。那么经络是"虚"还是"实"？说它是"虚"，在人体内确实存在；说它是"实"，但西医解剖学又看不见、摸不着，因此多数西医不承认"经络"的存在，但并非所有的西医对经络持否定意见，有的就给予了充分的肯定。一向从事西医工作的祝总骧教授，经过二十多年的艰辛研究，进行了大量的科学实验，对人体"经络"的存在得到了证实，并提出了《三一二经络锻炼法》，现已著书出版。本文所要阐明的不是经络是否存在，而是要探讨经络是什么。

一、经络学说的现代认识

经络到底是什么？对于人体这一奥秘，一直是中国传统医学的千古之谜，也是目前各国科学家热切关注的问题，许多专家学者正在深入探讨研究，但众说纷纭，各抒己见，目前还没一个统一的定论，归纳近几年来诸报刊的论述，主要有以下四种观点。

（一）空间系统学说

这一学说认为，经络是人体的空间系统，这个极限空间，从形态讲，它小到无限，大到无边同生命有着密切的关系，与生俱来，随着生命死亡而消失。一切空间都由物质占据着，人体内的空间在一般情况下，由气占据，经络中流动着的气是人们看不到、摸不着，解剖学无法观察到的，气运行于人体之所以能四通八达，是因为体内存在着网络式的结构，人体内的空间遍布全身，由于体内各器官、组织并不是排列在一条直线上，所以空间气流必定随各器官、组织的间隙纵横交错运转于体内，这同经络纵横交错遍布于全体相一致。任督两脉则是人体内两条最大的空间气流，这是因为任督两脉循行路线正好在颅腔、胸腔、腹腔三个空腔（即上、中、下三个丹田）的正中。人体上的穴位也就是空间气流的每个空间，而气功正是扩大人体内空间的特定途径，气功的奥秘全在于人体的空间，当气在腹部空间增大到相当程度便产生气压，气逐步充斥到全身各处的空间，加速了血液循环。在内营养五脏六腑，在皮滋润筋骨皮毛，推动了人体各器官、组织的活力，并提高了它的功能，人体表现出精力充沛、体魄健壮的状态。

（二）气的波动学说

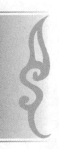

这一学说提出，经络是人体中某种气波的传播路线。气是波动的内涵，波是气的外形。波是一种有序的振动，气波的传播线便是经络系统。气波的横向宽度有大有小，宽度最大的几条便是经脉，其次是络脉，再次是孙脉等，经络不存在特殊的组织形态，所以用解剖的方法找不到经络的实体。经络是各类细胞所共有的现象，与细胞的分化没有直接的关系，人体之经脉、络脉、孙脉等组成一个网络结构，遍布全身，无处不到，这就说明人体内不管什么器官、什么组织都有经络系统通过，这种气波作用于神经末梢，就使人产生了气感、气波越强，气感越大。"津入丹田"，津液从口到下丹田，要求很短时间内做到，而要在短时间内把津液吞入下丹田是不可能的，所以这不是指实物进入下丹田。而是气波进入下丹田，练气功的气感，是气波传播中遇到液压引起的主观感觉，练功"调身"是调整各部位气波的走向和流动；"调息"是通过胸腹内压来改变气波的传导特征；而"气沉丹田"则是一种"波"进入丹田的现象。气功治病健身的机制之一是内气场为细胞提供适宜的内环境，使众多健康细胞协调一致地振动，产生了理想的内气波，即真气波。只要正常的细胞远远多于病细胞，周围有一个理想的内环境，就能帮助身体恢复健康。

（三）液晶态学说

这一学说提出经络实质上是人体组织间的一种溶质液晶，所谓"液晶"是一种介于液体和晶体之间的物质状态，它在人体内以体液的形式存在于肌肉、骨骼、皮肤及内脏等组织的间隙通道之中。所谓穴位，则是液体富集而形成的对外界物质刺激较敏感的点，当针刺在这一液体的富集点时，就会感到最佳效果。这一特点也能用外界压力使液晶状态改变，所以经络中的物理扰动也能直接使所在区域的组织间壁细胞的液晶状态发生变化。这种液晶是需要用很少的能量，就可以引起颜色、传导性等相应物理状态的改变。液晶在人体内以流体形态形成充满组织间隙，形成遍布全身的网络系统。液晶在人体的分布形状，完全取决于组织间隙的分布形状，而不像神经与血管那样具有固定的、独立的边界和形状。经络不是直线而是形成了带状区域。中医的"炁"应理解为人体的液晶受到导引、驱动而被激活和感化后运动所产生的一种主观感觉，"外气"则是激发的液晶所产生的一种能量。

（四）腺苷三磷酸学说

这一学说认为经络是含线粒体、三磷腺苷较多的细胞组成的路线；腧穴是线粒体较多组成的点，线粒体与神经系统密切相关，神经和液体之所以能起传导作用，也和线粒体产生的 ATP 提供能量有关，肌肉细胞和神经细胞走向一般是纵向平行排列，而人体主要经络也一般以纵向平行分布，经络通向内脏，主要靠神经轴的能量释放传导，经穴常位于肌肉丰满处，疏松的结缔组织以及神经干附近，穴位下常有丰富的神经末梢，这些细胞中含有线粒体多，因而能产生大量的能量，沿经络释放激发流动，经络线路细胞线粒体较多，因而 ATP 含量及贮存和释放也比其他细胞多，人体细胞间的连接主要是缝隙连接，使细胞具有通信的性质。线粒体在细胞缝隙连接处常大量密集，以便细胞间物质能迅速转换，通过缝隙完成细胞的偶联。使组织内细胞的代谢活动很快地相互接连起来，当人体经络受到针刺激发、细胞内的线粒体聚集释放，产生大量 ATP 能量，所以刺激体表穴道，能治疗内脏疾病。

二、经络是中医理论的重要组成部分

经络，实际上是经脉和络脉的总称。《医学入门》说："经者，经也；经之派者为络。"经，有路径之意。经脉贯通上下，沟通内外。络，有网络之意。经脉纵横交错，遍布全身。经脉是纵行干线；络脉是经脉的大小分支。经络内属脏腑，外络于肢节，沟通于脏腑与体表之间，并借此行气血、营阴阳，是沟通五脏、六腑、四肢、百骸、九窍、皮毛和筋肉的通道。

（一）经络学说的主要内容

人体经络系统的构成主要包括十二正经、奇经八脉、十五别络、十二经别、十二经筋等。正经有十二，即手足三阴经和手足三阳经，合称"十二经脉"，是气血运行的主要通道。奇经有八条，即督、任、冲、带、阴跷、阳跷、阴维、阳维，合称"奇经八脉"，有统率、联络和调节十二经脉的作用。十二经别，是从十二经脉别出的经脉，主要是加强十二经脉中相为表里的两经之间的联系，还由于它通达某些正经未循行到的器官与形体部位，因而能补正经之不足。络脉是经脉的分支，手足三阳三阴经各分出一支别络，再加上任督之络及脾之大络，合为"十五别络"。别络具有加强相为表里两经脉之间在体表的联系。浮络是浮行于人体浅表部位的络脉。孙络是细小的络脉。连属部，包括经筋和皮部，是十二经脉与筋肉和体表的连属部分。

（二）经络学说的主要功能

经络学说的形成，以古代的针灸、推拿、气功医疗实践为基础，经过漫长的历史过程，结合当时对解剖的认识和藏象学说，逐步上升为理论，其间受到了阴阳五行学说的深刻影响。《黄帝内经》的问世，标志着经络学说的形成。经络的生理功能主要表现在沟通表里上下，联系脏腑器官；通行气血，濡养脏腑组织；感应传导；调节脏腑器官的功能活动四个方面。

1. 沟通表里上下，联系脏腑器官　人体五脏六腑、四肢百骸、五官九窍、皮肉筋骨等组成，它们各有其独特的生理功能。只有通过经络的联系作用，这些功能才能达到相互配合、相互协调，从而使人体成为有机的整体。

2. 通行气血，濡养脏腑组织　气血是人体生命活动的物质基础，必须通过经络才能输布周身，以温养濡润各脏腑、组织和器官，维持机体的正常生理功能。

3. 感应传导　经络有感应刺激、传导信息的作用。当人体的某一部位受到刺激时，这个刺激就可沿着经络传入人体内有关脏腑，使其发生相应的生理或病理变化。而这些变化，又可通过经络反映于体表。针刺中的"得气"就是经络感应、传导功能的具体体现。

4. 调节脏腑器官的功能活动　经络能调节人体的功能活动，使之保持协调、平衡。当人体的某一脏器功能异常时，可运用针刺等治疗方法来进一步激发经络的调节功能，从而使功能异常的脏器恢复正常。

正常生理情况下，经络有运行气血，感应传导的作用，而在发生病变情况下，经络就成为传递邪气和反映病变的途径。由于经络有一定的循行部位和络属脏腑，可以反映所属脏腑的病证，因而在临床上，就可根据疾病症状出现的部位，结合经络循行的部位及所联系的脏腑，做出疾病的诊断。在治疗上，无论是针灸、推拿还是药物治疗，都是通过调整经络气血的功能活动，进而调节脏腑功能，达到治疗疾病的目的。

（三）《黄帝内经》经络学说在临床上的应用

经络学说在临床上可以应用于解释病理变化、协助疾病诊断，以及指导临床治疗三个方面。

1. 解释病理变化　经络与疾病的发生、传变有密切的关系。某一经络功能异

常，就易遭受外邪的侵袭，既病之后，外邪又可沿着经络进一步内传脏腑。经络不仅是外邪由表入里的传变途径，而且也是内脏之间、内脏与体表组织病变相互影响的途径。

2. 协助疾病诊断　由于经络有一定的循行部位和脏腑络属，可以反映所属脏腑的病证。因而在临床上，就可以根据所出现的症状，结合经络循行的部位及所联系的脏腑，作为临床诊断。如胁痛，多病在肝胆，胁部是肝经和胆经的循行之处。近年来，人们根据经络循行通路，或经气聚集的某些穴位上出现的疼痛、结节、条索状等反应物，以及皮肤的形态、温度、电阻改变等来诊断和治疗疾病。如肺脏有病，中府穴可有压痛。

3. 指导临床治疗　经络学说早已被广泛用于指导临床各科的治疗，特别是针灸、按摩和中药治疗。如针灸中的"循经取穴法"，就是经络学说的具体应用。如胃病，常循经远取足三里穴；胁痛则取太冲等穴。中药治疗通过经络这一途径，使药达病所，发挥其治疗作用。如麻黄入肺经、膀胱经，故能发汗、平喘利尿。金元四大家中的张洁古、李杲还根据经络学说，创立了"引经报使"药物学理论。如治头痛，属太阳经的用羌活；属少阳经的用柴胡。

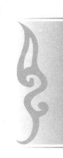

第五节　病因病机学说

一、病因

病因是引起人体疾病发生的各种原因。病因学说，是研究各种致病因素的类别、性质、产生和存在的条件、致病特点和临床表现的理论。

《黄帝内经》摆脱了鬼神致病的迷信思想，在天人相应和形神统一观念的指导下，认识到自然气候的异常，人体自身的情志过激，以及饮食不节、劳逸失当、房事过度等，都可成为致病因素。根据这些病因的来源，《素问·调经论》指出："夫邪之生也，或生于阴，或生于阳。其生于阳者，得之风雨寒暑；其生于阴者，得之饮食居处，阴阳喜怒。"将病因分为阴、阳两大类：风、寒、暑、湿、燥、火，从外入内侵犯人体，属阳邪，为外感病因；七情、饮食、居处、劳倦等，自内生而损害健康，属阴邪，为内伤病因。《灵枢·百病始生》则提出三部分类法，将源于天的"风雨寒暑"等邪归于"上部"病因；源于天地之间的人为生活因素，如喜怒、饮食、起居失调等，归于"中部"病因；源于"地"的"清湿"邪气所伤归于"下部"病因。《黄帝内经》的病因分类是我国最早的病因分类法，为后世三因学说的形成奠定了理论基础。

二、病机

"机"张介宾说："发动之所由，变化之所生"。所以，将疾病发生及变化的机制，称为病机。病机学说，就是研究疾病发生、发展变化的规律及其内在机制、外在表现的系统知识。《黄帝内经》非常重视研究病机，如《素问·至真要大论》说"帝曰……余欲令要道必行，桴鼓相应，犹拔刺雪污，工巧神圣，可得闻乎？岐伯曰：审察病机，无失气宜，此之谓也"。气宜，指五脏六气之所宜。由此可见，掌握病机是临床辨证论治的基础和前提。

病机学说，是古代医学家在医疗实践中，通过长期的观察与体验，在脏腑、经络、精气血津液等理论的基础上，运用阴阳五行的理论分析、归纳、总结出来的病理生理认识，其中贯穿着"四时五藏阴阳"的系统论思想。

"四时五藏阴阳"理论，强调疾病的发生是致病因素作用下，人体五脏各系统、各层次结构和功能活动异常变化的整体反应。正如《素问·调经论》说："帝曰：人有精气津液，四支九窍，五藏，十六部，三百六十五节，乃生百病。百病之生，皆有虚实。今夫子乃言有余有五，不足亦有五，何以生之乎？岐伯曰：皆生于五藏也"。这就把错综复杂的疾病发生机制，统归于五脏的功能失调。并且认为，在疾病发病过程中，由于五脏各系统之间、系统内各层次之间相互作用、相互影响，因而导致了疾病的复杂变化和不同转归。如风寒湿侵入人体，引起肌骨筋脉的痹证，但病久不去，常深入所合的五脏，形成五脏痹证，所以《素问·痹论》说："五藏皆有所合，病久而不去者，内舍于其所合也""诸痹不已，亦益内也。"说是病变可以循层次由表入里，逐渐深入。又如《素问·玉机真藏论》说："五藏受气于其所生，传之于其所胜，气舍于其所生，死于其所不胜""气"，指病气。"所生"，前指我生之脏，后指生我之脏。说明五脏病变可以相互传变，并有一定规律。临床上肝气壅滞，克伐脾土引起的肝脾不调证；肝阳上亢，下动肾阴引起的肾阴不足，相火妄动证等，就是例子。《素问·至真要大论》所说的"必先五胜"，就是强调掌握病机要从五脏入手，分析其偏盛偏衰及其相互间的胜制关系，充分体现了人体内部整体统一的观点。

人与自然界是一个统一的整体，自然界的变化也必然影响疾病的发生、发展与转归。如《灵枢·岁露》篇说："乘年之虚，逢月之空，失时之和，因为贼风所伤，是谓三虚"。岁气不及的虚年，晦朔月和四时气候失和，能削弱人体的正气，使卫

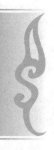

外失固，因而容易遭受外邪的侵袭而发病。正是因为自然界阴阳消长对病变的影响，所以许多疾病常表现出朝暮轻重或四时愈甚的变化，这就是天人一体的整体论思想在病机学说中的具体体现。

病机学说的内容，包括发病和病理两部分；其中有关脏腑经络病理已在藏象学说、经络学说和精气血津液学说中介绍。

三、发病

（一）邪正相搏的发病观点

疾病的发生与变化是错综复杂的，但总不外乎各种致病因素作用于人体后，破坏人体正常的生理活动，导致机体阴阳失调的缘故。因此，疾病的发生关系到致病因素和机体本身抗病能力两个方面，《黄帝内经》把这两个方面概括为"邪"和"正"。并且认为，如果五脏功能正常，正气充盛，内外调和，则外邪无从侵入，疾病也就无从发生。《素问遗篇·刺法论》说："正气存内，邪不可干"，干就是侵犯的意思。只有在正气虚弱，卫外无力的情况下，邪气才能乘虚侵犯。故《灵枢·百病始生》篇说："风雨寒热，不得虚，邪不能独伤人。此必因虚邪之风。与其身形，两虚相得，乃容其形。"两虚相得，就是指正气虚，又逢病邪侵害。《素问·评热病论》也说："邪之所凑、其气必虚。"凑聚也。侵犯的意思。所以正气虚弱是疾病发生的决定因素，外来邪气只是疾病发生的条件，这就是《黄帝内经》强调的以内因为主的病因学理论。

《黄帝内经》强调疾病的发生以内因为主，但并不忽视外邪在疾病形成中的重要作用，如《灵枢·百病始生》篇说："夫百病之始生也，皆生于风雨、寒暑、清湿、喜怒。"指出气候的反常变化，喜怒等情志过激，都是致病的重要条件。特别是疫病邪气，具有强烈的传染性，对于疫病发生更是不容忽视。所以，预防疫病，除了充实正气外，还要注意"避其毒气"。

（二）影响正气强弱的因素

1. 体质　一般来说，体壮则正气旺，能抗御邪气，虽病易愈；体弱则正气弱，易感邪气而发病，易病难愈。如《素问·经脉别论》说："勇者气行则已，怯者则著而为病。"勇、怯，这里是指体质的强弱而言。

体质的强弱，主要与先天禀赋有关。父母的素质遗传给后代，使之具有个体性差异。《灵枢·寿夭刚柔》篇说："人之生也，有刚有柔，有短有长，有阴有阳"。为了说明体质的阴阳、刚柔等特点，《灵枢》"通天""阴阳二十五人"等篇按五行和阴阳的分类法论述了体质的各种类型。这些不同的体质类型，由于"其气不同，

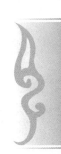

其筋骨气血不等"，因而正气的强弱也各异，这在发病学中具有一定的意义，正如《灵枢·五变》篇所说："一时遇风，同时得病，其病各异……人之有常病也，亦因其骨节皮肤腠理之不坚固者，邪之所舍也，故常为病也。"

2. 年龄 人体年龄的差异，在一定程度上，反映出正气的盛衰。如少壮之人，正气充盛，卫外固密，能抗御邪气的侵袭；老年人五脏衰弱，气血虚涩，卫外无力，邪气容易侵犯而发病。《灵枢·营卫生会》篇说："壮者之气血盛，其肌肉滑，气道通，营卫之行，不失其常""老者之气血衰，其肌肉枯，气道涩，五藏之气相搏，其营气衰少而卫气内伐。"所以随着人年龄的增长，正气的盛衰亦随之而有变化。

3. 居处环境与生活习惯 居住环境与生活习惯，也能引起人体生理功能的改变，影响抗病能力，如《素问·异法方宜论》所说的五方之民，由于地处高下、气候、饮食居处习惯的不同，脏腑气血活动亦存在着地区性差异，对某些疾病的发生也有一定影响，因而容易发生某些地方病或地区性多发病。如东方渔民多发痈疡之症，北方牧民易发内寒腹满证；临床上亦常见由于易地而处，出现"水土不服"的病证。治法中的"因地制宜"，就是针对这种情况而制订的治疗原则。此外，不良的生活习惯，如起居无节等，也能耗伤正气，导致疾病的发生。

4. 天时运气 天时运气也是影响人体正气强弱的一个重要方面。如岁气不及的虚年，日阴月空等因素，都能削弱正气，使卫外失固，易感邪气而发病。《素问·八正神明论》指出日月阴晴盈亏对正气的影响。"天温日明，则人血淖液而卫气浮，故血易泻，气易行，天寒日阴，则人血凝泣而卫气沉。月始生，则血气始精，卫气始行，月郭满，则血气实，肌肉坚，月郭空，则肌肉减，经络虚，卫气去，形独居"。郭，同廓。临床上某些疾病在日阴或月空时容易发生、复发或加重，就是这个道理。

影响正气强弱的因素，还有精神状态，饮食影响以及劳逸等，请参阅病因学说等有关章节。

（三）形成不同证候的因素

人体受邪后，有的很快痊愈，有的发展成各种不同的病证，如《灵枢·五变》篇说："余闻百病之始期也，必生于风雨寒暑，循毫毛入腠理，或复还，或留止，或为风肿汗出，或为消瘅，或为寒热，或为留痹，或为积聚。奇邪淫溢，不可胜数。""夫同时得病，或病此，或病彼。"人体受邪后所表现出的各种不同病证，多与正气强弱的个体差异、病邪的性质、受邪的轻重以及病邪所中部位等有关。

1. 个体差异 如《灵枢·五变》篇说："肉不坚，腠理疏、则善病风。""五藏皆柔弱者，善病消瘅""小骨弱肉者，善病寒热""粗理而肉不坚者，善病痹。"这是因为身体体质有差异，它所易受的邪气也不同，所以受邪后发生的病证也不同。

2. 病邪的性质　病邪的性质不同，它所表现的病证也不尽相同，如感受风邪，则多汗、恶风，感受暑热之邪，则身热、汗出、口渴、乏力等。这些内容，又都离不开阴阳对立统一的变化。因此。病变的表里、寒热、虚实、阴阳，便成为辨证论治的基本原则，也是后世八纲辨证的理论来源。

3. 表里出入　"搏于肉，与卫气相搏，阳胜者则为热，阴胜者则为寒。""搏于皮肤之间，……则为痒，留而不去，则为痹"，"虚邪偏客于身半，其入深，内居荣卫，……发为偏枯"。又如《灵枢·五邪》篇说："邪在肺，则皮肤病痛，寒热，上气喘，汗出，咳动肩背""邪在肝，则两胁中痛，寒中，恶血在内行者，善瘈节，时脚肿"；"邪在脾胃，则病肌肉痛，……寒中，肠鸣，腹痛""病在肾，则病骨病阴痹""病在心，则病心痛，喜悲，时眩仆。"由于病邪侵犯筋骨经脉或脏腑不同，表现出不同的病证，临床就可以根据这些病证，判断病变的部位。

此外，由于正气强弱，邪气性质和受邪轻重不同等原因，人体受邪后，有时并未立即发病，再因于某种因素，如饮食起居失调，或情志变动等，使气血运行受到影响，病邪就乘机而起与正气相搏，因而发病。这种情况，《黄帝内经》称之为"因加而发"。如《灵枢·贼风》篇说："黄帝曰：夫子言贼风邪气之伤人也，令人病焉。今有不离屏蔽，不出室穴之中，卒然病者，非不离贼风邪气。其故何也？岐伯曰：此皆尝有所伤于湿气，藏于血脉之中，分肉之间，久留而不去。若有所堕坠，恶血在内而不去。卒然喜怒不节，饮食不适，寒温不时，腠理闭而不通。其开而遇风寒，则血脉凝结，与故邪相袭，则为寒痹。其有热则汗出，汗出则受风，虽不遇贼风邪气，必有因加而发焉"。

第六节　病证学说

病证包括病和证两个方面。病是脏腑经络气血的病理变化表现为临床各种症状的概括，反映了疾病发生发展变化的基本规律，如癫狂、疟疾等。所谓"证"是指疾病在发展过程中不同阶段的病理概括，包括了病位、病性及邪正关系等，反映出发展过程中某一阶段的病理变化状态，所以与症状是不同的。由于证是疾病发展不同阶段的病理概括，因此病和证又是统一的。病证学说就是在阴阳五行、脏象、经络、气血等基本理论的基础上，研究病证的发生、发展规律以及病位、病性、正邪消长情况和临床表现的学说。

　　《黄帝内经》将一切疾病概括为外感和内伤两大类。外感病主要是指感受外邪（六淫）而发的一类疾病，所以其传变规律，一般多从表入里、由轻转重，最后传入五脏。《素问·缪刺论》说："夫邪之客于形也，必先客于皮毛，留而不去，入舍于经脉，内连五脏，散于肠胃，阴阳俱感，五脏乃伤。"内伤病，多由情志、饮食、劳伤等导致内脏功能紊乱，或由正气虚衰，脏腑功能失调而引起的一类疾病。

　　病证反映了临床的各种症状与生理功能密切相关，如肺主气，司呼吸，外合皮毛；肺为娇脏，不耐寒热，故其为病则肺气不利，宣发失和，症见咳喘、发热、多汗等。正如《灵枢·五邪篇》说："邪在肺，则病皮肤痛，寒热，上气喘，汗出，咳动肩背。"心主血脉，藏神，其为病则血脉不通，神志失常，故《灵枢·五邪篇》说："邪在心，则病心痛，善悲。"《素问·调经论》说："神有余则笑不休，神不足则悲。"《素问·痹论》说："心痹者，脉不通。"由此可见五脏功能失常是产生各种症状的病理基础。

　　经脉内属脏腑，外络肢节，为气血通行的道路，所以经脉功能的失常，也是产生病证的病理基础。如《素问·缪刺论》说："邪客于足少阴之络，令人卒心痛暴胀，胸胁支满。"又说："邪客于厥阴之络，令人卒心痛暴胀。"

　　《黄帝内经》的病证学说为后世临床各科的发展，奠定了理论基础。如《伤寒论》的六经分证法、《金匮要略》的五脏分类法，以及诊断学的脏腑辨证、八纲辨证、病因辨证及卫气营血、三焦辨证等，基本上都是渊源于《黄帝内经》而发展起来的。因此深入研究《黄帝内经》病证学说，对于临床辨证论治有着十分重要意义。

　　本章在《黄帝内经》中共分五节，分别讨论了六淫病证、五脏系统病证、精气血津液病证，情志病证及不属于上述各项的杂病病证，并对每个具体病证作了病机分析。

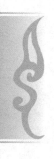

第七节　诊法学说

　　诊法即诊断疾病的方法，也就是通过医生的感官（视觉、嗅觉、听觉、触觉）和语言交谈，搜集病情资料的手段，包括望、闻、问、切四个方面，通常称之为"四诊"。通过四诊收集资料，作为辨证论治的依据。"四诊"搜集的病情资料是否全面和真实，直接关系到辨证的准确程度和治疗的好坏，所以"四诊"是每个中医临床工作者的基本功。

《黄帝内经》诊法的理论依据是"整体观"、"知常达变"和"司外揣内"，由于人体是一个内外高度统一的有机整体，其内部的病变可通过经络表现于五官九窍或体表组织，即"有诸内必形诸于外"，所以医生能"察其外而知其内""四诊"从四个方面搜集的病变表现，各有其片面性，只有相互参合，才能全面系统地了解病情，做出切合实际的判断，此即"四诊合参""知常达变"是诊断的具体方法，即欲知病变之异，必先知生理之常，所以学习诊法必须与藏象经络学说紧密联系。

《黄帝内经》诊法内容十分丰富，既有专篇论述，又散见于其他篇章中。事实证明，在《黄帝内经》成书时期古代医家非常重视诊法，积累了不少经验，取得了巨大的成就。由于历史条件的限制，《黄帝内经》中的某些诊法现今临床已很少应用，有的诊断手段有较大改进，但其基本理论和方法仍一直为后世所遵循，并为中医诊断学的发展奠定了基础，故仍有继承和研究的必要。

第八节 论治学说

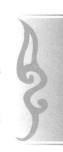

所谓论治，就是研究和探讨治疗疾病的原则及处置疾病的方法。《黄帝内经》中有关论治的内容不仅十分丰富，而且有其完整的理论系统，形成了论治学说。

治疗工作以诊断为基础，并以消除病因、去除或缓解症状，促进体内阴阳协调、气血平定，从而恢复健康为目的。如《素问·移精变气论》说："治之要极，无失色脉，用之不惑，治之大则"，正确地指出了治疗工作的前提，或者说极其重要的原则，就是诊断上不能有失误，处置应该正确而果断，不要被假象所迷惑。关于治疗目的，《素问·至真要大论》指出："谨察阴阳所在而调之，以平为期"，《素问·阴阳应象大论》也说："定其血气，各守其乡。"说明治疗疾病，首先要详细地掌握病人阴阳失调的程度和疾病所在的部位，进而采取适当的调治措施，以达到气血安定、各守其乡的目的。

《黄帝内经》论治学说的特点，是在四时五脏阴阳总原则的指导下，强调要综合考虑疾病的特点、病人的体质、时令气候和其他自然环境等方面的因素，即所谓"因时、因地、因人、因病制宜"，《素问·至真要大论》说："随其攸利""适事为故"。攸，是指根据上述诸种因素，随其所利而治之，总的以适合情况（适时）为原则。后世所谓治病要"圆机活法"，就是这一论治特点在临床上的反映。《黄帝内经》论治学说，主要包括治疗方法、药性与制方等方面。其内容广泛而丰富，仅治疗方法就记载有数十种之多。这些原则和具体方法，不仅具有科学性，同时还具有很强的实践性，其中大部分，至今仍然有效地指导着中医药工作者的实践活动。另有些记载，虽然后世在临床上已很少再用，但在医学史上却占有重要的地位，所有这些都需要进一步研究、整理，以便使其更好地指导临床、提高疗效。那么《黄帝内经》论治学说又有哪些特点呢？

一、强调人与外在环境统一

人与自然环境之间存在着既深刻又广泛的相互通应的关系，寒暑、昼夜晨昏、日月星辰的运行、阴晴风雨等自然界的一切变化，都必然在一定的程度上影响人的生理活动和病理变化。因此治疗以及预防疾病，都必须遵循人与自然相统一的客观规律，才能更好地保证人与自然关系的相互协调。正如《素问·八正神明论》所说："用针之服，必有法则焉，今何法何则？岐伯曰：法天则地，合以天光。"《素问·疏五过论》也说："圣人之治病也，必知天地阴阳，四时经纪。"服，事也，此处指技术。说明治病的重要技术之一，是必须以天地阴阳升降、四时气候变化规律（经纪）为依据（法则），同时还要结合日月星辰（天光）的运行位置；如果违反了这个法则，忽视自然与人体的关系，则不论治病与养生，必不能收到预期的效果，甚至反而会危害健康。正如《素问·阴阳应象大论》所说："治不法天之纪，不用地之理，则灾害至矣。"因此，治疗疾病必须以"人与天地相参也，与日月相应也"为依据，排除一切错误观念的干扰，这是保证治疗能够取得立竿见影效果的重要条件。《素问·宝命全形篇》所说："若法天则地，随地而动，和之者若影，道无鬼神，独来独往"，即指出如能根据人与自然环境相统一的规律，随机应变地去治疗疾病，则其效果就会像如响之应、如影随形那样迅捷。掌握了治病的规律（道），就可以运用自如（独来独往），并不是因为有什么鬼神之类的荒诞之事。

（一）因时制宜

根据时间的不同，而采取相应的预防保健与治疗急病的措施，是《黄帝内经》论治学说的特点之一。所谓"时"，包括年、季、月、日、时辰等，现据《黄帝内经》记载分述如下。

1. **因年施治**　《素问·天元纪大论》等七篇"大论"以及《六节藏象论》等文章，重点讨论了"五运六气"学说，该学说主要内容是以六十年为一周期，分析每一年的自然气候变化的特点，以及不同的气候对于生物界，特别是对于人类所产生的影响，通过推演气候变化的规律，预测不同年份的多发病及病证的性质特点，从而为预防与治疗提供参考。所以《六节藏象论》说："不知年之所加，气之盛衰，虚实之所起，不可以为工矣。"是说不了解运气的盛衰变化，不掌握疾病的虚实性质及其发病的原因，就不能做医生。

2. 因季施治 一年之中，春夏秋冬四时循序，温凉寒热气候环周，人身中的阴阳气血亦随之发生相应的变化。医生必须认识和掌握这些相关的变化，以作为养生及治疗的依据，正如《素问·八正神明论》所说："四时者，所以分春秋冬夏之气所在，以时调之也"。指出人身气血随自然界四时阴阳之气的升降浮沉，或趋向于表，或趋向于里，而"所在"不同。因此治疗时当知所宜所慎。《六元正纪大论》说："用寒远寒，用凉远凉，用温远温，用热远热，食亦同法。有假者反常，反是者病，所谓时也。"说明无论用药治病，还是饮食调养，都应该根据四时之气的特点而加以调整。天气暑热，人身的阳热之气偏胜，故当慎（远）用热药；天气严寒，则相应地要慎（远）用寒凉药……若气候反常（有假），则调治之法应用不同于一般方法（反之），如果违反上述原则，用以治病，必不能收到良好的效果；用以养生，反而会导致发生疾病。张仲景在《伤寒论》168条白虎汤方后云："此方立夏后、立秋前乃可服，立秋后不可服，正月、二月、三月尚凛冷，亦不可服。"正是因为白虎汤为寒凉之剂，故在寒冷的季节需当慎用。《金匮要略》千金麻黄醇酒汤煮法说："冬月用酒，春月用水煮之"，以酒性辛热而走散，故于冬月可用；春气阳升而温和，故宜慎（远）用，这些都是因时用药的具体体现。

在针灸疗法中，根据时令选择穴位和决定针刺的浅深，尤为重要。《灵枢·终始》篇说："春气在毛，夏气在皮肤，秋气在分肉，冬气在筋骨""刺此病者，各以其时为齐（剂）。"由于春夏之时人的气血达于外，秋冬之季人的气血趋于内，所以春夏刺宜浅，秋冬刺可深。同时，还应按不同的时令而选穴配方（剂）。针刺治病，需借助于人身气血的运行，才能发挥作用，故四时气血所在不同，治法又有标本先后的区别。如《灵枢·师传》篇说："春夏先治其标，后治其本；秋冬先治其本，后治其标。"此指在外之病为标，在里之病为本。

《灵枢·本枢》篇说："四时之序，气之所处，病之所舍，藏之所宜"，说明四季阴阳升降与五脏气血浮沉相互通应，而气血之所在，即病气之易藏，据此而刺之，则有利于五脏功能的恢复，故说"藏（脏）之所宜"。本篇接着又指出四季之所宜刺的腧穴、部位，如："春取络脉诸荥大经分肉之间，甚者深取之，间者浅取之；夏取诸孙络肌肉皮肤之上；秋取诸合，余如春法；冬取诸井诸腧之分，欲深而留之。"此节经文说明了因季节不同而所宜刺的腧穴与部位，又指出还要因病之轻（间）重（甚）而适当地进行调整其四季取穴不同的穴位。《灵枢·九针论》还有干支日配属人体不同部位的记载，以及关于禁刺之日的论述。如说："身体有痛肿者，

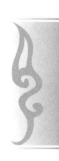

欲治之，无以其所值之日溃治之，是谓天忌日也"，这些将人身脏腑、肢体各部与一定时日相联系的记载，虽总属于"人与自然相统一"的理论范畴，但目前的针灸临床实际，已多不讲求"忌日"，因此对"忌日"说的科学性，尚待研究。

不仅时令变化和"干支日"影响治疗效果，而且月亮环绕地球所形成的朔日、望日等，对于治疗也同样具有不可忽视的影响。如《素问·八正神明论》说："月始生，则血气始精，卫气始行；月廓满，则血气实，肌肉坚；月廓空，则肌肉减，经络虚，卫气去，形独居。是以因天时而调血气也"。精，此指运行流畅。由于人体的气血虚实，肌肤坚脆，与月亮的盈亏有如此密切的关系，因此它就成为治疗疾病时所必须考虑的一个因素。故《素问·八正神明论》又说："月生无泻，月满无补，月廓空无治，是谓得时而调之。"如果违反了这个治疗规律，就会导致不良的后果，故本篇接着指出："月生而泻，是谓藏虚；月满而补，血气扬溢，络有留血，命曰重实；月廓空而治，是谓乱经。阴阳相错，真邪不别，沉以留止，外虚内乱，淫邪乃起。"

治疗失时，可以引起人体内阴阳乖错，疾病不仅不能减轻，反而深入（沉），使在外之卫气虚弱，在内之脏气紊乱，从而增加新疾病。根据这一原则，《素问·缪刺论》提出了对于某些实证，采取"以月生死为痏数"的针灸取穴法，如说："用针者，随气盛衰，以为痏数，针过其日数则脱气，不及日数则气不泻……月生一日一痏，二日二痏渐多之，十五日十五痏，十六日十四痏，渐少之。"痏，针斑之意，此指穴位而言。取穴不能与月之"生死"相应而过多，则泻之太过，伤人正气，故曰"脱气"；取穴太少，则邪气不能尽除，故谓"气不泻"。

3. 因昼夜时辰施治　人身气血的运行，脏腑的功能活动，因昼夜时辰不同而有或盛、或衰、或在表或在里的改变。营气行于脉中，夜半子时从手太阴肺经起始，循十二经脉依次流注，日夜五十周于身，卫气行于脉外，循经而行，平旦从足太阳经睛明穴起始，昼行于阳二十五周，夜行于阴二十五周，夜半与营气大会于手太阴经。不仅营卫的运行部位具有明显的时间性，脏腑的功能活动也因时间不同而有盛衰的变化。《黄帝内经》将一日划分为四季，而分别与不同的内脏相通应，如：朝（卯）则应春，通于肝；日中（午）则应夏，通于心；日入（酉）则应秋，通于肺；夜半（子）则应冬，通于肾；四季（辰、戌、丑、未）则应长夏，通于脾。各脏当其所应之时，则脏气相对旺盛。如《灵枢·顺气一日分为四时》篇云："以一日分为四时，朝则为春，日中为夏，日入为秋，夜半为冬。"《灵枢·卫气行》篇也说："卫气之在于身也……分有多少，日有长短，春秋冬夏，各种分理，然后常以平旦为纪，以夜为始，是故一日一夜水下百刻……随日之长短，各以为纪而刺之。"

由于昼夜时辰与人体的生理活动有密切关系，因而必然影响到治疗效果，故在确定治疗方法时，应予充分注意。《顺气一日分为四时》篇又说："顺天之时，而病可与期。"《卫气行》篇也说："谨候其时，病可与期，失时反候者，百病不治。"说明如能掌握适当的时间施治，则可以收到应有的准确疗效（期）。否则，失时反候，则疾病不能治愈。

《卫气行》篇还举疾病或在于阴、或在于阳为例，指出针刺治疗，应选择卫气运行到病变所在部位的时间进行。又说："谨候（卫）气之所以在而刺之，是谓逢时。（病）在于三阳，必候其气在阳分而刺之；病在于三阴，必候其气在阴分而刺之。"

根据昼夜时辰，推断脏腑经脉的盛衰及指导治疗，在《伤寒论》中有突出的反映，如六经病的"欲解时"、十枣汤在"平旦服"等，都是对《黄帝内经》理论的具体运用。后世有关论述颇多，且发展为具体的治疗方法，如"子午流注"针刺取穴法，就是在这一理论指导下产生和发展起来的。

此外，气温的高低（寒热）也影响人的气血运行，而气候的寒热除与季节，日夜晨昏等时间因素有关外，还和天气的晴朗与阴雨等有关。如《素问·八正神明论》说："天温日明，则人血淖液而卫气浮，故血易泻，气易行；天寒日阴，则人血凝泣而卫气沉……是以天寒无刺，天温无疑。"天气晴朗温和，则阳气偏胜，人身气血应之，故血濡润（淖）周身而流行滑利（液），卫气浮而易行；天寒日阴则阴气偏胜，故人血凝濇而卫气沉，血涩故不易补泻，卫气沉故不易行。因此，天寒而阴不宜用针刺；天温晴朗，刺之效必速。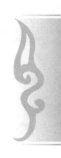

总之，"时间"常常影响治疗效果，故在临床实践中应根据病情、病位等情况，结合时间因素，而采取相应的治疗措施。正如《素问·八正神明论》所说："以日之寒温，月之虚盛，四时气之浮沉，参伍相合而调之。"

（二）因地制宜

我国的地理特点，是西北方地势高，温度和湿度均较低；东南方地势低，温度湿度都偏高。《黄帝内经》称这个特点为西北方水土刚强，东南方水土柔弱。由于地势及温度等的差别，各地域的物产种类丰盛程度和也各不相同，民众的饮食生活习惯亦必因之而异。这就导致各地域民众体质产生一定的差别，疾病的特点也常不一致。

《素问·阴阳应象大论》说："天不足西北，地不满东西。"即是说西北方阳热之气不足，而地势较高；东南方地势偏低；而阴寒之气则较少。《五常政大论》又进一步叙述了地势与阴阳盛衰、气候温凉热的关系，如说："天不足西北，左寒而右凉；地不满东西，右热而左温，其故何也？岐伯曰：阴阳之气，高下之理，太少之异也。东南方，阳也，阳者其精降下，故右热而左温；西北方，阴也，阴者其精率于上，故左寒而右凉。是以地有高下，气有温凉，高者气寒，下者气热……此腠理开闭之常，太少之异耳。"左寒，言北方；右凉，言西方；右热，言南方；左温，言东方，高下，言地势。太少，指阴阳之气的衰旺。西北方气候寒凉，则阴气上奉，人体阳气密闭，抗拒外邪之力较强；东南方气候温热，阴气不足，而阳气易散，人之腠理疏松，外邪容易侵袭。所以，虽然说无论居处任何地区，只要注意养生，均可延长寿命，但如仅从自然环境而言，则寒凉之地域更有利于健康。故《五常政大论》接着指出："阴精所奉其人寿，阳精所降其人夭""高者其气寿，下者其气夭，地之小大异也，小者小异，大者大异。"小者小异，指一域之内，虽相离不远，但地势亦有小的差异。大者大异，谓相去甚远之地域，地势相差悬殊。就治疗而言，大异者，治疗区别当大；小异者，治疗区别则宜小。但都要注意这个差别，才能做到正确施治。

西北之气寒冷，人体也较能适应寒冷的气候；东南之气温热，人体也较能适应于温热的环境。西北地区和东南地区，在治疗特点上，也相应有较大的区别，正如《五常政大论》所说："西北之气散而寒之，东南之气收而温之，所谓同病异治也。故曰气寒气凉，治以寒凉，行水渍之；气温气热，治以温热，强其内守。"此属于大者大异之例。西北之人，寒凉束于外，而热郁于内，故治疗宜散其外寒，而清其内热；东南之人，腠理疏松，阳气外泄，而内多虚寒，故治疗宜收其元阳，温其中气。行水渍之，指用汤浴之法，以开其腠理，外散其邪。强其内守，谓补其正气，以固其表。又说："一州之气，生化寿夭不同……高下之理，地势使然也。"此为小者小异之例。提出一州之内，相高虽不远。然而其较小的地势环境差别，也能给人体以不同的影响。

《素问·异法方宜论》更为具体地论述了五方地域地理环境、人们的生活习惯、饮食特点等，对人体生理和病理的影响，以及与各自地域适宜的治疗方法。

"东方之域，天地之所始生也。鱼盐之地，海滨傍水，其民食鱼而嗜咸，皆安其处，美其食。鱼者使人热中，盐者胜血。故其民皆黑色疏理，其病皆为痈疡。其治宜砭石，故砭石者，亦从东方来。"东方应于春，气主温和，因临海而盛产鱼盐。食鱼能助内热，咸为水味而胜血（心火主之），气候温和故腠理疏松。内热及血，所以病多痈疡。治疗宜用砭石除其痈脓，去其邪气。

"西方者，金玉之域，沙石之处，天地之所收引也。其民陵居而多风，水土刚强，其民不衣而褐荐，其民华食而脂肥，故邪不能伤其形体，其病生于内。其治宜毒药，故毒药者，亦从西方来。"西方之气应秋金，有肃杀收引的特点。民居高陵而多经受风气，故谓水土刚强。食物华美，故人体肥。脂肥则外邪不易侵入而病自内生，治疗易用毒药攻其内在之邪。

"北方者，天地所闭藏之域也。其地高陵居，风寒冰冽，其民乐野而乳食，藏寒生满病。其治宜灸焫，故灸焫者亦从北方来。"北方气候寒冷，民众多从事游牧而常食乳类，乳性阴难消化，故生脏寒胀满之病。治疗宜用艾火烧灼焫，以散寒通滞。

"南方者，天地所长养，阳之所盛处也。其地下，水土弱，雾露之所聚也。其民嗜酸而食胕，故其民皆致理而赤色，其病挛痹。其治宜微针，故九针者，亦从南方来。"南方之气应于夏，阳热偏胜而地卑多湿，湿热滞留故生筋脉短缩挛急或痹阻痛楚之病。治疗宜用针刺以通其经脉。

"中央者，其地平以湿，天地所以生万物也众。其民食杂而不劳，故其病多痿厥寒热。其治宜导引按跷，故导接跷者，亦从中央出也。"中央应于长夏之土气，万物盛长。湿邪不攘，可致痿厥。不劳则气易滞，而生寒热之病。治病宜用导引按跷，以行血气，柔筋脉。

东、西、南、北、中五方地域不同，治病方法各有所宜。亦如《异法方宜论》所说："医之治病也，一病而治各不同，皆愈，何也？岐伯对曰：地势使然也。"同时，该篇经文还说明了我国传统的医药知识与医疗技术，是广大地域各族人民大众共同创造的，对医药知识的起源问题，给予了科学的解释，因而在医学史上有重要的价值。当然，所论五方地理特点、疾病类型，以及与之相适应的治疗方法，仅是概括言之，借以提示出治病应该重视因地制宜的原则。

二、重视人的整体性

人的身体，虽有上下左右、阴阳表里等各个不同的部分，但它们在经络的联系下，在气血运行贯通下，形成一个统一的整体。各部分之间，以及各个部分与整体之间，都保持着既相互制约又相互依存的协调关系，这便是生理。这些关系一旦失调，就是病理。治疗疾病，就要掌握并利用这些关系，来全面地分析病情，从整体出发，采取适当的治疗措施。

（一）阴阳表里相贯

《素问·阴阳应象大论》说："从阴引阳，从阳引阴"，是根据人体阴阳表里相互依存、相互制约的关系，提出的治疗原则。亦即病在于阴分或阴经，可以从阳分或阳经进行治疗；病在于阳分或阳经，也可从阴分或阴经进行治疗。张志聪解释

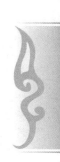

说："夫阴阳气血，外内左右交相贯通，故善用针者，从阴而引阳分之邪，从阳而引阴分之气。"杨上善以肝胆经脉为例解释说："肝脏足厥阴脉实，肝腑胆足少阳脉虚，须泻厥阴以补少阳，即从阴引阳也。若少阳实，厥阴虚，须泻少阳以补厥阴，即从阳引阴也。余例准此。"肝胆相为表里，其经脉相互络属，阴阳之气相互制约，此盛则彼衰，此虚则彼实，故泻阳经之实，则可补阴经之虚；泻阴经之实，亦可补阳经之虚。如果由于阴阳一方之虚，而另一方相对表现为实的，则当补其虚，而自可解其实。《素问·至真要大论》所谓"诸寒之而热者取之阴；热之而寒者取之阳"，王冰注："壮水之主以制阳光；益火之源以消阴翳"，即属此义。

脏与腑阴阳相合，对于确定治疗方法也有重要的参考意义。《素问·太阴阳明论》说"阳道实，阴道虚。"脾为阴，不足是其常（道）；胃属阳，有余是其常。所以对于中焦之病，实证多责之于胃；虚证多从脾来论治。后世谓"实则阳明，虚则太阴。"就是说即使是脾病若证属虚寒，则所用方药宜多温补；胃病若属于实证、热证，则亦常用清泻胃腑之方药。

（二）左右上下相移

《素问·离合真邪论》说"气之盛衰，左右倾移，以上调下，以左调右。"指出气血偏盛于左而衰右者，有盛于右而衰于左者；有盛于下而衰于上者，有盛于上而衰于下者。病之变化如此，故治疗亦应当从整体出发而进行调之。《灵枢·终始》篇说："病在上者下取之；病在下者高取之；病在头者取之足病在腰者取之腘。"张介宾解释说："此远取之法也。有病在上而脉通于下者，当取于下；病在下而脉通于上者，当取于上。故在头者取之足，在腰者取之腘，盖疏其源而流自通。"正如《素问·奇病论》所说："有病口苦，取阳陵泉"，就是上病下取之例，目前临床所用刺委中穴治腰背痛、刺光明穴治眼病等，均属上病下取之法；气虚脱肛灸百会，小便不利用开肺气的方法，均是"病在下者高取之"之例。此外，由于阴阳失调，出现上下寒热错杂之病，有时亦可采用"以上调下""以下调上"的方法治疗。如《灵枢·刺节真邪》篇说："上寒下热，先刺其项太阳，久留之，已刺则熨项与肩胛，令热下合乃止，此热下合乃止，此所谓推而上之者也；上热下寒，视其虚脉而陷之于经络者取之，气下乃止，此所谓引而下之者也。"项太阳，指颈项间足太阳经之穴位。张介宾注释说："上寒下热者，阳虚于上而实于下也。当先刺项足太阳经大杼、天柱等穴，久留其针而补之，仍温熨项之间候其气至，上热与下相合，乃止其针。此所谓推其下而使之上也""上热下寒者，阳实于上而虚于下也。故当实于上而虚于下也。故当视其在下虚陷之经，取而补之，必使其阳气下行而后止，此引而下之之谓也。"

经脉之气内外相贯，左右周旋，若病邪侵入经络，亦可随经气流行于内外左右。故治疗有病在左取之右、病在右取之左、病在中旁取之方法。如《素问·五常政大论》说："病在中，旁取之。"《素问·阴阳应象大论》也说："善用针者……以右治左，以左治右"，即言刺身体健侧以治患侧之病。《素问·缪刺论》还具体地论述了根据病位浅深而采取的"缪刺"和"巨刺"方法说："刺客大络者，左注右，右注左，上下左右与经相干，而布于四末，其气无常处，不入于经俞，命曰缪刺……以左取右，以右取左""邪客于经，左盛则右病，右盛则左病……必巨刺之。必中其经，非络脉也"。指出邪入经络，可以左右传注，或邪气盛于左症状见于右，或邪气在于右而症状见于左，故皆可用左病取右、右病取左的方法刺治之，其邪气侵入于络脉，而病位轻浅表之络脉或"络"穴刺之，称为"缪刺"；而邪侵部位较深，入于经脉之中者，则当于较深的部位或"经"穴刺治之，称为"巨刺"。

《素问·方盛衰论》说："切阴不得阳，诊消亡。得阳不得阴，守学不湛。知左不知右，知右不知左，知上不知下，知先不知后，故治不久。"充分反映了《黄帝内经》论治学说对整体性的重视。指出若不能掌握上下相互贯通的理论去治病，这种治疗方法必然不能长久地流传下去。

三、因人施治

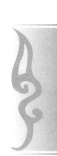

治疗方法之施于病人，其所以能够发生效力，主要是靠人体正气的运载作用。如果正气疲极败散不能运载，则任何先进的治疗方法都将失去意义。《素问·汤液醪醴论》说："形弊血尽而功不立者何？岐伯曰：神不使也。"神，即指人身中的气血精神。张介宾注释说："凡治病之道，攻邪在乎针药，行药在乎神气。故治施于外，则神应于中，使之升，使之降，是其神之可使也。若以药剂治其内而脏气不应，针艾治其外而经气不应，此其神气已去，而无可使矣。虽竭力治之，终成虚废已尔，是即所谓不使也。"可见人身中的正气对于治疗效果的影响是十分巨大的。为了确保治疗效果，就必须充分注意人体的正气情况，据以选择相应的治疗措施，此即谓因人施治，又称"因人制宜"。《灵枢·终始》说："凡刺之法，必察其形气"，《灵枢·卫气失常》也说："必先别其三形，血之多少，气之清浊，而后调之，治无失常经。"三形，指人之肥瘦及肌肤的疏松与致密。说明治疗的常规（常经）是必须首先要辨别"三形"及气血的盛衰与清浊。影响人体气血盛衰的因素很多，《黄帝内经》主要从以下两个方面进行论述的。

（一）年龄、体质因素

《灵枢·逆顺肥瘦》篇说："年质壮大，血气充盈，肤革坚固，因加以邪，刺此者，深而留之，此肥人也；广肩、腋、项，肉薄厚皮而黑色。唇临临然，其血黑以浊，其气涩以迟……刺此者，深而留之，多益其数也。"指出壮年体质强而身魁梧的人，气血充盛，肤坚肉厚，病多实证。故可深刺留针；若肩宽背阔，皮厚色黑，唇厚而下垂（临临然）其人血浊气涩耐受力强，故也可以深刺留针，而且应多取穴位。

"瘦人者，皮薄色少，肉薄色少，薄唇轻言。其血清气滑，易脱于气，易损于血，刺此者，浅而疾之。"瘦人气血不足，耐受也弱，故宜浅刺而迅速出针。

"刺常人奈何？岐伯曰：视其白黑，各为调之，其端正敦厚者，其血气和调，刺此者，无失常数也。黄帝曰：刺壮士真骨者，奈何？岐伯曰：刺壮士真骨，坚肉缓节，临临然，此人重则气涩血浊。刺此者，深而留之，多益其数。劲则气滑血清，刺此者，浅而疾之。黄帝曰：刺婴儿奈何？岐伯曰：婴儿者，其肉脆，血少气弱，刺此者，以毫针，浅刺而疾发针，日再可也。"对于普通体质的人，可根据其黑白及肌肤坚实的程度等情况，而决定针刺的浅深及穴位的多少。一般地说，形体及神态端正朴实，气血多较和调，只宜根据其具体情况适当调整刺法，无须特殊改变。但是，对于骨骼坚实的"壮士"，若其稳重而不好动，则气血流行徐缓，故可多取穴位且深刻留针；若其人好动，则气血滑利，故不需要深刺行其气血，仅宜浅刺而迅速出针。婴儿的气血弱，肌肤不坚，耐受力也弱，故宜浅刺迅速出针。如病不愈，不妨一日针刺两遍，但不应深刺和留针。

以上说明由于年龄、肥瘦、强弱等因素，人身气血有多少滑涩之别，皮肤肌肉有厚薄坚脆之异，所以刺法有浅深、取穴多少不同，也有留针与不留针的区别。

人的个体差异，对于针、灸、药物的耐受性也不同，施治时也应予注意。如《灵枢·论痛》篇指出："筋骨之强弱，肌肉之坚脆，皮肤之厚薄，腠理之疏密，各不同，其于针石火焫之痛何如？肠胃之厚薄坚脆亦不等，其于毒药何如？愿尽闻之，少俞曰：人之骨强、筋弱、肉缓、皮肤厚者，耐痛，其于针石之痛火焫亦然……黄帝曰：人之胜毒，何以知之？少俞曰：胃厚色黑大骨及肥骨者，皆胜毒；故其瘦而薄胃者，皆不胜毒也。"《五常政大论》也说："能（耐同）毒者以厚药以薄药"。毒，泛指药物而言。厚药，指气味厚，作用急的药物。薄，指气味薄而作用缓的药物。由于人的耐受力有不同，所以无论应及针、灸、药物，都要因人而异，灵活使用。张仲景曰："强人服半钱（匕），羸者减之"；《外台》走马汤，"老少量之"记载，都是因人体质不同而用药的典范。

（二）饮食劳逸和精神因素

饮食成分、劳逸程度以及精神情绪的舒畅与忧闷等，都对人体的气血、脏腑甚至形体产生一定的影响。而这些因素又常与生活环境、工作性质及社会地位有关。如《灵枢·根结》篇说："逆顺五体者，言人骨节之小大，肉之坚脆，皮之厚浊，气之滑涩，脉之长短，血之多少，经络之数，余已知之矣，此皆布衣匹夫之士也。夫王公大人，血食之君，身体柔脆，肌肉软弱，血气慓悍滑利，其刺之徐疾浅深多少，可得同之乎？岐伯答曰：膏粱菽藿之味，何可同也。气滑即出疾，其气涩则出迟，气悍则针小而入浅，气涩则针大而入深。深则欲留，浅则欲疾。以此观之，刺布衣者，深以留之；刺大人者，微以徐之。此皆因气慓悍滑利也。"所谓"五体，是指根据人的性格、体型等而划分的五种类型（见于《灵枢·阴阳二十五人》《通天》等篇）。劳动人民和体质壮实的人（布衣和匹夫），体力活动多，食杂粮野菜，故肌肉坚实，皮肤粗厚，气血运行徐缓。针刺可深而留针，取穴也可稍多。而旧社会达官贵人们，食膏粱厚味，四体不勤，故肉脆皮薄，气血运行较快。治疗宜少取穴，且轻微浅刺而迅速出针。《灵枢·寿夭刚柔》篇也说："刺布衣者，以火焠之；刺大人者，以药熨之"。焠，指烧针刺。药熨，将药物加热后，用布包裹以温暖肢体。

长时间的喜怒忧思，不仅会导致疾病，而且能影响疾病的性质，因而也关系到治疗方法的选择。所以《灵枢·大惑论》说："盛者泻之，虚者补之，必先明知其形志之苦乐，定乃取之。"实证当补，虚证当泻，固然是常规治法，但是究竟补什么，泻什么，以及补泻的程度如何，还应首先明了病人的形体劳逸以及情志苦乐，有了定见之后，才能进行正确的治疗。

《素问·疏五过论》讨论了情志苦乐给人体造成的各种不同的影响，说："暴乐暴苦，始乐后苦，皆伤精气，精气竭绝，形体毁沮。暴怒伤阴，暴喜伤阳……诊有三常，必问贵贱，封君败伤，及欲侯王，故贵脱势，虽不中邪，精神内伤，身必败亡。始富后贫，虽不伤邪，皮焦筋屈，痿躄为挛……尝富大伤，斩筋绝脉，身体复行，令泽不息。"三常，指贵贱、贫富、苦乐。指出喜怒哀乐过"暴"或久而不解，都能伤人精气，虽不受邪，亦可致生命不保。如先受帝王宠信而后失势，属于始乐后苦之列；或虽无荣贵与失势的实际变化，但因欲望无穷，也同样能使精神气血受耗伤。由于筋脉的营养来源断绝（斩筋绝脉），所以虽然从表面上看来身体行动如常，但体内已是津液（泽）不能滋润（息）于周身了。

《素问·血气形志篇》还论述了形体劳苦和安逸与情志苦乐致病的特点及治疗方法，说："形乐志苦，病生于脉，治之以灸刺；形乐志乐，病生于肉，治之以针石；形苦志乐，病生于筋，治之以熨引；形苦志苦，病生于咽嗌，治之以百药；形数惊恐，经络不通，病生于不仁，治之以按摩醪药。"张介宾注释说："形乐者，身无劳也。志苦者，心多虑也。心主脉，深思过虑则脉病矣。脉病者，当治经络，故

当随其宜而灸刺之；形乐者逸，志乐者闲。饱食终日，无所运用，多伤于脾，脾主肌肉，故病生焉。肉病者，或为卫气留，或为脓血聚，故当用针石以取之；形苦者，身多劳。志乐者，心无虑。劳则伤津，故病生于筋。熨，以药熨。引，谓导引。形苦志苦，必多忧思，忧则伤肺，思则伤脾，脾肺气伤，则虚而不行，气必滞矣。脾肺之脉，上循咽嗌，故病生于咽嗌……病在嗌者，因损于脏，故当以甘药调补之。惊者气乱，恐者气下，数有惊恐，则气血散乱而经络不通，故病不仁。不仁者，顽痹软弱也，故治宜按摩以导气行血，醪药以养正除邪"。形体的劳逸、精神情绪的改变，都能影响气血运动及脏腑功能活动。不同的形与志，常可引起不同的生理、病理变化，因而治疗措施也必须进行相应的调整。

对于各种疗法，《黄帝内经》记载了很多行之有效的治疗措施，有砭石、灸焫、药物、熏洗、药熨、敷贴、按摩、导引、手术、饮食和精神疗法等，护理方法也有所论。其中针刺疗法尤为详备，在《黄帝内经》中占有特殊的重要位置，仅针刺即有 20 余种，针刺几乎用于所有疾病的治疗，为后世针灸学的发展奠定了坚实的基础。

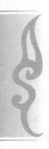

制方理论《黄帝内经》中虽有较详细记载，如提出了"君、臣、佐、使"的组方法度，确定了缓方、急方、奇方、偶方、大方、小方等组方原则，并详细论述了六气淫胜及五脏苦欲补泻之配方法则，这些理论有力地促进了中医配方的发展，但《黄帝内经》所载的方剂数量少，全书包括遗篇的小金丹仅十三方。

《黄帝内经》涉及论治学说的篇章有《素问》的《阴阳应象大论》《异法方宜论》《移精变气论》《汤液醪醴论》《玉版论要》《八正神明论》《标本病传论》《至真要大论》《五常政大论》，《灵枢》的《师传》《五乱》《逆顺肥瘦》《五味》等篇。

第6章　怎样学好《黄帝内经》

《黄帝内经》比较全面系统地论述了中医理论体系及学术思想，是学习中医必须之书。但《黄帝内经》文章多出自秦汉，成书年代久远，文辞古奥、言简意深，甚至辗转传抄过程中错落遗佚；在内容上，除了反映中医学理论体系的学术观点和理论原则之外，还涉及天文、气象、物候、历法、哲学、数学、心理等多科知识，这给学者带来了一定的困难。因此，掌握学习方法，是学好《黄帝内经》的前提，在此提出以下几点供学习时参考。

一、明确目的、抓住重点

明确目的、抓住重点是学习任何一门学问的前提。《黄帝内经》作为中医最基本的基础理论课程，其学习的首要任务和目的是"提高中医理论水平"，因此重点要学习和掌握《黄帝内经》的医学理论。而要学好《黄帝内经》的医学理论，首先要掌握《黄帝内经》的理论体系的内涵，才能够从整体上把握《黄帝内经》的医学原理；只有理解了《黄帝内经》的基本学术思想，才能很好地理解《黄帝内经》的具体理论。各章、各节又各有重点，都应逐加以解决。例如《素问·四气调神大论》的主题思想是阐发人体适应自然变化的生命节律，论述四时不同的养生方法。只有深刻理解了《黄帝内经》"四时五藏阴阳"的整体控制观，才能很好地理解掌握该篇的学术思想。

二、利用工具书、明确音读字义

文字是知识传播的载体，只有读懂文章字面上的意思，才能进一步理解其意义。《黄帝内经》文字多出自先秦，字义音读与今时有所不同，而且同音假借的字颇多，如果不辨音读，不明训诂，就不能正确理解经文。例如"能"字在《素问·阴阳应象大论》"能夏不能冬""能冬不能夏"句则通"耐"字；而在同篇"此阴阳更胜之变，病之形能也"句则通"态"字。又如《素问·阴阳别论》中"三阴三阳病，为枯痿易"的"易"当读"施"，义同"弛"，是四肢偏废松弛的意思。其他如繁简并用的"脏"字写作"藏"，"腑"字写作"府"，"纳"字写作"内"；异体同音的"腧"、"俞"、"输"用，"写"、"泄"均作"泄"用等，在《黄帝内经》中是屡见不鲜。为此，除了要有一定的古汉语基础外，还必须借助于字典、训诂等工具书才能避免穿凿字形、妄说文义、错解经旨。在训诂校勘《黄帝内经》方面，前人已做过许多工作，林亿的《重广补注黄帝内经素问》、胡澍的《素问校义》、俞樾的《读书余录》、陆九芝的《世补斋医书·内经难字音义》等书都是很好的参考书籍。

三、前后联系、系统理解《黄帝内经》理论

由于《黄帝内经》基本是论文的汇编，其理论体系的内容分散在各篇章之中，因此，我们在学习各篇时要相互联系和综合分析，才能系统理解《黄帝内经》理论。只有在读通原文、理解原文的基础上，注意前后贯通、相互印证，把握经文的内在联系，力求对每个问题都有一个比较全面的了解，这样才能真正掌握《黄帝内经》学术思想，深入理解经文的含义，抓住问题的实质。

四、参考《黄帝内经》的主要注家和注本

（一）《素问训解》

《素问》一书，全元起《素问训解》一书应是最早的研究者，可惜的是至唐王冰时已残缺不全，其九卷书中第七卷已亡佚，王冰在整理《素问》一书时，则将旧藏之卷补充其缺，这就是现在《素问》一书中的《天元纪大论》《五运行大论》《六微旨大论》《气交变大论》《五常政大论》《六元正纪大论》等七篇大论。这七篇大论的内容主要是论述运气学说的，详细地论述了五运六气的运行变化规律、人与自然界间的关系，以及每年、每季和气候变化规律及其与疾病的关系。实质上，运气学说就是运用了阴阳五行学说与当时对古天文、气象、物候的观测，用以阐发自然界运动变化规律的一门学科。这些内容，是原《素问》一书中没有的内容，由于王说的补亡，使其得以流传。

至于这七篇大论来自何书，未有明确的考据，仅宋代林亿在校订《素问》一书时，根据张仲景《伤寒论》序中提起的《阴阳大论》，认为可能是《阴阳大论》之文。

应当看到，王氏将七篇大论补入《素问》之中，是有功于中医学的，而且对中医学的发展有深刻的影响，由于王氏补入七篇大论，运气的内容被引入到中医学中，至宋代，运气学说曾一度盛行于医林。尤其是经过王冰的注释，使后人易于理解，便于流传。因此，宋金时期，一些医家专门从运气学的角度以阐发医理。北宋刘温舒曾撰有《素问·入式运气论奥》三卷，以专门阐发运气之学；金元大家刘完素著《素问·玄机原病式》，从五运六气入手，阐发中医病机理论，均是明证。当前，现代科学已经证实，自然界的变化是有一定的规律的，而且影响到人体的生理与病理，这与中医古代运气学说的机制是一致的。可见，运气学说有其科学合理的

内涵，很值得进一步研究。这些，应当首先归功于王冰之补亡。

（二）《素问注证发微》《灵枢注证发微》

明·马莳（玄台）所注的《注证发微》，不仅注释了《素问》和《灵枢》，而且一变唐以来的二十四卷，而复为每部九卷，每卷九篇，以合九九八十一篇之旧体。并将其分成若干章节，然后分章分节予以注释，这就不同于以前注家随句注解的方法。

由于马氏素娴经脉腧穴针灸之术，而其注证又认真负责，颇为详尽，此为他注所不及，因而后世对马注《灵枢》的评价则甚于《素问》。如汪昂说："《灵枢》以前无注，其文字古奥，名数繁多，观者蹙额颦眉，医家率废不读。至明始有马玄台之注，其疏经络穴道，颇为详明，可谓有功后学。虽其中间有出入，然以从来畏书之难，而能力开坛站，以视《素问》注，则过之远矣。"可见马氏所注的《灵枢》，是深得后人赞许的。

（三）《内经吴注》

吴崑（鹤皋）所注《素问》仍以王冰的二十四卷为底本。他的注释，在某些问题上能发前人之未发，例如《灵兰秘典论》"三焦者，决渎之官"句下注云："决，开也。渎，水道也。上焦不治，水溢高原；中焦不治，水蓄膀胱。故三焦气治，则为开决渎之官水道无泛滥停蓄之患矣。"这种对上、中、下焦道分治的解释，不仅发《黄帝内经》《难经》之所未发，而且为临床从肺、脾、肾三脏治水奠定了理论基础。

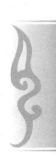

吴注《素问》还有一个特点，即凡他认为原文有错简讹误之处，则直改原文而在注释中加以说明，这与他本不敢轻易改动原文，而仅在注释中指出其讹误者不同。例如《生气通天论》"是故阳因而上，卫外者也"下句"因于寒"直移于"起居如惊，神气乃浮"下，并将下文"体若燔炭，汗出而散"移于句下，注云："旧本体若燔炭二句在静则多言下。"这移改，无论在文理、医理方面，都是比较通顺的。但也有人持反对态度，例如汪昂《灵枢类纂约注》曾对其评价说："间有阐发，补发注所未备，然多改经文，亦较嫌于轻擅。"

（四）《类经》

本书是现存全部分类《黄帝内经》（包括《素问》和《灵枢》）最完整的一部著作，明天启年间张介宾（景岳）著。

本书将《素问》《灵枢》全部内容，分为摄生、阴阳、藏象、脉色、经络、标本、气味、论治、疾病、针刺、运气、会通十二大类，凡三十二卷，三百九十篇。经文虽因类分类颠倒，但仍一一注明出处篇名，以便查核，且有译尽的注释。由于张氏有丰富的临床实验，加之文字简明畅达，所以他注释多能结合实际，特别是些重要问题，除了注释之外，还结合自己的理解和临床实践的体会，用"愚按"二字，附有"附意阐发"的专题发挥。本书确有"见便得趣"，"悉具本原"的优点，故为学《黄帝内经》者的必须参考书。

（五）重广补注黄帝内经素问二十四卷

—— 唐·王冰注 宋·林亿等校正 ——

林亿生于公元十一世纪，北宋医家。宋仁宗嘉祐二年（公元 1057 年）设校正医书局于编修院，命其与掌禹锡、高保衡、孙兆等校正医书，历十余年完成，为保存我国古代医学文献，促进医药学术的传播，做出了重要的贡献。钱熙祚《金山钱氏家刻书目》中说："林亿荟萃群书，析疑正误，方诸吾儒，其郑注之有贾疏乎。"

林氏谓《素问》："去圣已远，其术暗昧，是以文注纷错，义理混淆。"于是在王注本的基础上，又"搜访中外，（哀）集众本，寝寻其义，正其讹舛"，并"端本以寻支，溯流以讨源"，改错六千余字，增注两千余条。且"一言去取，必有稽考，舛文疑义，于是详明"。从而使汉唐以来该书纷乱多绪的情况得以纠正。《素问》文字从此亦趋于稳定，再无更大的变动。

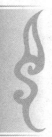

王、林注本问世后，曾有宋、金、元、明、清以及近、现代多种刊本。其中主要的版本有：明·嘉靖二十九年庚戌（公元 1550 年）武陵顾从德雕北宋刻本；清·光绪三年丁丑（公元 1877 年）新会李元纲刻本；1922 年武进恽氏影印宋刻本（附《群经见智录》）；1955 年商务印书馆据四部丛刊本勘铅印本；1956 年人民卫生出版社据顾本影印本及 1963 年铅印本等。

与《灵枢经》白文合刊的有：明·万历十二年甲申（公元 1584 年）绣谷书林周曰校刊本；清·咸丰二年壬子（公元 1852 年）金山钱氏守山阁校刊本；四部丛刊本（《素问》据顾本影印，《灵枢经》据赵本影印）；四部备要本（《素问》据浙江书局本、《灵枢经》据医统正脉本铅印）等。

（六）灵枢经十二卷

宋高宗绍兴二十五年乙亥（公元 1155 年），锦官史崧校正"家藏旧本"《灵枢》九卷，共八十一篇，并增修音释，附于卷末，刻为二十四卷（后人改为十二卷），即为流传至今之《灵枢经》。皇甫谧所见之《针经》，王冰所见之《灵枢》，与该书不尽相同，是为多种古传本。据载北宋校正医书局曾经校正过《灵枢》，但未见其校本传世。

本书所论医理，与《素问》属于同一体系。所不同者，除了阐发阴阳五行理论，脏腑、气血功能，病因、病机、辨证等外，着重论述了经络、腧穴、针具、刺法及其治疗原则等。无论对于中医的理论发展，还是临证实践，都具有重要的指导意义。如《营卫生会》之论三焦，《本脏》之论脏腑，《决气》之论六气，《百病始生》之论邪气，《终始》之论治则，《逆顺》之论刺法，皆为后世所宗。又如《九针十二原》中有"虚则实之，满则泄之，宛陈则除之，邪胜则虚之。"又"通其经脉，调其血气，营其逆顺出入之会。"其所阐述之针刺原则，可谓精辟透彻。又如《根结》中有："气滑即出疾，气涩则出迟，气悍则针小而入浅，气涩则针大而入深，深则欲留，浅则欲疾。"其所介绍之针刺方法，颇为详备。

明·马莳深得《灵枢》之精蕴，所以对其推崇备至。如在《灵枢注证发微》中说："《灵枢》大体浑全、细（目）毕具，犹儒书之有大学，三纲八目，总言互发，真医家之指南，其功当先于《素问》也。"因此，他对于皇甫谧之后，皆以《针经》为其书名，遂使后之学者视此书为用针专著，弃之不习而深感遗憾。

（七）黄帝三部针灸甲乙经十二卷

===== 晋·皇甫谧撰 =====

皇甫谧（公元215—282年）字士安，幼名静，自号玄晏先生，安定朝那（今甘肃灵台）人，魏晋间医家。本书是作者根据《素问》《针经》《明堂孔穴针灸治要》三部医籍整理合编而成，简称《针灸甲乙经》，或《甲乙经》。其所以名"甲乙"之原因，尚无定论。杨玄操《难经序》谓"为甲乙之科"，《外台秘要》引此书以天干分卷，丹波元胤认为"玄晏原书以十干列"，《隋书·经籍志》载"甲乙经"十卷"，可证天干分卷说似甚有理。只是今本《甲乙经》及皇甫氏序中未见其端倪。吕延济注："言以甲乙，为名次也。"据此则似有撰次之意。

作者在纂集本书时，采用了"使事类相从，删其浮辞，除其重复，论其精要"的方法，因而使其眉目更加清晰，内容更为系统。如卷一总论脏腑、气血、精神、津液等，共十六篇；卷二概述经脉、络脉、脉度、经筋等，共七篇；卷三列举腧穴部位、主治、刺法等，共三十五篇（348穴）；卷四阐述脏腑病脉、三部九候等，共三篇；卷五详载针具、针道、针法、禁忌等，共七篇；卷六分析阴阳、形气、虚实、正邪等，共十二篇；卷七以下列叙脏腑、经络、内伤、外感、妇人、小儿诸病，合四十八篇。《甲乙经》理法层出、条分缕析，使魏晋前医学成就得以系统总结，对后世医学，特别是针灸学的发展产生了深远的影响。

《甲乙经》问世后，即有多种抄本流传。唐代中期以后，有人将佚名氏校勘本书所引大字古文与之相混。此外还有一些注本出现，但均已早佚。现存《甲乙经》的版本，主要是北宋林亿校正本。不过，亦有一些早期传本在林亿之后曾保存过较长时间。

（八）新校正黄帝针灸甲乙经十二卷

===== 晋·皇甫谧撰 宋·林亿等校 =====

本书系林亿等参照多种古代医籍，如《素问》《灵枢》《九墟》《太素》等，对《甲乙经》进行校定整理而成，于宋熙宁二年（公元1069年）刊行。此后，《甲乙经》文字基本定型，虽经多次重刻，而改动处极少。

林亿等在校正过程中，纠正了原文中某些错误，并增补了其中所缺的《内经》部分原文，但有些内容在唐中叶以后混入引文，未能删改或说明。

现存主要版本有：《古今医统正脉全书》诸本；明刊医学六种单行本吴勉学校刊本；四库全书本；清·光绪十一年乙酉（公元1885年）四明存存轩刻本；光绪十三年丁亥（公元1887）行素草堂刻本；中国医学大成本等。1955年商务印书馆曾据明刻古今医统正脉全书铅印，1956年人民卫生出版社据明刻医统正脉全书本影印，1979年人民卫生出版社又出版山东中医学院校释本。

（九）灵枢素问节要浅注十二卷

===== 清·陈念祖集注 =====

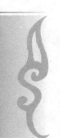

陈氏（公元1753—1823年）字修园，又字良有，号慎修，福建长乐人，自幼学医，博览群书，理法俱精，所著甚丰，撰有《伤寒论浅注》《金匮要略浅注》《神农本草经读》《医学从众录》《医学实在易》《时方妙用》《医学三字经》等。后人辑为《陈修园书十六种》等。

本书分类选辑本，有道生、脏象、经络、运气、望色、闻生、问察、审治、生死、杂论、脉诊、病机等十二类。每类之下，列《黄帝内经》原文，并加浅要注释，故称为"节要浅注"。陈氏尊经崇圣，广注诸典，释文每有独到之处，并且通俗易懂，但常常非议后代医家。

陈氏所著流传极广，刻有多种个人丛书。该书刊于公元1865年，现存主要版本有：清·同治四年乙丑（公元1865年）文奎堂刻本；光绪二十二年丙申（公元1896年）珍艺书局铅印本（书名题"灵枢素问集注"）；光绪二十九年癸卯（公元1903年）川南书局校刻本等。

（十）类经纂要三卷

===== 清·虞庠辑 王廷俊增注 =====

虞庠字西斋，清归安人。王廷俊字寿芝，清成都人。虞氏认为张景岳《类经》繁冗芜杂，不便阅读，故节录其中重要条文，并加以简单注释，其编次与《类经》相访。此后又由王氏为之增注，遂成是书。本书刊于公元1867年，因其系节录本，内容欠完备，注文亦较简略，流传甚少。现有清·同治六年丁卯（公元 1867 年）刻本，附《难经摘抄》《寿芝医案》。

（十一）中西汇通医经精义二卷

—— 清·唐宗海著 ——

唐氏（公元 1862—1918 年）字容川，天彭（今四川省彭州市）人，是中西汇通派早期代表之一，主张"损益于古今""参酌乎中外"，致力于用西医来印证中医，著有《伤寒论浅注补正》《金匮要略浅注补正》《本草问答》和《血证论》等，与本书合而为《中医汇通医书五种》。

作者认为："《内》《难》仲景之书极为精确"，"唐宋以后医家多讹"。因集"《灵》《素》诸经，采其要语，分篇详注"。上卷篇目为人身阴阳、五脏所属、五脏所藏、五脏所主、脏腑所合、营卫生会、五运六气、经气主治、十二经脉、冲任督带。下卷篇目为全体总论、五脏所伤、脏腑为病、脏腑通治、望形察色、诊脉精要、气味阴阳。其中脏腑图采自西医解剖，经络穴位图取自铜人。所注以中医理论为主，西医印证为辅，即所谓"中学为体，西学为用"。唐氏谓是书可"正本清源"，虽引经未半，然"大义微信，采注已备，熟此后再读全书，自能涣然冰释"。

本书刊于公元 1884 年，现存主要版本有：《中西汇通医书五种》本多种，如清·光绪十八年壬辰（公元 1892 年）至 1934 年千顷堂书局石印本，清·光绪三十年丙午（公元 1906 年）善成堂重刻本，1955 年锦章书局铅印本等；单行本有清·光绪十八年壬辰（公元 1892 年）重庆中西书局铅印本，1937 年中华书局铅印本（《中国医学汇海》单行本）等。

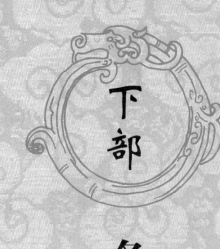

下部　各论 （12～99日）

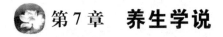 **第 7 章　养生学说**

在《黄帝内经》中论述养生的内容很多，有的篇章是专论，有的养生内容则散见于各章节，要研究中医养生学，首先必须认真地学习《黄帝内经》中有关养生的理论，特别是《素问·上古天真论》《素问·四气调神大论》《灵枢·天年》等重点篇章。

第一节　上古天真论篇第一　（12～16 日）

一、概说

"上古"，指远古时代。"天"，泛指客观自然界。"真"，即真气，亦即元气。李东垣说："真气又名元气，乃先身生之精气也。""天真，"就是先天真气，在某种意义上说，是指自然赋予人们的生命力。本篇围绕着自古以来人们对先天真气在生命活动中的作用进行了讨论，所以篇名为"上古天真论。"

本篇的主题思想主要是从养生防病、防止早衰、发育繁殖等方面阐明真气在生命中的重要作用，突出了保精和养神就是为了保养真气，以使人延年益寿的观点。

本篇的主要内容：

1. 借今昔对比的方法，提出不能很好地保养真气是人体早衰的根本原因之一。并从人体和自然环境、社会环境两个方面具体阐述了养生的方法，要求做到"形与神俱"才能"尽终天年"。

2. 从内因和外因两方面阐明养身防病的方法，突出作为内因的精神因素对发病及早衰起着决定作用的观点。

3. 以肾气的自然盛衰论证了人体生长发育的过程及生殖功能衰竭的限度，提出了保养肾藏精气，在防止早衰、延年益寿中的作用，进而强调真气的重要功能。

4. 列举四种养生类型，说明养生方法不同，保养真气的程度各异，因而其效果也就不同。

二、养生之道与健康长寿

（一）今人早衰的原因

【原文】昔在❶黄帝❷，生而神灵❸，弱而能言❹，幼而徇齐❺，长而敦敏❻，成而登天❼。迺❽问于天师❾曰：余闻上古之人，春秋❿皆度百岁，而动作不衰；今时之人，年半百而动作皆衰者，时世异耶？人将⓫失之耶？

【注释】❶"昔在"：昔，即过去、从前。在作生存解，这里可以引申为"有"的意思。昔在，是后人追叙之辞，即"从前有……"。❷"黄帝"，传说为远古时代的帝王。据《史记》载，黄帝姓公孙，名轩辕，有熊国君少典之子，继神农氏而有天下，都轩辕之丘，以土德王，故号黄帝。❸"神灵"，这里指聪明颖悟、异于常人的意思。❹"弱"：《史记·索隐》："弱谓幼弱之时也。"弱而能言，是说黄帝开口说话，比一般儿童要早，在年龄很小时就能言语。❺"徇"：徇，即周到、全面。齐是迅速。幼而徇齐，即幼年时思考问题就全面而

迅速。❻"敦敏"：忠厚诚实为敦，聪明通达为敏。高世拭注："敦，诚信也。敏，通达也。"❼"成而登天"：成，即成年，成人。成而登天，即黄帝成年即登天子之位。❽"迺"：古乃字。❾"天师"：古时的官员。这里是对岐伯的尊称。于鬯说："天师，当时黄帝时官员，岐伯为天师之官，故称天师。"❿"春秋"：这里指年岁。⓫"将"：选择连词，同抑，即"还是"的意思。又《千金·养性序》作"将人"。胡澍说："当作'将人失之耶'，与下文'将天数然也'同一文法"。

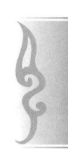

【语译】从前有个轩辕黄帝，生下来就很聪明伶俐，很小就会说话，幼年时知识广博而思维敏捷。长大以后，忠厚诚实，聪明通达，成年后即登上了天子之位。他请问于岐伯道：我听说上古时代的人，年龄大多能活到一百多岁，而动作仍然显不出衰老。现代的人，年龄才五十岁左右，动作便衰老了，这是由于时代环境的不同呢？还是因为人们违背了养生之道呢？

（二）不知养生，早衰之由

【原文】岐伯对曰：上古之人，其知道❶者，法于阴阳，和于术数❷，食饮有节，起居有常❸，不妄作劳❹，故能形与神俱❺，而尽终其天年❻，度百

岁乃去。今时之人不然也，以酒为浆❼，以妄为常，醉以入房❽，以欲竭❾其精，以耗❿散其真，不知持满⓫，不时御神⓬。务快其心，逆于生乐⓭，起居无节，故半百而衰也。

【注释】❶"道"：指养生之道，但也有人作天地变化规律解释，意义也通。❷"法"，取法、仿效的意思，"阴阳"，即天地自然变化规律。"和"，调和、协调的意思。"术数"，指养生的各种方法，如导引、按跷之类。"法于阴阳，和于术数"，就是人体应当做仿效自然变化的规律，用养生的方法来与之适应协调的意思。❸"起"，活动。"居"，息止。"起居"，就是日常生活活动。"常"规律。吴崑说："食饮有节，则不伤其肠胃，起居有常，则不殃其精神。"❹"妄"，超出常规，即没有规律的意思。"作劳"，工作劳动。"不妄作劳"，是说要有规律的劳作，不要过度劳累，以致伤精耗气，影响健康。❺"形"，指形体。"神"，即精神意识思维活动。"俱"，偕同、共存的意思。"形与神俱"，指人的形体与精神活动能取得统一，反之，如果神与形相离，就会死亡。❻"天年"：天赋的寿命，亦即自然寿命。尽终其天年，即人能活到它的自然寿命的最大限数。古人认为人的自然寿命

是一百二十岁，如《尚书·洪范》说："一曰寿，百二十岁也。"下文"度百岁"、"天寿"等都是自然寿命而言。故人活到百岁以上而死，也叫作"尽终其天年"。❼"浆"：比较浓的液体。马莳注："凡物之有浆者，味甘而美，如今蔗梨等物，皆各有浆。"又《玉篇》："饮也"，吴崑："古人每食，必啜汤饮，谓之水浆。以酒为浆，言其饮无节也。"所以这里浆应作汤水解，把酒作为汤水来饮用，即以酒为浆，也就是指饮酒太多没有节制的意思。❽"入房"：即性交，古称房事。言其为房中之事，故称房事。❾"竭"：尽也。这里作动词用，耗竭的意思。以欲竭其精，就是以情欲发动而耗散了精气。❿"耗"：胡澍说："耗，读嗜好之好，好亦欲也。"⓫"持满"：即盛满的意思。不知持满，是说人不知爱精保神，如持盈满之器一样，妄动妄泄。⓬"时御"：时，善也。御，统摄、治理的意思。不时御神，就是说不善于治理自己的精神。⓭"生乐"：王冰解为养生乐趣，也可作生命长久之乐解。

【语译】岐伯回答：上古时代的人，有懂得养生之道的，能效法天地阴阳的规律，顺应四时气候的变化，使饮食有节制，活动休息有规律，不过度地劳作，所以能使形体与精神协调统一而保持健康，享尽自然所赋予的寿命，活到一百多岁才去

世。现代的人就不是这样了，把酒当作汤水来喝，将无规律地劳作当作日常生活规律，醉后肆行房事，以情欲耗竭精气，以嗜好无度消散他的真元，不知道保养精气应像捧着装满液体的容器那样谨慎，不善于治理自己的精神，只知道贪图一时的愉快，违逆了保持生命长久的乐趣，生活起居没有节制，所以至 50 岁左右就衰老了。

（三）外避风邪，内养神志

【原文】夫上古圣人之教下也，皆谓之❶：虚邪贼风❷，避之有时，恬憺虚无❸，真气从之，精神内守❹，病安从来。是以志闲而少欲❺，心安而不惧❻，形劳而不倦，气从以顺，各从其欲，皆得所愿，故美其食，任其服❼，乐其俗，高下不相慕❽，其民故曰朴❾，是以嗜欲不能劳其目，淫邪不能惑其心，愚、智、贤、不肖❿，不惧于物⓫，故合于道。所以能年皆度百岁而动作不衰者，以其德全不危⓬也。

【注释】❶ "夫上古圣人之教下也，皆谓之……"：对此句有两种断句法。一是本文从"也"字下句。意思是：上古圣人教导下面群众，都是这样说……二是把"下""也"二字互倒，"也"字下句，成为"上古圣人之教也，下皆谓之……"新校正引杨上善语："上古圣人使人行者，有，身先行之，为不言之教。不言之教胜有言之教，故下百姓仿行者众，故曰下皆为之。"这两种断句法，前者言言教，后者言身教，义皆可通。❷ "虚邪贼风"：泛指不正常的气候变化和有害人体的外来致病因素。高世栻说："四时不正之气，皆谓之虚邪贼风。"❸ "恬憺虚无"：恬，音 tian 甜，憺，音 dan 但，安静的意思。虚无，是无杂念。恬憺虚无，即安闲清静，没有一切杂念，使精神思想境界处于一种安静状态。这是古代养生家认识到人的精神

活动是导致人体发病和影响寿命的一个重要因素，从而提出的一个重要的养生原则。❹ "真气"，即元气。"从"，随也、顺也。"精神"两字指人体的精神活动，如李念莪说："真气从之者，曹真人所谓'神是性兮气是命，神不外驰气自定'。"此句是承上"恬憺虚无"而言，意即安闲清静，没有一切杂念，真气就能从闲顺，精神活动就能协调。❺ "是以志闲而少欲"：是以，承上启下辞。闲，《说文》："也，从门中有木。"这里是限制，控制的意思。志闲而少欲，就是要人们控制自己思想、嗜欲，以保持清静无为。所以张介宾说："志闲而无贪，何欲之有。"❻ "心安而不惧"：惧，音 ju 巨，害怕、恐惧。张介宾："心安而无虑，何惧之有？"❼ "任其服"：任，随便的意思。服，是服装。任其服，指衣着很随便。❽ "高下不相慕"：

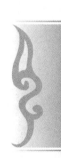

系指社会地位高下而言。高，指贵族、统治者。下，为奴隶、百姓。高下不相慕，如张介宾所说："高忘其贵，下安其分，两无相慕。"❾"日朴"：日，语助词，一说"日"本作日，义皆通。朴，质朴，也就是朴素、诚实的意思。❿"不肖"：肖，似也。不肖，即不如人的意思。这里是与贤人相对而言。贤人为有能力的人，不肖为无能的人。⓫"不惧于物"：物指外物。即对物无所动心。⓬"德全不危"：盖修道有得于心，则德全矣。危者，即动作之衰也。

【语译】上古时代懂得养生之道的人，教导百姓时总是这样说：伤害人体的"虚邪贼风"，要及时避开它，意志要安静朴素，不受外界事物的干扰，达到虚无的境地，这样就能使真气随之而和顺，精神固守于内，疾病还会哪里来呢？所以那时的人们，都能控制自己的意志，没有太多的欲望；心境能安定而没有恐惧，形体虽劳累并不感到疲倦，真气也就随之而和顺，每个人都能随他的要求，达到愿望，如此则不论精粗的食物，都觉得美味可口；衣服穿着都很随便；对当地的风俗习惯也乐与相处；地位不论高低，彼此不相倾慕，这些人都很诚实朴素。因而不正当的嗜好欲望，不能劳累他们的视听；淫乱邪说，不能迷惑他们的心意。不论是才智高低的愚人和智人，或能力大小的贤人和不肖人，都能心境安定，不怕外界事物的干扰，所以他们都能符合养生之道的要求。他们之所以能活到一百多岁而动作仍然不显衰老，就是因为他们养生有得于心，所以才不受衰老的危害。

【讨论】

1. 本段从讨论人的生命限数开始，阐发了真气在人体生命中的重要作用，从而提出了在内调摄精神，在外避虚邪贼风，以适应自然阴阳的变化，使人体形神协调，真元之气得以保养，才能健康长寿的原则。

2. "虚邪贼风"，是泛指外在的天时不正之气，也就是风寒暑湿燥火六淫之邪，要"避之有时"；"恬惔"，是指内在的精神情志活动，也就是喜怒忧思悲恐惊等神志变动，要清静不过激，只有这样才能使"真气从之""病安从来"。说明了一切疾病发生的主要原因，或是病邪从外侵入人体，或是由内在精神情志失节所引起。本篇的这种致病观点，不仅成为后世病因分类的理论根据，而且也为后世内伤、外感疾病分类奠定了基础。

3. 本段的"故能形与神俱，而尽终其天年，度百岁乃去"，不仅指出人体形与神的协调是生命的保证，而且反映出《黄帝内经》理论体系"形神统一"的学术观点。什么叫"形"？什么叫"神"？张介宾在《素问·八正神明论》的注中说："形乎形，见乎外也。目冥冥，见粗者不见其精也。"指出"形"即目神可见的人体身形，亦即形体。他又在《灵枢·本神》注中说："盖神之为德，如光明爽朗，聪慧灵通之类皆是也"；《素问·八正神明论》中说："神乎神，二而一也。耳不闻，听于无声也。目著明，心藏神，心窍开则智慧出而神明见。"这就说明所谓"神"，是指人的精神意识，思维活动，聪明智慧而言。《黄帝内经》理论是非常重视"神"的，认为神是人体生命的根本，没有神的形体仅是一具行尸而已。所以《素问·五常政大论》说："根于中者，命曰神机，神去则机息。"因此，在本文中就特别强调人们必须要"积精全神"，才能做到"精神内守，病安从来。"

神的产生和发挥作用，是以气血为其物质基础，正如《素问·八正神明论》说："血气者人之神，不可不谨养。"但反过来，人体脏腑组织的功能活动，又必须受神的主宰和指挥，所以《素问·汤液醪醴论》说："帝曰：形弊血尽而功不立者何？"岐伯曰："神不使也。"这就说明当疾病到了形弊血尽的严重程度，其治疗不能取效的原因，就在于"神不使"的缘故。神的物质基础是血气，血气又是构成形体的基本物质，而人体脏腑组织的功能活动，以及气血的营运，又必须受神的主宰，这就说明了神和形是相互依附不可分割的统一体。这种不可分割的关系，就是本文所说的"形与神俱"。

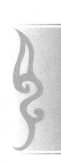

"形神统一"是生命存在的主要保证，如果神脱离形骸而去，则生命也就终结，所以《素问·移精变气论》说："得神者昌，失神者亡。"因而《黄帝内经》理论的这种形神统一观，也就成为养生疾病、延年益寿以及诊断治疗的重要理论根据。所以本篇说："故能形与神俱，而尽终其天年。"又说："独立守神，肌肉若一，故能寿敝天地，无有终时。"

三、真气是人体生长发育生殖的根本

（一）女子生长发育生殖的一般规律

【原文】帝曰：人年老而无子者，材力尽邪❶？将天数❷然也？岐伯曰：女子七岁❸，肾气盛，齿更发长❹；二七而天癸至❺，任脉通，太冲脉盛❻，月事❼以时下，故有子❽；三七，肾气平均❾，故真牙❿生而长极⓫；四七，筋骨坚，发长极，身体盛壮；五七，阳明脉衰，面始焦，发始堕⓬；六七，三阳脉⓭衰于上，面皆焦，发始白；七七，任脉虚，太冲脉衰少，天癸竭，地道不通⓮，故形坏⓯而无子也。

【注释】❶ "材力尽邪"：材力，指精力，邪同耶，为疑问词。❷ "天数"：数，限数，这里指年龄。天数，即人体生长衰老的自然年寿数，与上文"天年"同义。❸ "七岁"：七岁以及下文的八岁、二七、二八等，都是古人根据男女两性不同的发育过程而总结出来的大约数字。在这里还有生长发育过程中阶段的含义。❹ "齿更发长"：更，更换。齿更，即更换乳齿。发长，头发生长。肾主骨，齿为骨之余，其华在发，所以人体齿发的生长情况，能反映人体肾气的盛衰。❺ "天癸至"：天癸，即先天之癸水。由于天癸至，女子月事以时下，男子精气溢泻，从而就有了生殖能力。因此，天癸是指一种与肾气有密切关系，促成生殖功能成熟的物质。至，是成熟的意思。❻ "任脉通，太冲脉盛"：任脉与太冲脉，都属奇经八脉。这二脉同起胞中，故此与女子月经及生殖

有密切关系，因而有"任主胞胎"、"冲为血海"的说法。《素问指归》说："任脉通，指子宫血脉通也。"太冲脉盛，是说太冲脉中的气血旺盛。❼ "月事以时下"：月事，即月经。月事以时下，是说月经按时而来。❽ "故有子"子，这里指生殖能力，不是怀孕。❾ "平均"：即充足的意思。❿ "真牙"：即智齿，俗称"尽根牙"。⓫ "长极"：长，念 zhang。长极，指牙齿生长到了极度。⓬ "阳明脉衰，面始焦，发始堕"：焦，通憔，即憔悴。堕，脱落。阳明脉是手足阳明两条经脉的总称。阳明为多气多血之经，又上行于面，发为血之余，所以阳明脉衰，出现面容憔悴，头发脱落的现象。⓭ "三阳脉"，旨手足太阳，手足阳明，手足少阳六经。吴崑注："三阳之脉尽上于头，故三阳衰则面皆焦发始白。"⓮ "地道不通"：即月经停止来潮的意思。⓯ "形坏"：坏，衰败。形坏，就是形体衰老。

【语译】黄帝问：人到年老就不能生育子女，是由于精力衰竭的缘故呢？还是因为人体生长衰老的自然限度呢？岐伯说：女子到了 7 岁左右，肾脏的精气逐渐充盛，乳牙就开始更换，头发也日益增长；到了 14 岁左右，由于天癸成熟发生作用，使任脉通达，太冲脉旺盛，于是月经便开始按时而行，因而就有生殖能力；到了 21 岁左右，肾气充满，所以智齿生长，牙齿也长全了；到了 28 岁，筋骨坚强有力，头发的生长到了极度，全身也到达最旺盛强壮的时期；到了 35 岁左右，阳明经脉的气血开始衰退，面部开始憔悴，头发开始脱落；到了 42 岁左右，三阳经脉在头面部的气血衰退，所以整个面部都憔悴，头发开始变白；到了 49 岁左右，任脉虚弱，太冲脉气血衰减，天癸竭尽，下部脉道闭塞，月经停止来潮，所以形体衰老而不能生育了。

（二）男子生长发育生殖的一般规律

【原文】丈夫❶八岁，肾气实，发长齿更；二八，肾气盛，天癸至，精气溢泄，阴阳和❷，故能有子；三八，肾气平均，筋骨劲强，故真牙生而长极；四八，筋骨隆盛，肌肉满壮；五八，肾气衰❸，发堕齿槁；六八，阳气衰竭于上❹，面焦，发鬓颁白❺；七八，肝气衰，筋不能动；八八，天癸竭，精少，肾脏衰，形体皆极❻，则齿发去，肾者主水❼，受五脏六腑之精而藏之，故五脏盛，乃能写❽，今五脏皆衰，筋骨解堕❾，天癸尽矣。故发鬓白，身体重，行步不正，而无子耳。

【注释】❶"丈夫"：是男子的通称。王充《论衡》说："人形一丈，正形也。名男子为丈夫。"❷"阴阳和"：一说为男女两性交合。一说阴阳和，指阴阳调和，因而下文的"有子"两字当作生殖能力解，意义也通。❸"肾气衰"：张介宾注："男为阳体，不足于阴，故其衰也，自肾始，而齿发为其征也。"张隐庵云："肾为生气之原，男子先衰于气，故根气先衰，而发堕齿槁也。"二说一言阴不足，一言气先衰，然其本皆在于肾。❹"阳气衰竭于上"：据上文女子"五七，阳明脉衰，……六七，三阳脉衰于上，"所以这里的阳气，当是三阳经脉之气。三阳之气所以衰，系由"肾气衰"发展而来。《甲乙经》无"竭"字，较妥当。❺"发鬓颁白"：

鬓，两颊旁的头发。颁，同斑。"颁白"，就是黑白相杂，俗言花白。❻"天癸竭，精少，肾脏衰，形体皆极"此十二字原在"七八，肝气衰，筋不能动"句下。据上文，女子天癸竭在七七，那么男子天癸竭理应在八八，故据丹波元简《素问绍识》将此十二字移于此。❼"肾者主水"：肾在五行属水，水主闭藏，所以这里的肾者主水，也就是肾主闭藏的意思，因而下文说"受五脏六腑之精而藏之"。❽"五脏盛，乃能写"：写，满溢而渗灌的意思。本句承"受五脏六腑之精而藏之"，是用来说明人体五脏精气盛满，就能渗灌于肾贮藏起来。❾"解堕"：同懈惰。筋骨解堕，就是筋骨懈怠无力。

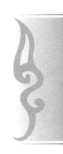

【语译】男子到 8 岁左右，肾气不断充实，头发增长，开始更换乳齿；到了 16 岁左右，肾气旺盛，天癸成熟发生作用，性功能成熟，精气充满而能泄精，由于阴阳调和，故具有生殖能力；到了 24 岁左右，肾气充满，筋骨坚强有力，所以智齿生长，牙生长齐全；到了 32 岁左右，全身发育已达顶点，筋骨更加强盛，肌肉壮实而丰满，到了 40 岁左右，肾气开始衰退，头发开始脱落，牙齿逐渐枯槁；到了

48 岁左右，阳气衰于上部，面部憔悴，鬓发开始花白了；到了 56 岁左右，肾气减弱，导致肝脏精气衰退，由于筋气衰，因而行动就不灵便；到了 64 岁左右，由于天癸枯衰，精气衰少，肾脏功能衰退，所以整个形体都衰竭，牙与头发也都脱落了。肾是水脏，主管闭藏，它接受五脏六腑的精气而蓄藏起来，所以五脏功能旺盛，精气充盈，就能渗灌于肾而藏起来，肾脏也才能泄出精液。如今五脏衰败，筋骨懈惰无力，天癸也已经竭尽，所以发鬓全白，身体沉重，活动不灵便，走路不稳，并且不能生育子女，失去了生殖能力。

（三）年老有子的原因

【原文】帝曰：有其年已老而有子者，何也？岐伯曰：此其天寿过度❶，气脉常通❷，而肾气有余也。此虽有子，男不过于八八，女不过于七七，而天地之精气❸皆竭也。帝曰：夫道者❹年皆百数能有子乎？岐伯曰：夫道者能却老而全形，身年虽寿❺能有子也。

【注释】❶"天寿过度"：天寿，是指自然所赋予的生命寿数。过度，即超过一般人的意思。❷"气脉常通"：常，久也，这里与"尚"同义，即仍然的意思。此为"地道不通"的相反语。谓精气与血脉仍然通畅。❸"天地之精气：天地，这里指男女。精气，这里指天癸。"❹"道者"，指懂得养生之道的人。❺"身年虽寿"：寿，代词。身年，即年寿，即上文"年皆百岁"。

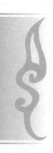

【语译】黄帝说：有的人已经老了，还有生育能力，这是什么道理呢？岐伯说：这是自然所赋予他们的寿数超过一般人，因而精气血脉经常能保持通畅，肾气旺盛不衰。这种人虽然年老仍能生育，但一般来说，男子不超过六十四岁，女子不超过49岁，他们的天癸都枯竭了。

黄帝说：那些掌握养生之道的人，年寿都能活到 100 多岁，还能生育吗？岐伯说：那些善于养生的人，能够防止衰老而保全形体，所以他们年纪虽过百岁，仍然有生育能力。

【讨论】

1. 通过肾气在人体生长发育过程中的作用，以及肾受五脏六腑之精而藏之的论述，进一步指出真气在生命活动中的主导地位，以及肾在人体生命活动中的三种主要功能。

（1）肾主藏精：精是生命的原始物质，它藏于肾，这种精来源于父母，即禀受于先天，所以称它为"先天之精"。肾藏的先天之精，必须得到后天之精的充养，才能不断发挥其生命力的作用。张志聪说："受五脏六腑之精而藏之者，受后天水谷之精也"，说明滋养先天的后天之精化生于水谷，输布于五脏，五脏精气充盛就下藏于肾，由此说明了肾主藏精，不仅藏先天之精，也包括了后天之精。

（2）肾受五脏六腑之精：肾藏的后天之精，有赖五脏盛壮将水谷之精下藏于肾，以滋养先天之精。肾精所生的肾气，除了关系人体生长发育外，还是五脏功能活动的动力，亦即五脏六腑必受肾气的温煦，才能发挥其各自的功能。不仅如此，肾藏的精气还对五脏六腑起着濡润滋养的作用。

（3）肾主生殖：精是生命形成的基础物质，是先身而有的，胚胎是由男女两精结合而构成的。正如本文所述的男子"二八，肾气盛，天癸至，精气溢泻，阴阳和，故能有子"；女子"二七而天癸至，任脉通，太冲脉盛，月事以时下，故有子"，都说明肾所藏之精与生殖是密切相关的。

2. 对肾气的盛衰，与人体性功能和生殖能力关系的论述，在后世临床医学的发展中有着深远的意义。如本文所指冲、任二脉与月经关系的理论，为后世妇科学的发展奠定了基础。陈自明在《妇人大全良方》中所说的："然冲为血海，任为胞胎，二脉流通，则经血渐盈，应时而下……"即本源于此。张锡纯《医学衷中参西录》中的理冲、安冲、固冲、温冲的所谓四冲汤，也是本着这一理论而制定的。目前临床对月经不调或不能妊娠等病的治疗，多从调理冲任入手，也是依据这一基本原则而确立的。

此外，文中所提到的肾与齿、发的关系，肝与筋的关系等，揭示了内在五脏与机体各个组织器官的有机联系，这些都是后世脏象学说的主要内容。

四、养生程度不同，寿命亦异

（一）真人能独立守神寿敝天地

【原文】黄帝曰：余闻上古有真人❶者，提挈❷天地，把握❸阴阳，呼吸精气，独立守神，肌肉若一❹，故能寿敝天地❺，无有终时，此其道生。❻

【注释】❶"真人"：修真得道之人，指能掌握天地阴阳规律，养生保神已具有很高水平的人。❷"提挈"：掌握的意思。《淮南子》："提挈天地，而委万物"，高诱注云："一手曰提；挈，举也。"❸"把握"：即掌握，与上文"提挈"同义。周长有云："提挈即把握"。张介宾注："心同太极，德契两仪，故能斡旋造化，燮理阴阳，是即提挈把握之谓。"❹"若一"，即始终如一。"肌肉若一"，即永葆青春而不衰老的意思。❺"寿敝天地"，敝，尽也。"寿敝天地"，即寿与天地同尽。❻"道生"：这里是指能遵循自然变化规律，掌握了修身养性之道。

【语译】黄帝说：我听说上古时代有一种叫做"真人"的人，他能够掌握天地造化之机，阴阳变化之理，吐纳精气，主宰自己的精神，使精气内守，肌肉始终如一，所以他的寿命限数超越常人而与天地同尽，这是由于他能遵循自然阴阳变化的规律，掌握了养生之道的缘故。

(二) 至人积精全神益寿而强

【原文】中古之时，有至人❶者，淳德全道❷，和于阴阳，调于四时，去世离俗❸，积精全神，游行天地之间，视听八达之外❹，此盖益其寿命而强者也，亦归于真人❺。

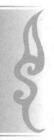

【注释】❶ "至人"：庄子："不离于真，谓之至人。"据此至人为真人之次，即亦能和调于四时阴阳，积精全神，接近于真人的人。❷ "淳德全道"：淳，质朴、敦厚也。德，道德、品德。淳德，即具有敦厚淳朴的品德。全道，全其养生之道。❸ "去世离俗"：王冰注："心远世纷，身离俗染。"《素问指归》云："身居世俗之内，心超世俗之外也。"即要使思想境界保持清静无为。❹ "八达之外"：《淮南子·坠形训》曰："九州之外，乃有八殡。"高诱注："殡，远也"。故八达，亦作八远。八达之外，即视听聪明，四通八达，能远及八方之外的意思。❺ "亦归于真人"：归，合也、同也。亦归于真人，犹言亦能获得与真人相同的结果。

【语译】中古时代有叫作"至人"的人，具有深厚的道德，能全面掌握养生之道，合于阴阳的变化，顺于四时的更替，心远世纷，身离俗染，使自己思想处于清静无为的状态，积聚精气，保全精神，能使意念悠游于天地之间，视听能远及八方之外，这种人也能增益其寿限而寿命较长，所以也同于真人。

(三) 圣人精神不散亦可百数

【原文】其次有圣人者❶，处天地之和❷，从八风之理，适嗜欲于世俗之间，无恚嗔之心❸，行不欲离于世，被服章❹，举不欲观于俗❺，外不劳形于事，内无思想之患❻，以恬愉为务，以自得为功❼，形体不敝❽，精神不散，亦可以百数。

【注释】❶ "圣人"：这里指聪明睿智之先知先觉，仅次于至人的人。周长有云："圣者，聪明睿智之谓，无所不化。圣人者，功业盖天地，与天地合德，四时合序，人中之最超群者也。"《素问指归》云："圣人者，行知先觉之人也。"❷ "和"：指淳和之气，王冰注："圣人所以处天地之淳和，顺八风之正理者，欲其养正避彼虚邪也。"八风，见《灵枢·九宫八风》篇。❸ "适嗜欲于世俗之间，无恚嗔之心"：张介宾注："适，安也；恚，怒也；嗔，恶也。欲虽同俗，自得其宜，随遇皆安，故无嗔怒。"这是说个人的嗜好能适应于世俗的习惯，没有怨恨恼怒的情绪激动。❹ "被服章"：此为衍文。丹波元简云："孔安国注《皋陶谟》云：'五服，天子、诸侯、卿、大夫、士之服也，尊卑彩章各异，高注以章为章甫（殷冠）之义，误。举不欲也，此三字新校正为衍文，当然耳。'"❺ "举不欲观于俗"：观俗，仿照、效尤的意思观于俗，谓一举一动，不欲与世俗同流。❻ "外不劳形于事，内无思想之患"：王冰注："圣人为无为，事无事，是以内无思想，外不劳形。"李念莪云："外不劳形则身安，内无思想则神静。"❼ "以恬愉为务，以自得为功"：恬，安静，心情淡然。愉，和悦、悦乐。恬愉，即心神安静愉悦。《淮南子》："恬愉无矜"，注："恬愉，无所好憎也。"务，即要务。功，即目的。马莳注："以恬憺愉悦为要务，以悠然自得为己功。"❽ 敝：疲敝也。

【语译】其次，有称为圣人的人，能够安于天地淳和之气中，顺从八风的规律，嗜好适应于世俗的习惯，没有怨恨恼怒的情绪激动，举止行动不欲与世俗同流，在外不使形体过度劳累，在内没有患得患失的思想之患，以安静愉快为要务，以悠然自得为己功，形体不易衰败，精神不易耗散，也可以活至百岁。

（四）贤人逆从阴阳，益寿而有极时

【原文】其次有贤人❶者，法则天地❷，象似日月❸，辩列星辰❹，逆从阴阳❺，分别四时❻，将从上古，合同于道，亦可使益寿而有极时❼。

【注释】❶ "贤人"：德才兼备的人。张介宾注："次圣人者，谓之贤人。贤，善也，才德之称。"周长有云："贤人者，有才能功德之称，不能无所不化，而功业虽有，光辉不大，泽沃不深，所以次于圣人也。"❷ "法则天地"：法，效也。则，式也。法则天地，即效法天地之道。张介宾注："天地之道，天圆地方，天高地厚，天覆地载，能包能容，可方可圆，可动可静，是效法天地之道。"此说法则天地，亦就是效法天地阴阳变化而相适应的意思。一

说"法则天地"是指贤人才能而言。如王冰注："自强不息，精了百端，不虑而通，发谋必当，志同于天也，心烛于洞幽，故云法则天地，象似日月也。"可参。❸"象似日月"：即做肖日月昼夜盈亏运动。如张介宾注："象，效（做）也。似，肖也。日为阳精，月为阴精，月以夜见，日以昼明，日中则仄，月盈则亏，日去则死，日来则生，故贤人象似之。"周长有云："象心日月之昼夜光明，阴阳盈冥。"❹"辩列星辰"：星，即天空除太阳、月球外所能见到的发亮天体，亦称星座。辰，这里泛指众星。星辰，亦即星的通称。《书·尧典》："历象日月星辰"。辩，同辨，别也、判也。辩列星辰，即推步日月五星运行的规律。❺"逆从阴阳"：逆，

古训"迎"。《左传》："宋华之父督见孔文之妻于路，目逆而送之。"目逆即是目迎。所以此处"逆从阴阳"即是顺从阴阳之意。高世栻："逆，迎也，阴阳之变，迎而从之。"张介宾认为："逆，反也；从，顺也。阳主生，阴主死，阳主长，阴主消，阳主升，阴主降。长者，其数顺；降者，其数逆。然阳中有阴，阴中有阳，盛衰不可不辩也。故贤人逆从之。"这也是说要顺从阴阳的变化。❻"分别四时"：即分别春生、夏长、秋收、冬藏四时之气，而与之相应。❼"将从上古，合同于道。亦可使益寿而有极时""将"，随也。"上古"，指上古知道的人。张介宾云："贤人从道于上古，故亦可益寿，而但有穷尽耳。"

【语译】 其次，再有叫作贤人的人，能效法天地阴阳变化之道，仿效日月昼夜盈亏的规律，推步星辰的运动，顺从阴阳的变化，分别四时的时序，随从上古知养生之道的人，所以也可以延长寿命，但有竭尽的时候。

【讨论】 关于本段所说的真人、至人、圣人、贤人等四种人的问题，历来就存在着不同的看法，例如王冰注云："夫真人之身，隐见莫测，其为小也，入于无间，其为大也，偏于空境，其变化也，出入天地，内外莫见，迹顺至真，以表道成之证"；"全其至道，故曰至人"；"与天地合德，与日月合明，与四时合其序，与鬼神合其吉凶，古曰圣人"，等等。后世注家，多本王注，仅在文字上稍有变异，如张志聪云："至人真人者，去世离俗，修道全真，无妻室之爱，无嗜欲之情，所谓游方之外，高出人类者也。"这些论述，皆涉荒诞，然近世注释，亦未能出此窠臼。如《内经知要浅解》说："真人是神仙一流，至人是道家修炼的人，与圣人和贤人显然有区别。这是古代医学受道家思想影响的结果，只要揭去道家的外衣，对医学本质不受什么损害。"《黄帝内经析义》也说："其中含有一定的道家、神仙家的观点，对此应持批判的态度。"对本节原文，究应如何对待，可从下面几个方面来认识。

1. 这四等人寿命所以不同的原因是什么？很明显，是"神"的保养程度的不同。因为真人能达到"独立守神"，所以能"寿敝天地，无有终时"；至人只能"积精全神"，故而"益其寿而强者也，亦归于真人"；圣人只达到"精神不散"，因而只能"可以百数"；至于贤人，只做到"逆从阴阳，分别四时"，所以只"亦可使益寿而有及时"。至于所谓"提挈天地，把握阴阳，呼吸精气""和于阴阳，调于四时"等等，只不过是一些养神的方法和要求。因此，不难理解，之所以分为四等人，其目的不过在于说明养生方法的差异，所获得养神的程度不同而已。

2. 本篇的主题思想，是以养生防病，防止早衰，发育生殖等方面阐明真气在生命中的重要意义。所以从文中提出的养生防病，防止早衰的内容来看，可以说全是保精和养神的问题。例如："形与神俱而尽终其天年""不知持满，不时御神""精神内守，病安从来"，以及本段的"独立守神""积精全神""精神不散"等等。主要是因为神不仅是以精气为基础，而且神还能统驭精气而为运用之主，因而本段用养神的不同程度来确定寿命的限数。

3. 本段的"行天地之间，视听八达之外"，注家多从神仙，道家解，这也是认为真人，至人为神仙、道家修炼的主要原因。然张志聪认为因其能掌握天地规律，因而广闻博见，亦不为无理。此外，气功家们呼吸精气，内养功力达到一定境地时，所出现的意念默运，亦可达到这种境界。所以"游行天地之间，视听八达之外"，不一定就是指的神仙道家之类。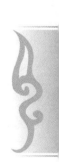

综上所述，本段所论的四等人，很可能是在神仙道家思想影响下作者的假设，借以突出真气在人体防病益寿中的重要作用而已。

小　　结

本文共分三段。通过对养生的基本原则和方法的讨论，对肾气在人体生长、发育、生殖中所起作用的阐述，以及文章所举四种人由于养生程度不同，寿命限数不一的例子，充分说明真气是机体形成的本原物质，也是保证生命活动的根本。同时，又突出了真气与精、神之间相互依存和相互为用的特点，即神以精气为基础，但又能内调五脏之气，外合四时变化，以保养真气的充盈，使人能延年益寿。所以养生法则中一再强调保精调神，其实质也就是为了保养真气。

此外，随文提出的病因分类，冲任二脉的作用对后世临床医学的发展有着重要意义。

复习思考题

1. 什么叫"真气"？它与"肾气"有什么关系？在养生防病中起什么作用？

2. 法阴阳、节饮食、慎起居，为什么能健康长寿？

3. 肾气与人的生长发育以及生殖有什么关系？

4. 怎样体会养生学说中内因为主的学术思想？

5. 《黄帝内经》为什么将房劳视为重要致病因素？

第二节　四气调神大论篇第二　（17～20日）

一、概说

"四气"，即春、夏、秋、冬四时气候。"神"是指人们的精神意志。四时气候变化是外在环境的一个主要方面，精神活动，则是人体内在脏气活动的主宰，内在脏气与外在环境间取得统一协调，才能保证身体健康。正如吴崑云："言顺于四时之气，调摄精神，亦上医治未病也"，所以篇名叫"四气调神"。

全文在治病不如防病的养生之道的思想指导下，突出强调了人们应顺应四时调养精神，求得内外环境的统一，才能达到养生保健、预防疾病的目的。这就是本文的主题思想。

本篇的中心内容如下。

1. 论述了春生、夏长、秋收、冬藏四时时序变化的规律，指出人们顺应四时变化调养神志的具体方法和意义。

2. 阐明时序规律紊乱对生物和人体的危害，如人能够顺常应变，就能做到"身无奇病，万物不失，生气不竭。"

3. 指出四时阴阳是万物的根本，从之则生，逆之则死。

二、顺四时调养五脏神志

（一）春气之应养生之道

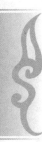

【原文】春三月❶，此谓发陈❷，天地俱生，万物以荣❸。夜卧早起，广步于庭❹，被发缓形❺，以使志生❻，生而勿杀，予而勿夺，赏而勿罚❼，此春气之应，养生之道也❽。逆之则伤肝❾，夏为寒变，奉长者少❿。

【注释】❶"春三月"：谓春季正　二三月。然按节气，春季当从立春日始，至立夏前一日止。正如王冰注云："所谓春三月者，皆因节候而命之，夏、秋、冬亦然"。所以春三月实指立春节以后的三个月。❷ "发陈"：注家有两种不同的解释。一、认为指气象而言，故发谓发散，陈调敷陈。发陈，即是春生之气勃发，敷枝布叶的意思。如王冰说："春阳上升，气潜发散，生育庶物，陈其姿容，故曰发陈也。"二、认为指春季万物的冬藏春生的变化而言。故发，解为启；陈，训旧。发陈，即是推陈出新的意思。如张介宾说："发，启也。陈故也。春阳上升，发育庶物，启故从新，故曰发陈。"按以上二注，义虽皆通，然"推陈"之陈，是陈旧之陈，《太素》所谓"本陈者，其叶落。"而发陈之陈，当是敷陈、布陈之陈，亦即王冰所谓"陈其姿容"之陈。正如丹波元简说："发散陈敷之义，张训陈为故，然据下蕃莠，容平，则以气象而言，王注为是。"也就是说，春季气候逐渐由寒转暖，自然界的生机发动，由冬季萧条的景色，一变而为蓬蓬勃勃的新气象，万物生发呈现它的姿容，所以叫"发陈"。❸ "天地俱生，万物以荣"：生，生发。天地，指自然界。荣，欣欣向荣之意。意谓春季少阳之气主令，天气温，地气发，自然界生机盎然，故万物欣欣向荣。❹ "夜卧早起，广步于庭"：夜卧，迟睡的意思。周长有注："迟卧早起，俾阳多而阴少，象乎春长虹之义。" "广"，宽阔也。《巢源》"广步"作"阔步"。庭，《玉篇》

"堂阶前也"。即堂前庭院。广步于庭，即阔步于庭院。张隐庵云："所以运动生阳之气"。❺ "被"：通披。《庄子》："老聃新沐将被发而干"。《史记》："箕子披发阳狂"。是被发即不束发使头发披散。"缓形"：即不整肃衣冠，使形体宽缓。马莳注："被发而无所束，缓形而无所拘，使志意于此而发生。"一说，被发为法，像春气发生于万物之首，此说本于王冰注："法，象也，春气发生于万物之首，故被发缓形，以使志意发生也。"此说可以参考。❻ "以使志生"：志，这里指人的精神意志。志生，即精神意志充满生机，以应春天的生发之气。❼ "生而勿杀，予而勿夺，赏而勿罚"：予同与。杨上善说："生、予、赏者，顺少阳也。杀、夺、罚者，逆少阳也。"马莳说："其待物也，当生则生之而勿之杀，当与则与之而勿之夺，当赏则赏之而勿之罚。凡若此者，盖以春时主生，皆以应夫春气而尽养生之道也。"是生、予、赏皆意念之所应春阳生发之气，杀、罚、夺皆意念之所以逆春阳生发之气。❽ "应"：顺应、协调的意思。吴崑注："天道发生，人事应之，故曰应。" "生"：指春生之气。"养生"，即保养生发之气应春生之令。这是总结上文，强调上述调神方法，是保养春生之气的规范。正如周长有说："四时之令，春生夏长秋收冬藏，凡此应春令者，皆所以养生气也。"下文夏、秋、冬气之应，养长，养收，养藏之道，义做此。❾ "逆之则伤肝"：张隐

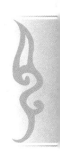

庵说："逆，谓逆其生发之气也。肝属木，王于春，春生之气，逆则伤肝。"意为养生违背了春季生发的特性，就会伤害肝。王冰注："逆，谓反行秋令也。肝象木，王于春，故行秋令则伤肝气。"按王冰的解释似与下文义不续。❿"奉长者少"："奉"，迎也。"长"，指夏长之气。"少"，不足的意思。张隐庵注："木伤而不能生火，故于夏月火令之时，反复而为寒病。"之所以如此，这是因为逆春时养生之气，至夏则奉养长养之气的力量不足所致。正如周长有说："春生之气即逆，则夏养之气谁其奉之，故曰少也。"

【语译】春季正、二、三月，阳气上升，万物萌动，自然界呈现一片生气蓬勃的景象。天地孕育着生发之气，万物欣欣向荣；人们应当晚睡早起，阔步于庭院，披散头发，宽缓形体，以使志意充满生发之气。对待事物，当生的不要杀害它，当给的不要剥夺它，当赏的不刑罚它，这就是适应春气，调养人体"生气"的道理。如果人体违逆了这个道理，就要伤害肝气。春季伤害了肝气，到了夏季，就会发生寒病，这是因为人在春季养"生气"不足，到夏季奉养"长气"力量不够的缘故。

（二）夏气之应养长之道

【原文】夏三月❶，此谓蕃秀❷，天地气交，万物华实❸。夜卧早起❹，无厌于日❺；使志无怒，使华英成秀❻；使气得泄，若所爱在外❼，此夏气之应，养长❽之道也。逆之则伤心❾，秋为痎疟，奉收者少❿，冬至重病⓫。

【注释】❶"夏三月"：即夏季四、五、六月。然按节气，夏季当从立夏日起，至立秋前一日止，亦即立夏节以后的三个月。❷"蕃秀"：蕃，茂也、盛也。秀，华丽。王冰注："阳自春生，至夏洪盛，物生以长，故蕃秀也。"是蕃秀即万物得夏长之气，生长茂盛华丽之气象。所以马莳说："阳气已盛，物蕃且秀，故气象谓之蕃秀也。"❸"天地气交，万物华实"：交，相交。天地阴阳之气，上下交通，谓天地气交。华，古花字。实，果实，万物华实，犹言万物开花结果。吴崑注："夏至阴气微上，阳气微下，故言天地气交。阳气施化，阴气坚成，故言万物华实也。"❹"夜卧早起"：即晚睡觉而早起床，姚止庵说："夏宜宣畅，不可多睡伤神。"❺"无厌于日"：厌，厌恶、厌倦。无厌于日，谓夏日昼长，人易厌倦。但夏主长气，人不宜惰，所以张介宾说："无厌于长日，气不宜惰也。"又杨上善"夜卧早起"作"晚卧早起"，并注云："夏之三月，主小肠，心之府，手太阳用事，阴虚阳盛，故养阳者，多起少卧也。晚卧以顺阴虚，早起以顺阳盈实也。"按杨从阴阳经气虚实说明天人相应的养生方法，可参。❻"使华英成秀"：《尔雅》："木谓之华，草谓之荣；不荣而实者谓之秀，荣而不实者谓之英。"成，读如"常"，盛也。使华英成秀，意即使之草木之华者英，盛者秀一样的充实。华英，这里是指人的神气而言。所以说夏天要调养自己的意志，使神气充实。❼"若所爱在外"：这是说夏主长气，人体阳气亦应宣泄于外，因而在意志方面，必须精神外向，意志舒展，心怀畅达，欲有所爱在外，气机宣通而不抑郁。张隐庵注："夏气浮长，故欲其疏泄。"❽"长"：指夏季的长养之气。❾"逆之则伤心"：违背了夏天调养"长气"的原则，就要伤害心。如张隐庵说："心属火，王于夏，逆夏长之气则伤心矣。"又王冰"逆"谓"反

行冬令"，与下文义不续。（下秋冬同）❿"秋为痎疟，奉收者少"：痎，《说文》："二日一发疟也。"马莳说："痎疟者，疟之总称也。"心属火，旺于夏，如违背了夏长之气，就会伤心气。心伤则暑气乘虚入侵，至秋，金气收敛，而暑郁于内，于是阴欲入而阳拒之，则为寒；火欲出而阴束之，则为热，金火相争，寒热往来而发痎疟。《金匮真言论》说的"夏暑汗不出者，秋成风疟"，也是这个道理。奉收者少，是总结说明痎疟的发生与夏季未做好养生，使奉养秋金杀之气的功能减弱有关。⓫"冬至重病"：据前后文例，这四字为衍文，宜删。丹波元简说："据前后文例，四字恐为衍文。"

【语译】夏季四、五、六月，阳气已盛，万物蕃茂，自然界呈现茂盛华秀的气象。天地阴阳之气相交，万物开花结实；人们应当晚睡早起，不要厌恶日长而使阳气怠惰；使志意不要轻易发怒，神气像草木华英一样充实；使阳气能宣泄，好像有所爱在外而不抑郁，这就是应夏季长养之气，调养人体"长气"的道理。如果人体违背了夏季长养之气，就要伤害心气。夏季伤害心气，到了秋季，就会发生疟疾，这是因为人在夏季养"长气"不足，至秋奉迎"收气"力量不够的缘故。

（三）秋气之应养收之道

【原文】秋三月❶，此谓容平❷，天气以急，地气以明❸。早卧早起，与鸡俱兴❹；使志安宁，以缓秋刑❺；收敛神气，使秋气平❻；无外其志，使肺气清❼，此秋气之应，养收❽之道也。逆之则伤肺❾，冬为飧泄❿，奉藏者少⓫。

【注释】❶"秋三月"：谓秋季七、八、九月。然按节气秋季当从立秋日始，至立冬前一日止，亦即立秋节后的

三个月。❷"容平"：容，仪容，此指秋季自然万物的形态。平，定也。容平，谓秋季万物之容，至此已平定。张

介宾说："阴升阳降，大火西行，秋容平定，故曰容平。"又《说文》："容，盛也。从宀从谷。"徐铉曰："屋与谷，皆所以盛受也。"《谷梁传》郭注："平者，成也。"《汉书·食货志》："进业曰登，再登曰平，三登曰泰平。"可见"平"是丰收的意思。秋季是万物成熟收获，容盛收成的季节，故曰容平。然根据上文发陈、蕃秀，皆指气象而言，所以这里容平应作平定的气象解。正如马莳说："阴气已上，万物之容，至此平定，故气象谓之容平。"❸"天气以急，地气以明"：以，同已。急，指风气劲。明，指物色清明。所以杨上善说："天气急者，风清气凉也。地气明者，山川景净也。"天气急，地气明，这里主要是形容秋令天清气爽，西风劲急的气候特点。正如高世栻说："天气以急，肃杀将至也；地气以明，草木将凋也。"❹"兴"：起也。与鸡俱兴，就是黎明即起的意思。姚止庵说："秋夜露寒，宜早卧，秋清气爽，宜早起。"按这里的早起，比春夏的早起要晚些。❺"秋刑"：秋天阳气日衰，阴气日盛，阴盛则万物敛肃，阳衰则万物凋谢，所

以秋气称为肃杀之气，秋气对万物的影响就叫作秋刑。"使志安宁，以缓秋刑"，就是就要使人的神志安逸宁静，以缓和秋气对人的影响。❻"平"：与容平之平同义。王冰注："神荡则欲炽，欲炽则伤和气，和气既伤，则秋气不平调也。故收敛神气，使秋气平也。"❼"无外其志，使肺气清"：外，外驰。无外其志，就是不要让自己的意志外驰。这样才能使气清，使肺气保持清肃宁静。张隐庵说："收敛神气，无外其志，皆所以顺秋收之气，而使肺金清净也。"❽"收"：指秋季收敛之气。❾"逆之则伤肺"：张隐庵说："肺属金，王于秋，逆秋收之气则伤肺矣。"❿"冬为飧泄"："飧泄"，《玉篇》："飧，水和饭也。"飧泄，即水谷不分，完谷不化的病症。张隐庵说："秋收而后冬藏，阳藏于阴，而为中焦釜底，以腐化水谷，则奉藏者少，至冬寒水用事，阳气下虚，则水谷不化而为飧泄矣。"⓫"奉藏者少"：藏，即冬季闭藏之气。由于秋季养"收"气不足，使奉养冬气闭藏之气的能力减弱，称为奉藏者少。

【语译】秋季七、八、九月，阴气已升，万物果实已成，自然界一派容态平定的气象。秋风劲急，物色清明，肃杀将至。人们要早睡，并且要早起，鸡鸣时即起；使志意安逸宁静，以缓和秋季肃杀之气的刑罚；应当收敛神气，以应秋气的收敛清肃；志意不要受外界干扰，以使肺气清静，这就是应秋季收敛之气，调养人体"收气"的道理，如果人体违逆了秋季收敛之气，就要伤害肺气。秋季伤害了肺气。到了冬季，就要发生飧泄的病变，这就是因为人在秋季养"收气"不足，到冬季奉养"藏气"力量不够的缘故。

（四）冬气之应养藏之道

【原文】冬三月❶，此谓闭藏❷，水冰地坼，无扰乎阳❸。早卧晚起，必待日光❹；使志若伏若匿，若有私意，若已有得❺；去寒就温，无泄皮肤，使气亟夺❻，此冬气之应，养藏❼之道也，逆之则伤肾❽，春为痿厥❾，奉生者少❿。

【注释】❶"冬三月"：谓冬季十、十一、十二月。按节气，冬季当从立冬日开始，至立春前一日止，亦即立冬节后的三个月。❷"闭藏"：闭，闭塞。藏，伏藏、潜藏。冬时阳气伏藏，阴气亢盛，气虚位以待严寒，草木凋落，万物生机潜藏，所以这个季节称谓"闭藏"。正如马莳说："阳气已伏，万物潜藏，故气象谓之闭藏也。"❷"水冰地坼，无扰乎阳"：坼，音 che 彻，裂也。地坼，即地面裂开缝隙。马莳注："水以寒而冰，地以寒而坼。"水冰地坼，是形容冬季的严寒貌。无扰乎阳，指气象而言，谓万物的生机，没有受到干扰，都顺利地潜藏起来了。高世栻说："无扰乎阳，地气固藏，不腾于天也。"❸"必待日光"：意谓待太阳升起后才起床。周长有说："所以避寒也。晚，迟也。此言极迟极早。"❺"若伏若匿，若有私意，若已有得"：匿，隐藏的意思。若伏若匿，这里是同义词，即人的意志内藏而不外驰的意思。张隐庵注："若伏若匿，使志无外也；若有私意，若已有得，神气内藏也。"❻"去寒就温，无泄皮肤，使气亟夺"：去，远也。泄，宣泄也。无泄皮肤，谓勿使出汗，汗则阳气发泄。气，指阳气。亟，频数、多次。夺，耗夺。马莳注："无泄皮肤之汗，而使阳气之数夺。"一说亟，急也。亟夺，即急夺。张志聪注云："肤腠者，阳气之所主也。夫阳气根于至阴，发于肌表，外不固密，则里气亟起以外应，故无泄皮肤之阳，而使急夺其根气也。"按，亟训频数，当读如"器"；训急，当读如"棘"。两说义皆通。❼"养藏"：藏，指冬季闭藏之气。❽"逆之则伤肾"：张隐庵注："肾属水，逆冬藏之气则伤肾。"❾"春为痿厥"：痿，四肢软弱不为人所用。厥，这里指四肢发冷。肝主筋，旺于春需肾水之涵养，如果违逆了冬藏之气使肾水伤，肾伤肝失其所生，使筋失养发为痿厥之病。❿"奉生者少"：生，即春季生发之气，由于冬季养"闭藏"之气不足，使奉养春季"生发"之气的能力减弱，称为奉生者少。

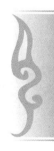

【语译】冬季十、十一、十二月，阴气盛极，万物潜伏，自然界呈现闭藏的气象。水冰地裂，万物的生机没有受到干扰，而都潜藏起来；人们应当早睡晚起，早晨等太阳升起后起身；使自己的志意伏匿，保持安静，好像有私意在胸中，又像所

求已得而不外露，使神气内藏，应该避寒保温，不要开泄皮肤出汗，致使阳气频数耗夺，这就是应冬季闭藏之气，调养人体"藏气"的道理。如果人体违逆了冬季闭藏之气，就要伤害肾气。冬季伤害了肾气，到了春季，就要发生痿厥的病变，这是因为人在冬季养"藏气"不足，至春奉养"生气"能量不够的缘故。

【讨论】

1. 提出了四时精神调摄的重要性　本段经文叙述了在四时气候的正常影响下，生物有春生、夏长、秋收、冬藏的生长规律，人也必须顺应四时调摄精神意志，调节生活起居和脏器活动以适应四时阴阳之气的变化，才能保持健康。如果在某一季节里违背了这个规律，使适应能力减弱，就会影响到下一季节的身体健康，从而罹患疾病。由于精神意志能控制人体脏腑组织的活动，主动适应四时节气的变化，所以强调四时精神调摄是养生防病的一个重要方面，本文作了大量的论述，并提出春三月"以使志生"，夏三月"使志无怒"，秋三月"使志安宁……无外其志"，冬三月"使志若伏若匿，若有私意，若已有得"等，所以凡养生、养长、养收、养藏"四气调神"之道，除了生活起居必须适应时令外，特别强调精神意志的调摄，其道理就在于此。

2. 四气调神表解　见表7-1。

表 7-1　四气调神表解

四时	气象	形体调摄	精神调摄
春三月	发陈，天地俱生，万物以荣。	夜卧早起，广步于庭，披发缓行。	生而勿杀，予而勿夺，赏而勿罚，以使志生。
夏三月	蕃秀天地气交，万物华实。	夜卧早起，无厌于日。	使志无怒，使华英成秀，使气得泄，若所爱在外。
秋三月	容平天气以急，地气以明。	早卧早起，与鸡俱兴。	使志安宁，以缓秋刑，收敛神气，使秋气平，无外其志，使肺气清。
冬三月	闭藏水冰地坼，无扰乎阳。	早卧晚起，必待日光，去寒就温，无泄皮肤	使志若伏若匿，若有私意，若已有得。

3. 文章提出了治未病的预防医学理论原则 本段所说的在本季节做好了"调神养生",就能为下一季节防病打下基础的观点,阐明了《黄帝内经》中"治未病"的预防思想,说明了中医学的预防思想和养生方法密切联系,同时也反映了中医学的理论体系中"天人相应"的学术观点。

4. 二篇未提五时的原因 关于本篇为什么只讨论四时,张隐庵说:"神藏于五脏,故宜四时调之,脾不主时,旺于四季月"。因此,本篇虽然只讨论了四时,但长夏养脾的含义亦包含在其中了。

三、人应天地生气不竭

【原文】天气,清净❶光明者也,藏德不止,故不下也❷。天明则日月不明❸,邪害空窍❹。阳气者闭塞,地气者冒明❺,云雾不精❻,则上应白露不下❼,交通不表❽,万物命故不施❾,不施则名木多死❿,恶气不发⓫,风雨不节,白露不下,则菀藁不荣⓬。贼风数至,暴雨数起,天地四时不相保⓭,与道⓮相失,则未央⓯绝灭。唯圣人从之⓰,故身无奇病⓱,万物不失,生气不竭。⓲

【注释】❶"清净":净,《太素》作"静"。《类经》与马莳本并同。按《素问·生气通天论》说:"苍天之气,清净则志意治";本篇下文有天气不清净的"云雾不精"的描述,据此,当作"清净"为是。天气清净,即自然气候正常。❷"藏德不止,故不下也":德,指自然运动促进万物生化的力量。因为这种力量藏之于天,非人们所能见到,故曰藏德。天所藏的这种生生不息之机,是应用无穷,永无休止的,所以称谓藏德不止。这种藏德不止,实本于天体的运动。正如张介宾说:"天德不露,故曰藏德;健运不息,故曰不止。惟其藏德,故应用无穷;惟其健运,故万古不下。"万古不下,即千万年都不息止

的意思。❸"天明则日月不明":此句承接上句,因为天藏德而不露,所以天为不明;若于不藏德而是露于外,那就是天明。天明则日月就不明,所以天以不明为常,而以明为反常。❹"邪害空窍":空窍,即孔窍,指人的耳、目、口、鼻等,这里主要是指两目。古人常以日月比两目,如《灵枢·邪客》说:"天有日月,人有两目。"邪害空窍,这里是以人之两目若被邪气蒙蔽可致失明,来比喻天气不清净,日月就会不明,也就是邪气充满天地之间,致使"阳气者闭塞,地气者冒明……"正如马莳注:"犹人之邪气,塞害空窍而空窍不通也。此二句乃借人以论天。"一说谓此二句为借天以喻人,如吴崑说:

"所喻者何？言人之真阳不可泄露，当清净法道以保天真，苟真阳泄露，则虚邪入于空窍，而失其精明矣"。❺"阳气者闭塞，地气者冒明"：阳，即天气。冒，蒙蔽覆盖的意思。冒明，即昏暗而不光明。本句意指天气闭塞而不下降，地气昏冒而不上承，自然规律紊乱，天地之气不相交的现象。❻"云雾不精"：精，即晴，古通用。《史记·天官书》："天精而景星见。"注："精即晴。"不精，即是不晴。❼"上应白露不下"：白露，这里泛指雨露而言。《太素》作"甘露"，下同。杨上善注："言白露者，恐后代字误也。"上应白露不下，是雨露不能下降。张隐庵说："地气升而为云为雾，天气降而为雨为露，云雾不精，是地气不升也。地气不升，则天气不降，是以上应白露不下。"❽"交通不表"：交通，指天地之气相互感应。"不表"，即不彰明，失常的意思。交通不表，即天地阴阳之气不相交通。❾"万物命故不施"：施，延也。《诗经·国风》周南·葛覃："施于中谷"。传："施，移也。"陈兴传疏："施移双声，移亦延也。"万物命故不施，即万物的生命不能延续。❿"不施则名木多死"：王冰说："名，谓名果珍木。"胡澍说："注（指王冰注）未达名字之义。名，大也。名木，木之大者。名木皆谓大木，古或谓大为名，大木谓之名木，大山谓之名山，大川谓之名川，大都谓之名都，大器谓之名器，大鱼谓之名鱼，其义一也。"是名木即大木，名木多死，谓大木犹死，

更无论其他万物了。⓫"恶气不发"："恶气"，害气也。即上文邪害空窍，避塞冒明气。"不发"，当是大发。下文"风雨不节，白露不下""贼风数至，暴雨数起"等，即申明恶气大发之意。⓬"菀藁不荣"：菀，通郁，抑郁、郁结也。藁，王冰注云："藁，谓枯藁也。"言四时之气不行，则草木枯槁而不荣。⓭"天地四时不相保"：保，即保持。不相保，谓天地阴阳四时变化不能保持正常规律。张介宾注："阴阳既失其和，则贼风暴雨，数为残害，天地四时，不保其常。"⓮"与道"：道，解释有三：一说反指人而言，即四气养身之道。如马莳注："为吾人者，失前四时养神，阴阳升降，俱乖其度，犹之天地不相交也。"二认为是阴阳自然之道，如周长有注："是皆失阴阳自然之道，故凡禀体化生气者，皆不得其半而夭毙矣。"三认为指万物本身固有的生长化育的规律。如《素问今释》译为"破坏了正常的生长规律"。按上下文义，当解作生长化育规律，于义为胜。⓯"央"：王冰训久也、远也。张介宾训中半也。注云："凡禀化生气数者，皆不得其半而绝灭矣。"丹波元简云："按《诗经·小雅》'夜未央'，注'夜未半也'。王训央为久，见所出"。按《楚辞·离骚》："时亦犹其未央"。注"央"，尽也。"央"，当作"尽"字解。未央绝灭，即不得尽其天年而死。⓰"唯圣人从之"：从，《太素》作'顺'。从之，即顺之而不违逆的意思。吴崑注："谓

顺阴阳四时而不逆也。"⑰ "身无奇病": 马莳注: "本经有奇病论"。胡澍云: "奇当为苛字，形相似而误。苛亦病也，古人自有复语耳，字本作'疴，病也'。"按下文云: "从之则苛疾不起，是谓得道"，则胡校是，然苛不必作疴。《汉书·高帝纪》云: "父老苦秦苛法久矣"。师古注云: "疴古注云: '疴，细也。'"身无疴病，即身无小病。⑱ "生气不竭": 生气，即生机。《礼·月令》: "季春之月，生气方盛。"张隐庵注: "圣人内修养身之道，外顺不正之气，与万物不失其自然，而生气不绝也。"竭，尽也。所以生气不竭，就是生机不绝。

【语译】天气是清净光明的，由于潜藏着促进万物生化的力量，这种生化力量随天地运行不息，万古长存。如果天体失去了这个潜藏着的力量，那么日月就不能显其光明，邪气就充满天地之间，使阳气闭塞于上而不下降，地气昏冒不明而不上承，云雾弥漫，雨露不能下降，天地之气不相互感应，万物的生命不能延续，不能延续就连大木也要死亡。天地间的恶气散发，则风雨不能节制，雨露也不能下降，万物就会郁结枯槁不荣。

由于贼风频繁地侵袭，暴雨频繁地发生，天地四时不能保持其正常规律，人不能顺应四时变化，就会不得尽其天年而死亡。唯有圣人能顺应四时阴阳的变化，所以身体连小病也不会发生，能与万物一同生化于天地之间，而生机不竭。

【讨论】本段主要借天地阴阳升降失常，四时气候变化紊乱以喻人，要求人们顺应天时而养生，才能却病延年，生气不竭。正如马莳说: "上文言人当顺四时之气，此言天地有升降之妙，唯圣人从之，故却病而寿永也。"

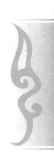

四、四时阴阳，从之则生，逆之则死

（一）逆四时养生的危害性

【原文】逆春气，则少阳不生❶，肝气内变❷；逆夏气，则太阳不长❸，心气内洞❹；逆秋气，则太阴不收❺，肺气焦满❻，逆冬气，则少阴不藏❼，肾气独沉❽。

【注释】❶ "少阳不生": 春时阳气始升，所以称为少阳。王冰说: "生，谓动出也"。动出，即是生发。少阳不生，即是少阳之气不能生发。❷ "肝气内变": 变，病变。春属木，肝胆之气与它相应。所以张介宾说: "《素问·脏气法时论》曰: '肝主春，足厥阴、少阳主治'，故逆春气，则少阳之令不能生发，肝气被郁，内变为病。此不言胆而言肝者，以脏气为主也。后仿此。"此与上文"逆之则伤肝，夏为寒变两句相互发明。❸"太阳不长"：夏时阳气大盛，故称太阳。太阳不长，即是太阳之气不能长养。❹"心气内洞"：王冰注："洞，谓中空也"，即虚空的意思。内洞，就是内虚。夏属火，心与小肠之气与它相应。所以张介宾说："《素问·脏气法时论》曰：'心主夏，手太阴、太阳主治。'故逆夏气，则太阳之令不长，而心虚内洞，诸阳之病生矣。"按此与上文"逆之则伤心，秋为痎疟"两句相互发明。❺"太阴不收"：从四时阴阳消长论，则秋为阴气初生，当属少阴。然而用太阴为肺经，肺应秋，故称太阴。太阴不收，即是太阴之气不能收敛。❻"肺气焦满"：焦满，即肺热叶焦

而胀满。秋属金，肺与大肠之气与它相应。所以张介宾说："《脏气法时论》曰：'肺主秋，手太阴阳明主治'。故逆秋气，则太阴之令不收，而肺热叶焦而胀满也。"按此与上文"逆之则伤肺，冬为飧泄"相互发明。❼"少阴不藏"：从四时阴阳消长论，冬为阴气隆盛之时，当属太阴。然而足少阴为肾经，肾应冬，故称少阴。少阴不藏，即是少阴之气不能潜藏。❽"肾气独沉"：沉，不作消沉解，即肾气虚羸不足的意思。冬属水，肾与膀胱之气与它相应。所以张介宾说："《脏气法时论》曰：'肾主冬，足少阴、太阳主治。'故逆冬气，则少阴之令不藏，而肾气独沉。藏者藏于中，沉者沉于下，肾气不蓄藏，则注泄沉寒等病生矣。"按此与上文"逆之则伤肾，春为痿厥"相互发明。

【语译】违逆了春生之气，少阳之气不能生发，就要发生肝气内郁的病变；违逆了夏长之气，太阳之气不能生长，就要发生心气虚的病变；违逆了秋收之气，太阴之气不能收敛，就要发生肺热胀满喘息的病变；违逆了冬藏之气，少阴之气不能闭藏，就要发生肾气不能蓄藏的病变。

（二）从阴阳则生，逆阴阳则死

【原文】夫四时阴阳者，万物之根本也❶。所以圣人春夏养阳，秋冬养阴❷，以从其根❸，故与万物沉浮❹于生长之门❺。逆其根，则伐其本，坏其真矣❻。故阴阳四时者，万物之终始❼也，死生之本也，逆之则灾害生，从之则苛疾不起❽，是谓得道❾。道者，圣人行之，愚者佩❿之。从阴阳则生，逆之则死，从之则治，逆之则乱⓫。反顺为逆，是谓内格⓬。

【注释】❶"四时阴阳者，万物之根本也"：四时，即春、夏、秋、冬四

季。一年四时寒热温凉的变化，是由于一年中阴阳气消长所形成的，故称"四

时阴阳"。例如冬至——阳生，由春至夏是阳长阴消的过程，所以有春之温，夏之热；夏至——阴生，由秋至是阴长阳消的过程，所以有秋之凉，冬之寒。由于四时阴阳消长的变化，所以有春生、夏长、秋收、冬藏的万物发展生长的规律，因而四时阴阳是万物的根本。根本，即指万物生和死的本源。❷"春夏养阳，秋冬养阴"：高世栻注："春夏养阳，使少阳之气生，太阳之气长；秋冬养阴，使太阴之气收，少阴之气藏。"此春夏养阳，即上文春养生气，夏养长气。秋冬养阴，即上文秋养收气，冬养藏气。❸"从其根"：这里指阴阳之根。阴为阳之根，阳为阴之根。张介宾注："夫阴根于阳，阳根于阴，阴以阳生，阳以阴长。所以圣人春夏养阳，以为秋冬之地，秋冬则养阴，以为春夏之地，皆所以从其根也。"❹"沉浮"：这里指人们的生活随波逐浪，即随俗的意思，《史记》："岂若辈论侪俗，与世浮沉。"❺"生长之门"：马莳注："言生长则概收藏"。门，门户，在此指四时阴阳生长收藏。朱济公曰："阴阳出入，故谓之门。"与万物沉浮于生长之门。即与万物一样，生存于四时阴阳生长收藏之中。❻"逆其根，则伐其本，坏其真矣"：逆其根，谓逆四时阴阳，即上交逆春气，逆夏气之类。伐其本，备受伐生长收藏之气。坏其真，指真气绝灭。张隐庵注云："逆春气则少阳不生，逆

夏气则太阳不长，所谓逆其根矣。逆春气则奉长者少，逆夏气则奉收者少，所谓逆其根则伐其本矣。"❼"终始"：终，完了、结束之意。始，是生之意。万物之终始，指阴阳四时的变化，影响万物生长的全过程，故与下文"死生之本"是互词。❽"苛疾不起"：苛，细也。苛疾，指细小的疾病。❾"是谓得道"：王冰云："谓得养生之道"。❿"佩"：汪机说："佩当作悖"。吴崑说："佩与悖同，古通用。愚者性守于迷，故与道违悖也。"方氏《家藏集要方》保寿天苏陁酒主治曰："夫养生者，人之急务也。春夏则养阳，秋冬则养阴，圣人行之，愚者背之。"但是王冰认为："圣人心合于道，故勤而行之。愚者性守于迷，故佩服而已。"丹波元简云："冰说非也。……果能佩服于道，是亦圣人之徒也，安得谓之愚哉。"按佩、悖、背，故通用。圣人行之，愚者佩之，即圣人行道，愚者背道。⓫"从之则治，逆之则乱"：从之，即佩之。治，理也，有管理之义，如治国，治家。治理正确则不乱，故不乱即称谓治。如《国语齐语》："教不善，则政不治"，故治与乱相对。马莳说："顺阴阳则此身之气治的，治则必有生也；逆阴阳，则此身之气乱，乱则必至于死也。"⓬"内格"：王冰注："格，拒也。谓内性格拒于天道也。"天道，即阴阳之道。滑伯仁云："格，扞格也。谓身内所谓与阴阳扞格也"。

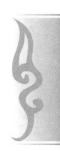

【语译】四时阴阳的生长收藏，是万物生长繁育的根本，所以圣人春夏养生、

长之气，秋冬养收、藏之气，来顺应四时阴阳的生长收藏，因而圣人能与万物一样，生存于四时阴阳变化之中。如果违逆四时阴阳，则会削伐人体的生机之本，真气就要竭绝。因此，四时阴阳的变化，是万物成长的终始，也是人类死生的根本。违逆了它，病灾就要发生，顺应了它，就是细小的疾病也不会产生，这就是掌握了养生之道。养生之道，圣人奉行，而愚人违背。总之，能顺应四时阴阳，就能生存，违逆了四时阴阳，就要死亡；奉行养生之道就会使气治，逆养生之道就会使气乱。如果反顺为逆，人体的内外阴阳就会相互格拒。

（三）防重于治

【原文】 是故圣人不治已病治未病，不治已乱治未乱，此之谓也。夫病已成而后药之❶，乱已成而后治之，譬犹渴而穿井❷，斗而铸锥❸，不亦晚乎。

【注释】 ❶ "药之"：药，在这里是名词作动词用，即治疗、治病的意思。之，代病。❷ "穿井"：即钻井、凿井。❸ "斗而铸锥"：斗，为争斗的意思。铸，《说文》："铸，销金成器也。锥，锐器也。"马莳等作"兵"。《说文》兵，"械也"，即兵器，故锥、兵同义。

【语译】 正因为如此，所以圣人不主张已病后才治病，而主张未病先预防，这好比治国一样，不等乱已成才治理，而要治于未乱之先，就是这个道理。假使等疾病已经发生了，而后才去治疗，等到战乱已经形成了以后才去治理，就等于口渴了才想到钻井，战争已经发生了才想到铸造武器，这不是太晚了吗？

【讨论】

1. 文章指出违逆四时阴阳，不仅可以导致下一季节相应脏气的病变，而且就是四时所主的脏气，也可能发生病变，正如张隐庵说："首论所奉者少，而所生之脏受病。此论四时之气逆，而四时所主之脏气，亦自病焉。"这就是更进一步地突出了人顺四时阴阳，养生、养长、养收、养藏的重要性。

2. 文章以疾病与战乱相比拟，说明顺四时养生对于疾病发生的积极意义。吴崑说："已病不及治，已乱不及图，故喻言之，申明四气调神之当先务也。"这种治未病的理论，是中医治则中的重要原则之一，而更主要的是它指明了四气调神就是为了适应自然，提高机体抗病能力，是健康长寿的根本保证。

小　　结

本文主要从顺应四时节气调气养神志的重要性；人如能顺从天地阴阳变化调节

自己的生活起居，就能生气不竭；以及人体的生命活动与四时阴阳顺逆息息相关这样三个方面，围绕着"从阴阳则生，逆之则死"的基本观点，讨论了养生的原则，提出了平调阴阳，以合四时的理论。即主动调节内脏与外在环境的统一协调，才能保证身体健康。反映了贯穿于《黄帝内经》始终的"四时五脏阴阳"的基本理论原则。这个原则对于现在的理论探讨和临床治疗都有一定的指导意义。

复习思考题

1. 什么叫作"四时阴阳"？为什么要"春夏养阳，秋冬养阴"？

2. 解释奉长、奉收、奉藏、奉生者少，并说明它的形成及其后果。

3. 怎样理解"天气，清净光明者也，藏德不止，故不下也"的含义？

4. 为什么说"故阴阳四时者，万物之终始也，死生之本也，逆之则灾害生，从之则苛疾不起"？

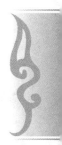

第8章　阴阳五行学说

阴阳五行学说是中医理论最重要的理论之一，在某种意义上说，它是中医理论核心内容之一，只有深刻理解《黄帝内经》中所阐述的阴阳五行学说，才能称得上是一个合格的中医爱好者，《黄帝内经》中有关论述阴阳五行的内容很多，但是最重要最基本的是《素问·阴阳应象大论》。

阴阳应象大论篇第五

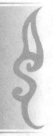

一、概说

阴阳，是我国古代哲学家对宇宙事物的科学抽象，是对事物对立统一两方面的概括。象，是现象、征象。自然界四时阴阳五行的变化与人体脏腑的阴阳变化，其象相应，所以叫作"阴阳应象"。

本篇的主题，除了阐明阴阳学说的基本概念外，还采用了古代学术界一般通用的取类比象的方法，根据自然界阴阳五行运动变化的规律，对人体的生理、病理、摄生防病以及疾病的诊断治疗等一系列问题，做出了比较全面的论证，从而突出人体内外环境统一的"天人相应"的理论观点。

本篇的主要内容如下。

1. 指出阴阳对立统一运动是自然界万物变化生杀的根源。

2. 讨论了阴阳对立、互根、升降和转化等运动规律以及各自属性的特点。

3. 采用了取类比象的方法，进行了五行属性归类，阐明了"四时五脏阴阳"的理论。

4. 取法天地阴阳运动变化的规律，论证了人体生理、病理、养生等一些理论原则。

5. 论证了诊断、治疗必须取法于阴阳。

二、阴阳的基本概念

【原文】黄帝曰："阴阳者，天地之道❶也，万物之纲纪❷，变化之父母❸，生杀之本始❹，神明之府❺也。治病必求于本❻。故❼积阳为天，积阴为地❽。阴静阳躁❾，阳生阴长，阳杀阴藏❿。阳化气，阴成形⓫。寒极生热，热极生寒⓬，寒气生浊，热气生清⓭。清气在下，则生飧泄⓮，浊气在上，则生䐜胀⓯，此阴阳反作⓰，病之逆从⓱也。"

【注释】❶"天地之道"：天地，即宇宙或自然界。道，本义是道理、道路，此处引申为规律。因为阴和阳两方面的内在联系、相互作用和不断运动，是宇宙万物发生、发展的根源，所以说阴阳是天地之道。❷"万物之纲纪"："纲"，本指网的大绳。"纪"，指网目。纲纪，这里有纲领、纲要的意思。"万物之纲纪"，意思是说阴阳是分析和归纳万事万物的纲领。❸"变化之父母"：变化，是指事物的新生、发展和消亡。父母，这里是根本、本源的意思。因为事物的发展变化过程，就在于阴阳二气的不断运动，所以说阴阳是事物变化之父母。❹"生杀之本始"：生，新生、成长，衰老、死亡。本，根本。始，始因。李念莪说："阴阳交则物生，阴阳隔则物死，阳来则物生，阴至则物死。万物之生杀，莫不以阴阳为本始也。"❺"神明之府"：神明，指自然界万物运动变化的内在动力。如《淮南子·泰族训》说："其生物也，莫见其所长养而物长，其杀物也，莫见其所伤而物亡，此之谓神明。"府，府舍，居住、聚物之所。张景岳说："神明出于阴阳，故阴阳为神明之府。"❻"治病必求于本"：本，根本，这里指阴阳。因为疾病的发生，不外乎阴阳运动的反常变化，所以治疗疾病，就必须探求病变的根本，正如吴崑说："天地万物，变化生杀而神明者，皆本乎阴阳，则阴阳为病之本可知。故治病必求其本，或本于阴，或本于阳，必求其故而施治也。"❼"故"：承上之词。谓下文所论，皆上述阴阳变化的道理。❽"积阳为天，积阴为地"：阳气轻清，轻清者上升，故天为阳气积聚之处。阴气重浊，重浊者下降，故地为阴气积聚所成。❾"阴静阳躁"：躁，动也。阴性柔，主静；阳性刚，主动。静躁言阴阳之动态，柔刚言阴阳之性质。❿"阴生阴长、阳杀阴藏"：这二句，是上文"阴阳者，……生杀之本始"的进一步说明。一般有两种解释：一种认为阳生阴长，是阴阳之治，意为只有阳气生化，阴气才能滋长；阳杀阴藏，是阴阳之乱，意即阳气衰败，阴气亦随之消亡。这主要是说明阴和阳两者的相互依存、相互为用的相辅相成的关系。另一种认为，阳生阴长，是阳中之阴阳；阳杀阴藏，是阴中之阴阳，说明阴阳对峙之中，又有互藏之道，即所谓"独阴不生，独阴不长。"⓫"阳化气，阴成形"：气与形，是物质的两种状态，总属于阴阳，推而及天与人身，气的表现是功能，形指物质。所以马莳说："故阳化万物之气，而吾人之气由阳化之；阴成万物之形，而吾人之形由阴成之"。正因为气属阳，所以人体之气称谓阳气，形属阴，人体精、血、津液有形可见，称为阴精。⓬ "寒极生热，热极生寒"：这里是以寒热的互变为例，说明阴阳在一定条件下的本互转化。寒属阴，热属阳。寒极生热，就是阴转化为阳；热极生寒，就是阳转化为阴。例如，冬寒之极就要转化为春夏之热；夏热之极，就要转为秋冬之寒。⓭ "寒气生浊，热气生清"：清和浊，是相对讲的，寒属阴，主凝聚，主静，有收敛、下降的特性，所以寒气生浊热，热属阳，主升散，主动，所以热气生清。⓮ "清气在下，则生飧泄"：此下，承上文阴

阳清浊升降，而言人体阴阳升降失常的病变。飧泄，即大便有不消化的食物残渣，又叫完谷不化。清阳之气主升，若脾气虚不升而下陷，使运化失常，则大便飧泄。⓯ "浊气在上，则生䐜胀"：䐜胀，即胸膈胀满。浊阴主降，若不降而壅滞于上，则阴塞气机，而致胸膈胀满。⓰ "此阴阳反作"：此，承上文。反作，即倒置。谓阳应升在上，而反不升在下；阴应降在下，而反不降在上。⓱ "病之逆从"：逆从，有两种解释：一、是偏义复词，即逆的意思。如吴崑说："逆从，不顺也。"意谓上述飧泄、䐜胀，皆阴阳不顺所致。二、逆，反也；从，顺也。如张景岳说："寒生热，热生寒，清在下，浊在上，皆阴阳之反作，病之逆从也。顺则为从，反则为逆，逆从虽殊，皆有其本，故必求其本而治之。"

【语译】 黄帝说："阴阳，是自然界运动变化的普遍规律，是一切事物运动变化纲领，事物之所以能变化，都是由于事物内部阴阳对立两方相互作用的结果，也是事物发生、发展和消亡的根本原始。所以说，阴阳是自然界万物运动变化的动力。因而疾病的治疗也必须从阴阳变化这个根本上来认识和处理，由于阴阳是天地的规律，所以清阳之气上升，积聚而成为天；浊阴之气下降，凝聚而成地。地之阴主静而成形，天之阳主动而运行不息。阳生，阴就能成长，阳亡，阴也就不存在。阳升能化气，阴凝能成形。在一定条件下，寒极生热，是阴转化为阳；热极生寒，是阳转化为阴。寒气凝滞能产生浊阴，热气升散能化生清阳。如果清阳之气下虚而不升，就会产生飧泄；浊阴上凝而不降，就会产生胀满。这就是阴阳倒置、逆从的病理变化。"

【讨论】 本段扼要地阐明了阴阳的基本概念，指出世界一切事物是不断地运动、变化、新生和消亡的，其他变化根源，在于事物本身相互对立统一的阴阳两方运动。阴阳两方，既是对立的，又是相互依存、相互为用，在某种情况下，又能相互转化的。反映出阴阳学说是我国古代的一种哲学思想。将阴阳理论与医疗实践密切结合，以说明人体的生理、病理同样是阴阳对立统一两方的运动的变化。在此基础

上提出"治病必求于本"这一临床诊治原则，是有指导意义的。

三、阴阳的运动规律

（一）阴阳互根是人体与自然界的共同规律

【原文】故清阳为天，浊阴为地❶。地气上为云，天气下为雨；雨出地气，云出天气❷。故清阳出上窍，浊阴出下窍❸；清阳发腠理，浊阴走五脏❹；清阳实四肢，浊阴归六府❺。

【注释】❶ "清阳为天，浊阴为地"：意同上文"积阳为天，积阴为地"。❷ "雨出地气，云出天气"：雨虽是天的云气凝集下降所致，但云却来源于地面的水气上升而成，所以说"雨出地气"。天空的云气，虽是在地的水气上升所致，但实本源于天气所降之雨，所以说"云出天气"。这主要说明阴阳互根及其升降运动。❸ "清阳出上窍，浊阴出下窍"：清阳，这里指涕、唾、气、液之类。浊阴，指二便等物。上窍，指耳目口鼻头面七窍。下窍，即前后二阴。张志聪说："言人之阴阳，犹云之升，雨之降，通乎天地之气也。"❹ "清阳发腠理，浊阴走五脏"：这里的清阳，是指温养皮肤肌肉的阳气。浊阴，是指五脏所藏的精血津液。阳主卫外，故充养腠理，阴主内守，故内注于五脏。❺ "清阳实四肢，浊阴归六府"：这里的清阳，指饮食化生的精气，其糟粕即浊阴。阳主升主散，所以阳气充实于四肢；阴主降主凝，所以糟粕走于六腑。

【语译】所以大自然的清阳之气上升为天，浊阴之气下降为地。地上水气，蒸化气上升而为云，天之云气，凝集下降而为雨。所以雨虽从天而降，而实本于地气上升；云虽是地气上升所化，而实出于天气之下降。人体阴阳上应天象，所以涕、唾、气、液等清阳出于上窍，污秽溺等浊阴出于下窍；阳气外发于腠理，阴精内注于五脏；水谷精气充实于四肢，饮食糟粕内归于六腑。

（二）阴阳的相互转化与气味、形精之间的关系

【原文】水为阴，火为阳❶。阳为气，阴为味❷。味归形，形归气❸；气归精，精归化❹；精食气，形食味❺；化生精，气生形❻。味伤形，气伤精❼；精化为气，气伤于味❽。

【注释】❶ "水为阴，火为阳"：水　润下而寒，故为阴。火炎上而热，故为

阳。水火者，即是阴阳之征兆，阴阳者，即水火之性情。❷ "阳为气，阴为味"：以气味分阴阳，气无形而升散为阳，味有质下降为阴。❸ "味归形，形归气"：味，是指五味，这里代表饮食。形，指形体。归，依归、资生，有转化和生成的意思。五味化生精血以养形体。而形之存亡，由气之聚散，故形归气。❹ "气归精，精归化"：化，气化、化生。阳气生于阴精，所以说 "气归精"。精归化，犹言阴精化生于气化。❺ "精食气，形食味"：食，音义同饲，以食与人也。引申之，即供养的意思。此二句，与上文 "气归精，味归形" 同义。❻ "化生精，气生形"：此二句即上文 "精归化" "形归气" 的补充说明，精归化，故化生精；形归气，故气生形。❼ "味伤形，气伤精"：《素问·生气通天论》说："阴之所生，本在五味。阴之五宫，伤在五味。" 由于味归形，形归气，

所以说气伤于味。❽ "精化为气，气伤于味"：精化为气和上文气归精是说明精和气的相互化生关系，由于味伤形，形归气，所以说气伤于味（图8-1）。

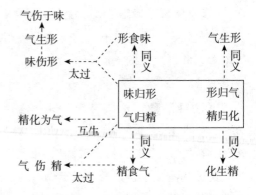

图8-1 味、形、气、精、化的转化关系

注：此节反复讲述味、形、气、精、化的相互转化关系，为的是要说明人体利用饮食物的一系列转化过程无非是阳升阴降、阳化气、阴成形、阴根于阳、阳根于阴的道理。

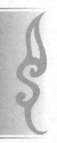

【语译】以水火分阴阳，水寒而润下，故为阴；火热而炎上，故为阳。以药、食气味分阴阳，气无形而升，故为阳；味有质而降，故为阴。饮食五味，可以滋养形体，形体的生成又依赖气的资生。气可转化生成阴精，而阴精皆可由气化而生成。阴精依赖于阳气的化生，形体依赖于五味的供养；又因为阴精是水谷所化生的，所以水谷通过气化才能产生阴精；形体是气资生而成的，所以气聚集能成形。凡物之味能滋养形体，但如味太厚，则又能伤害形体；阳气化生阴精，过亢则反耗损阴精。精可以产生气，但也可以因气味太厚而受损伤。

（三）以阴阳理论说明药食气味厚薄的功用

【原文】阴味出下窍，阳气出上窍❶。味厚者为阴，薄为阴之阳❷；气厚者为阳，薄为阳之阴❸。味厚则泄，薄则通❹；气薄则发泄，厚则发热❺，壮火之气衰，少火之气壮❻；壮火食气，气食少火❼；壮火散气，少火生气❽。

【注释】❶ "阴味出下窍，阳气出上窍"：气为阳，味为阴，阳主升，阴主降，味有质，故下流于便泻之窍。气无形，故上出天呼吸之门。**❷** "味厚者为阴，薄为阴之阳"：张景岳说："此言气味之阴阳，而阴阳之中，复各有阴阳也。"阴之阳，即阴中之阳。味属阴，味厚为纯阴，味薄为阴中之阳。**❸** "气厚者为阳，薄为阳之阴"：阳之阴，即阳中之阴。气属阳，气厚为纯阳，气薄为阳中之阴。**❹** "味厚则泄，薄则通"：因味厚为阴中之阴，阴者主降，故主下泄，如大黄。味薄为阴中之阳，所以能通利，如木通、泽泻。**❺** "气薄则发泄，厚则发热"：气薄，为阳中之阴，所以主发散，如麻黄。气厚，为阳中之阳，所以主发热，如附子（图8-2）。

气（阳）┤厚（阳）—纯阳（阳中之阳）

　　　　　　　—发热，如附子

　薄（阴）—阳中之阴—发热，

　　如麻黄阳气出上窍

味（阴）┤厚（阴）—纯阴（阴中之阴）

　　　　　—泄泻，如大黄　┐

　　　薄（阳）—阴中之阳—通利，├阴味出下窍

　　　如木通、泽泻　　　　┘

图8-2　气味厚薄阴阳作用

注：药食各有气味，由于它的气味，因而它的作用亦异，所以只有气没有味，或只有味没有气的药食，是不存在的。药食气味不但有厚薄之分。而且寒热温凉各别，酸苦咸淡亦殊，本节所言，只是以阴阳之理，对药食气味的作用做了一般性的解释。尽管如此，这些论述仍是中医药理学的基本理论，为后世药物学的研究、药物品种的归纳奠定了基础。

❻ "壮火之气衰，少火之气壮"：此承上文气味而言，谓气味纯阳者为壮火，气味温和者为少火。因用壮火之品则耗气，所以说壮火之气衰，如乌头、附子之类。因为火能补养气血，所以说少火之气壮，如人参、当归等药物。**❼** "壮火食气，气食少火"：前食字，是消蚀解；后食字，音义同饲。此二句与下二句是上文"壮火之气衰，少火之气壮"的解释。如马莳说："何以壮火之气衰也？正以壮火能食吾人之气，故壮火之气自衰耳。何以少火之气壮也？正以吾人之气能食少火，故少火之气渐壮耳。"**❽** "壮火散气，少火生气"：即过亢的火能耗散元气，温和之火能增强元气。

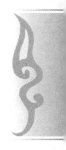

【语译】 阴主降，所以阴味出下窍；阳主升，所以阳气出上窍。味厚的属纯阴，味薄的属阴中之阳，气厚的属纯阳，气薄的属阳中之阴。味厚会引起泄泻，味薄能疏泄通利；气薄的能向外发散，气厚的能助阳发热。气味纯厚的壮火之品，能使正气衰弱；气味温和的少火之品，可使人正气壮盛。这是因为壮火之品，能消耗正气，而温和之品能温养正气，所以说，壮火之品会消蚀正气，少火之品能补养正气。

（四）气味阴阳偏盛导致寒热病变

【原文】气味辛甘发散为阳❶，酸苦涌泄为阴❷。阴胜则阳病，阳胜则阴病❸。阳胜则热，阴胜则寒❹。重寒则热，重热则寒❺。寒伤形，热伤气❻；气伤痛，形伤肿❼。故先痛而后肿者，气伤形也；先肿而后痛者，形伤气也❽。风胜则动❾，热胜则肿❿，燥胜则干⓫，寒胜则浮⓬，湿胜则濡泻⓭。

【解释】❶"气味辛甘发散为阳"：辛走气而性散，甘是土之味，能补益四脏，所以辛甘主发散为阳。❷"酸苦涌泄为阴"：涌，呕吐。泄，泻泄。苦主泻下，而又炎上作苦。酸主收降，而又属春生之木味，都能上涌而下泄，所以酸苦涌泄为阴。❸"阴胜则阳病，阳胜则阴病"：此亦承上文药食而言，阴胜指酸苦涌泄之品太过，则伤人阳气而病。阳胜指辛甘发散之品太过，则伤人阴气而病。然后世对此原则理论用以解释病理。胜，亢胜的意思。人体的阴阳，是相对平衡互为消长的。如果阳气偏胜，就会导致阴精损耗。反之，如果阴气偏胜，也会导致阳气虚弱。❹"阳胜则热，阴胜则寒"：阳主热，阴主寒，所以阳气偏胜，就出现热证。阴气偏胜，就出现寒证。❺"重寒则热，重热则寒"：重，重复。又可以引申为盛极。物极必反，所以阴寒盛极，可以转化为阳热。反之，阳热盛极，也可以转化为阴寒。❻"寒伤形，热伤气"：形，指形体。气，指气分。楼英说："寒则人气内藏，则寒之伤人，先着于形，故曰寒伤形。暑则人气外

溢，则暑之伤人，先着于气，故曰伤气也。"意思即是寒邪伤人形体，热邪伤人气分。❼"气伤痛，形伤肿"：肿，指肌肤浮肿。因气伤则气血壅闭不通，故痛。形为质象，形伤则阴寒稽留而不化，故形体浮肿。❽"故先痛而后肿者，气伤形也；先肿而后痛者，形伤气也"：先痛而后肿的，是先伤气，而后伤形。先肿而后痛的，是先伤形后影响到气。❾"风胜则动"：动，指肢节动摇、震颤、抽搐。风性善动，故风胜则万物皆摇动，盖即肝风内动，热甚生风之类。❿"热胜则肿"：热胜则阳气内郁，营气不从，逆于肉理，发为痈肿。马莳说："此乃痈肿之肿，与上文形伤肿有不同耳。彼所谓肿，乃寒气之所伤者，即下文之所谓浮。"姚止庵指出其区别是"坚实而内著者肿也，火郁不散之所致；虚大而外涌者浮也，寒水壅滞之所生"。⓫"燥胜则干"：干，当指内外津溺而言。燥易伤津，所以燥胜可见口鼻干燥、咽干口渴、皮肤破裂、毛发不荣等津液干枯的症状。⓬"寒胜则浮"：浮，即浮肿。寒胜伤阳，阳不运行，寒水不化，停积而为浮肿。⓭"湿

胜则濡泻"；濡泻，则称湿泻，湿挟脾所致。王冰说："湿胜则内攻脾胃，脾胃受湿，则水谷不分，水谷相和，由大肠传道而注泻，故谓之濡泻。"

【语译】药物的气味分阴阳，则辛甘具有发散作用的属于阳；酸苦具有涌吐泻下作用的属于阴。所以用酸苦之品太过则阴气偏胜，阴胜则阳气被伤，发生阳气不足的病变；若用辛甘之品太过则阳气偏胜，阳胜则阴气被伤，发生阴液亏损的病变。阳偏胜的就发为热证，阴偏胜的就发为寒证。在一定的条件下，寒极可以转化为热病，热极也可以转化为寒病。阴寒太过，能伤害形体；阳热太过，则伤及人的气分。气伤则邪热壅闭可产生疼痛，形伤寒邪稽留可发生浮肿。所以先痛而后肿的，是气先伤而后伤及形体；先肿而后痛的，是形体先伤而后伤及气分。风气胜的，则发生震颤、掉眩、痉挛等动摇不定的病证；热气胜的，则发生阳气内郁的痈肿；燥气胜的，则发生津伤液涸的燥证；寒气胜的，则发生阳气不行的浮肿；湿气胜的，则发生水谷不分的泄泻疾病。

（五）六淫、七情的阴阳所属及其致病的一般规律

【原文】天有四时五行，以生长收藏，以生寒暑燥湿风❶。人有五脏化五气，以生喜怒悲忧恐❷。故喜怒伤气，寒暑伤形❸，暴怒伤阴，暴喜伤阳❹。厥气上行，满脉去形❺。喜怒不节，寒暑过度，生乃不固❻。故重阴必阳，重阳必阴❼。故曰：冬伤于寒，春必温病❽；春伤于风，夏生飧泄❾；夏伤于暑，秋必痎疟❿；秋伤于湿，冬生咳嗽⓫。

【注释】❶"天有四时五行，以生长收藏，以生寒暑燥湿风"：四时，即春、夏、秋、冬；五行，是木、火、土、金、水；生长收藏，是生物一年中的生长发展规律。寒、暑、燥、湿、风，是四时气候变化的主气。天有四时五行的变化，化生寒暑燥湿风五气，促使生物有生、长、化、收、藏的生化过程。❷"人有五脏化五气，以生喜怒悲忧恐"：新校正云："按《素问·天元纪大论》悲作思"。五气，即五脏之气。心肝脾肺肾五脏之气，化生喜怒悲思恐，即心志喜、肝志怒、肾志恐、脾志思、肺志悲。❸"喜怒伤气，寒暑伤形"：张志聪说："喜怒由内发，故伤阴阳之气。外淫之邪，由皮毛而入于经络脏腑，故寒暑伤形"。《灵枢·寿夭刚柔》篇说："风寒伤形，忧恐忿怒伤气"。可见这里举喜怒，则概悲忧恐；举寒暑，则概燥湿风。❹"暴怒伤阴，暴喜伤阳"：气为阳，血为阴，肝藏血，心藏神。暴怒则肝气逆而血乱，故伤阴。暴喜则心气缓而神逸，故伤阳。❺"厥气上行，满脉去形"：厥逆之气上行，使经脉盛满，形气相失，而阴阳离决，即《素问·生气通天论》所说的"大怒则形气绝而血菀于上，使人薄厥"。❻"喜怒不节，寒暑过度，生乃不固"：生，指生命。固，即坚固。情志活动不能节制，寒暑等候变化又超过了一定的程度，就会内伤气机，外伤形体，生命就不能坚固。❼"重阴必阳，重阳必阴"：即阴极而生阳，阳极而生阴，说明阴阳在一定条件下可以相互转化，亦即上文"重寒则热，重热则寒"

之义。这里总结上文六淫、七情、阴阳盛衰致病而言，故句首冠以"故字"。❽"冬伤于寒，春必温病"：见《素问·生气通天论》注。❾"春伤于风，夏生飧泄"：此句与《素问·生气通天论》"春伤于风，邪气留连，乃为洞泄"同义。❿"夏伤于暑，秋必痎疟"：见《素问·生气通天论》注。⓫"秋伤于湿，冬生咳嗽"：秋伤湿邪，湿郁化热，热邪乘肺，至冬则寒与热相攻，影响肺之宣降，乃发为咳嗽。

【语译】自然界春夏秋冬四时的推移和五行生克的变化，产生了寒暑燥湿风五气，促成了万物生长收藏的生化过程。春属木，其化风而主生；夏属火，其化暑而主长；长夏属土，其化湿而主化；秋属金，其化燥而主收；冬属水，其化寒而主藏。应验于人体，人有心肺肝脾肾五脏，五脏化生五气，发为喜怒悲思恐五志。所以喜怒等五志太过，可以伤及人的形体。暴怒，则肝气逆而伤阴血；暴喜，则心气缓而伤阳气。如果喜怒之气暴逆于上，满于经络，则神气浮越而脱离形骸。因此，喜怒等情志不加以节制伤于内，寒暑等气候变化不善于调摄伤于外，外内皆伤，生命就不能稳固而夭折。秋冬阴时复感寒邪，或天之寒气伤人阴分，重阴可变为阳证。春夏时复感阳邪，或阴邪伤人阳分，重阳可变为阴证。所以说：冬伤于寒邪，至春季发为温病；春天伤于风邪，到夏季发为飧泻；夏天伤于暑邪，到秋天发为痎疟；秋天伤于温邪，冬季发为咳嗽。

【讨论】

1. 关于"壮火、少火"　本段所论的壮火、少火，原指药食而言，后世对此有了进一步的发展，将火解释为阳气。壮火，即是亢盛的阳气，所谓"气盛便是火"，也就是病理之火。少火，即是平和的阳气，也就是生理之火。如李念莪说："火者，阳气也。天非此火，不能发育万物，人非此火，不能生养命根，是以物必本于阳。但阳和之火则生物，亢烈之火则害物。故火太过则气反衰，火和平则气乃壮。"这种壮火、少火的理论，不仅成为病理学的重要内容，而且为后世主火的学术流派奠定了基础。

2. 关于"重寒则热，重热则寒"　重寒则热，重热则寒，是阴阳在一定条件下的转化规律，也是"物极必反"辩证法思想在寒热证候中的体现。但寒证发展到极点转化为热证，或热证发展到极点转化为寒证，这是寒热证候本质的改变，然张景岳解释为"盖阴阳之气，水极则似火，火极则似水，阳盛则隔阴，阴盛则隔阳，故有真寒假热，真热假寒之辩，此而错认，则死生反掌"。按诸临床，阳盛格阴，阴盛格阳之真假寒热证，其假寒假热均属标象，而其病的本质，内真热、内真寒并未改变，其所以叫"假"，意义也在于此。可见将重寒则热，重热则寒，解释为真假寒热证候是错误的。

3. 关于七情的五脏归属 七情的五脏归属，《黄帝内经》各篇所论略有不同，故注家亦有不同的见解。如本节所言"人有五脏化五气，以生喜怒悲忧恐"，姚止庵说："按《素问·天元纪大论》非作'思'，脾主思是也。本篇下文亦言脾在志为思，而此既言悲又言忧，悲忧并为肺志，反失却脾志，必错误也，宜云喜怒悲思恐为是"。又新校正云："按《天元纪大论》悲作思，又本篇下文肝在志为怒，心在志为喜，脾在志为思，肺在志为忧，肾在志为恐，《玉机真脏论》作悲，诸论不同。皇甫谧《甲乙经·精神五脏篇》具言其说："盖言悲者，以悲能胜怒，取五志迭相胜而为言也。举思者，以思为脾之志也。各举一，则义俱不足，两见之，则互相成义也。"按一般当以悲忧并为肺志，故本节五脏生五志，悲作思为是。

四、"四时五脏阴阳"的理论

（一）发四时阴阳外内相应之问

> 【原文】帝曰：余闻上古圣人，论理人形❶，列别❷藏府，端络经脉❸，会通六合❹，各从其经❺；气穴所发，各有处名❻；溪谷属骨❼，皆有所起；分部逆从❽，各有条理；四时阴阳，尽有经纪❾。外内之应，皆有表里❿，其信然乎？

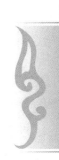

【注释】❶ "论理人形"：论理，讨论、分析、推理的意思。人形，指人体的形态，包括脏腑组织结构等。❷ "列别"：列，分解、排比。别，辨别、判别。列别脏腑，这里是分辨脏腑的性能，进行归类的思想。❸ "端络经脉"：张景岳注："端，言经脉之发端；络，言支脉之横络"。然端络在这里与"论理""列别"并列，故端应作头绪解。端络经脉，即从经脉的内容，整理出头绪来的意思。❹ "会通六合"：会，会合。通，贯通。会通，即融会贯通。六合，一阴一阳表里两条经脉叫"合"；十二经脉，六阴六阳互为表里，叫六合，即足太阳与足少阴为一合，足少阳与足厥阴为二合，足阴阳与足太阴为三合，手太阳与手少阴为四合，手少阳与手厥阴为五合，手阳明与手太阴为六合。马莳说："脉有六合，则会通之。"❺"各从其经"：从，就也、随也、随从也。这里引申为依循的意思。各从其经，就是各依循各自的循行径路及其与内脏的联系。❻"气穴所发，各有处名"：穴，即穴道。经气所注的穴道，各有定处，各有定名。❼"溪谷属骨"：内之

大会叫谷，肉之小会叫溪。属骨，即与骨相连属。奚谷属骨，即是肌肉与骨节相连属。❽"分部逆从"：分部，即皮之分部。皮部中之浮络，分三阴三阳，有顺有逆，各有条理。❾"经纪"：经纬纲纪，这里指四时阴阳变化的常规。四时阴阳变化，本于天体的运动。故《礼·月令》"毋失经纪"注："谓天文进退度数。"❿"外内之应，皆有表里"：外，指自然界；内，指人体。人体的脏腑形身，与天地之四时阴阳外内相应。

【语译】黄帝说：我听说上古圣人，他们讨论推理人体的身形，分解、辨别内在的脏腑，整理经络的头绪，会合贯通经脉的阴阳表里六合，都依循各自的循行路线；经气所注的穴道，各有一定的部位和名称；肌肉会聚之处与骨相连属，都有一定的起点；皮部浮络其分布或顺或逆，条理分明；四时阴阳的变化，都有经纬纲纪；人身脏腑身形，与天地四时阴阳，都外内表里相应。这些说法，能相信吗？

（二）东春肝木外内相应的功能活动系统

【原文】岐伯对曰：东方生风❶，风生木❷，木生酸❸，酸生肝❹，肝生筋❺，筋生心❻，肝主目❼。其在天为玄❽，在人为道❾，在地为化❿；化生五味⓫，道生智⓬，玄生神⓭。神在天为风⓮，在地为木⓯，在体为筋⓰，在脏为肝⓱，在色为苍⓲，在音为角⓳，在声为呼⓴，在变动为握㉑，在窍为目，在味为酸，在志为怒。怒伤肝，悲胜怒㉒；风伤筋，燥胜风㉓；酸伤筋，辛胜酸㉔。

【注释】❶"东方生风"：东方，春季之代词。张景岳说："风者天地之阳气，东者日生之阳方，故阳生于春，春王于东，而东方生风。"❷"风生木"：木，指五行的木气。张景岳说："风动则木荣"。风性温，所以春季气

候温暖，促使草木生机发动，萌芽生长，这就是在地木气受在天风气的影响的表现，所以说，风生木。❸"木生酸"：《尚书·洪范》曰："木曰曲直，曲直作酸。"酸味归属木气，是五行五味的归类法，下文火生苦，土生甘，金生

辛，水生咸同。王冰说："凡物之味酸者，皆木气之所生也。"❹ "酸生肝"：生，这里作滋养解。肝属木，木味酸，故酸能养肝。❺ "肝生筋"：五脏的精气分别滋养五体，筋赖血滋养，而血藏于肝，故肝生筋。❻ "筋生心"：筋，代表肝。筋生心，即肝生心。这是讲五脏的相互之间，具有五行相生的内在联系。张志聪注："内之五脏合五行之气而自相资生也"。❼ "肝主目"：《灵枢·脉度》篇云："肝气通于目，肝和则目能辨五色矣"，故目为肝窍而肝主目。❽ "其在天为玄"：其，指阴阳变化运动；玄，幽远的意思。❾ "在人为道"：道，指道理。张志聪说："道者阴阳五行不易之理也"。人的生命活动，亦阴阳五行变化之理，所以说"在人为道"。❿ "在地为化"，化，生化。在地为化，即阴阳五行变化，在地能化生万物。⓫ "化生五味"：万物化生，则五味具备，所以说，化生五味。⓬ "道生智"：道，承上文"在人为道"而言。智，即智慧。道生智，即人掌握了天地阴阳的道理，即会产生无穷的智慧。⓭ "玄生神"：张志聪说："神者，阴阳不测之谓。"玄生神，即自然变化的幽远奥秘，无非产生于阴阳不测的变化。按：自"其在天为玄"以下六句，东方独有，其余四方皆无。张景岳说："春贯四时，言东方之化，则四气尽乎其中矣。此盖通举五行六气之大法，非独东方为言

也。"⓮ "神在天为风"：神，指阴阳变化无穷。神在天为风，即阴阳变化在天之六气为风。⓯ "在地为木"：自此以下十八"在"字，都本上句"神"而言。在地为木，即地为木，即阴阳变化在地之五行为木气。张介宾说："五行在地，东方属木"。⓰ "在体为筋"：联络关节，主司运动为筋。吴崑说："众体之中，筋为木。"⓱ "在脏为肝"：张景岳说："肝属五行之木"。⓲ "在色为苍"：苍，青色。吴崑说："象木之色也"。⓳ "在音为角"：角，五音（角、徵、宫、商、羽）之一，为东方春木之音。《礼·月令》："孟春之月，其音角。"王冰说："角谓木音，调而直也。"⓴ "在声为呼"：呼，叫呼。张志聪说："在志为怒，故发声为呼"。㉑ "在变动为握"：变动，这里指病变的表现。握，指抽搐拘挛一类的症状。姚止庵说："肝主筋，筋之用也，人怒则握拳以击是矣。"㉒ "怒伤肝，悲胜怒"：胜，是克伐、抑制的意思。怒为肝志，悲为肺志，金能克木，故悲胜怒。张景岳说："怒出于肝，过则伤肝。悲忧为肺金之志，故胜肝木之怒。悲则抑制怒，是其征也。"㉓ "风伤筋，燥胜风"：风气通于肝，肝主筋，故风伤筋，燥为西方金气，金胜制木，故燥胜风。㉔ "酸伤筋，辛胜酸"：张景岳说："酸走筋，过则伤筋而拘挛。辛为金味，故胜木之酸"。

【语译】岐伯回答说：东方（春季）阳升而生风气，风气生则木气荣，木气能

生酸味，酸味能滋养肝气，肝气能营养筋，肝木能生心火，肝气通于目。阴阳五行变化，在自然界是幽远微妙无穷的，在人则为生命活动规律，在地则为万物的生化；万物生化而生五味，人能知道阴阳变化的道理，就能产生智慧；自然的幽远微妙，无非是阴阳五行的变化。所以阴阳五行变化在天则为风气，在地则为木气，在人体为筋，在五脏为肝；在五色为苍，在五音为角，在五声为呼，在病变为筋脉拘急，在七窍为目，在五味为酸，在五志为怒。怒太过则伤肝，但悲能抑制怒；风太过能伤筋，但燥能抑制风气；酸味太过能伤筋，但辛味能抑制酸。

（三）南夏心火外内相应的功能活动系统

【原文】 南方生热❶，热生火❷，火生苦❸，苦生心❹，心生血❺，血生脾❻，心主舌❼。其在天为热❽，在地为火❾，在体为脉❿，在脏为心⓫；在色为赤⓬，在音为徵⓭，在声为笑⓮，在变动为忧⓯，在窍为舌，在味为苦，在志为喜。喜伤心，恐胜喜⓰；热伤气，寒胜热⓱；苦伤气，咸胜苦⓲。

【注释】 ❶ "南方生热"：南方，夏季之代词。张景岳说："阳极于夏，夏王于南，故南方生热。" ❷ "热生火"：火，指五行的火气。张景岳说："热极则生火也"。❸ "火生苦"：《尚书·洪范》火性实上，炎上作苦。❹："苦生心"：心为火，火味苦，故苦味能养心。❺ "心生血"：《素问·五脏生成篇》说："诸血者皆属于心"，故心主血脉。血奉心神而化，故曰生。❻ "血生脾"：《新校正》云："按《太素》血作脉"。今本《太素遗文》同新校正作"脉生脾"。血，代表心。血生脾，即心生脾。吴崑说："火生土也"。❼ "心主舌"：《灵枢·脉度》篇说："心气通于舌，心和则舌能知五味矣"，故舌为心窍而心主舌。❽ "其在天为热"：其，指阴阳变化，与上文东方"神"同义（下文同）。其在天为热，即阴阳变化，

在天之六气为热。❾ "在地为火"：即阴阳变化在地之五行为火气。❿ "在体为脉"：脉赤，火之象，故在体为脉。⓫ "在脏为心"：心属五脏之火，故在脏为心。⓬ "在色为赤"：吴崑说："象火色也"。⓭ "在音为徵"：徵，读 zhi，如制，五音之二，为南方夏火之音。王冰说："徵为火音，和而美也。" ⓮ "在声为笑"：心在志为喜，故在声为笑。张景岳说："喜则发笑，心之声也。" ⓯ "在变动为忧"：张景岳说："心藏神，神有余则笑，不足则忧"。《太素·遗文》原注云："心之忧在心变动，肺之忧在肺之志，是则肺主于秋，忧为正也。心主于夏，变而生忧也"。⓰ "喜伤心，恐胜喜"：张景岳说："喜出于心，过则伤心。恐为肾志，故胜心火之喜。恐则不喜，是其征也。" ⓱ "热伤气，寒胜热"：吴崑说："壮火食气，故热则气不

足。寒为水气，故胜火热。"**⑱** "苦伤　　火克金也。咸为水味，故胜火之苦。
气，咸胜苦"：苦从火化，故伤肺气，

【语译】南方阳盛而生热，热盛能化生火气，火气能化生苦味，苦味滋养心气，心气能生血，心火能生脾土，心气通于舌。阴阳五行变化，在天为热气，在地为火气，在人体为血脉，在五脏为心；在五色为赤，在五音为徵，在五声为笑，在情志变动为忧，在七窍为舌，在五味为苦，在五志为喜。喜太过则伤心，但恐可以抑制喜；热太过能伤气，但寒气可以抑制热；苦味太过能伤气，但咸味可以抑制苦。

（四）中央长夏脾土外内相应的功能活动系统

【原文】中央生湿**❶**，湿生土**❷**，土生甘**❸**，甘生脾**❹**，脾生肉**❺**，肉**❻**生肺，脾主口**❼**。其在天为湿**❽**，在地为土**❾**，在体为肉**❿**，在脏为脾**⓫**；在色为黄**⓬**，在音为宫**⓭**，在声为歌**⓮**，在变动为哕**⓯**，在窍为口，在味为甘，在志为思。思伤脾，怒胜思**⓰**；湿伤肉，风胜湿**⓱**；甘伤肉，酸胜甘**⓲**。

【注释】❶ "中央生湿"：中央当六月长夏，土润溽暑，大雨时行之时，阳生薄阴，故生湿。**❷** "湿生土"：土，指五行之土气。张景岳注："湿润则土气王而万物生"。**❸** "土生甘"：《尚书·洪范》："土爰稼穑，稼穑作甘。"郑注云："甘味生于百谷，是土之所生，故甘为土之味。"王冰说："凡物之味甘者，皆土气之所生也。"**❹** "甘生脾"：脾属土，土味甘，故甘能养脾。**❺** "脾生肉"：《素问·痹论》曰："脾主身之肌肉"。吴崑说："脾之精气养肉"。**❻** "肉"：肉，代表脾。肉生肺，即脾生肺。马莳说："肺属金。土生金，故肉生肺。"**❼** "脾主口"：王冰说："脾受水谷，口纳五味，故主口。"《灵枢·脉度》篇也说："脾气通于口，脾和则口能知五谷矣"。**❽** "其在天为湿"：阴阳变化在天之六气

为湿。**❾** "在地为土"：即阴阳的变化在地之五行为土气。**❿** "在体为肉"：姚止庵说："体之有肉，犹地之有土。"又张景岳注："肉属众体之土也"。**⓫** "在脏为脾"：脾属五脏之土，故在脏为脾。**⓬** "在色为黄"：土色黄，故在色为黄。**⓭** "在音为宫"：宫，五音之三，为土之音。王冰说："宫土音，大而和也。"**⓮** "在声为歌"：张景岳说："得意则歌，脾之声也。"张志聪说："脾志思，思而得之，则发声为歌。"**⓯** "在变动为哕"：哕，呃逆。吴崑说："脾气作逆，名曰哕。"**⓰** "思伤脾，怒胜思"：张景岳说："脾土为思，过则伤脾。怒为肝木之志，故胜脾土之思。怒则不思，是其征也。"**⓱** "湿伤肉，风胜湿"：脾主肉而恶湿，故湿甚则肉伤。风为木气，故胜土湿。**⓲** "甘伤肉，酸

胜甘"：肉，代表脾。《素问·天元纪大论》"肉"作"脾"。甘味太过则自伤。

张志聪注："味伤形"。酸为木之味，木胜克土，故胜土之甘。

【语译】 中央长夏多雨而生湿，湿能化生土气，土气化生甘味，甘味滋生脾气，脾气能滋养肌肉，脾土能生肺金，脾气通于口。阴阳五行变化，在天为湿气，在地为土气，在人体为肌肉，在五脏为脾；在五色为黄，在五音为宫，在五声为歌，在变动为哕，在七窍为口，在五味为甘，在情志为思。思太过则伤脾，但怒可以抑制思；湿太过则伤肉，但风可抑制湿；甘味太过则伤脾，但酸味能抑制甘。

（五）西秋肺金外内相应的功能活动系统

【原文】 四方生燥❶，燥生金❷，金生辛❸，辛生肺❹，肺生皮毛❺，皮毛❻生肾，肺主鼻❼。其在天为燥❽，在地为金❾，在体为皮毛❿，在脏为肺⓫，在色为白⓬，在音为商⓭，在声为哭⓮，在变动为咳⓯，在窍为鼻，在味为辛，在志为忧⓰。忧伤肺，喜胜忧⓱；热伤皮毛，寒胜热⓲；辛伤皮毛，苦胜辛⓳。

【注释】 ❶ "西方生燥"：西方，秋季之代词。西方主秋金之令，其气化燥。❷ "燥生金"：金，指五行的金气。张景岳说："燥则刚劲，金气所生也。"❸ "金生辛"：《尚书·洪范》曰："金曰从革，从革作辛。"王冰说："凡物之味辛者，皆金气之所生也。"❹ "辛生肺"：肺属金，金味辛，故辛味能养肺。❺ "肺生皮毛"：《素问·痿论》曰："肺主身之皮毛"。王冰说："肺之精气，生养皮毛。"❻ "皮毛"：代表肺。皮毛生肾，即肺生肾。❼ "肺主鼻"：王冰说："肺藏气，鼻通息，故主鼻。"《灵枢·脉度》篇云："肺气通于鼻，肺和则鼻能知香臭矣。"❽ "其在天为燥"：即阴阳变化，在天之六气为燥。张景岳说："气化于天，在西

方为燥。"❾ "在地为金"：即阴阳变化在地之五行为金气。❿ "在体为皮毛"：张景岳说："皮毛属众体之金"。⓫ "在脏为肺"：肺属五脏之金，故在脏为肺。⓬ "在色为白"：白，象金之色，故在色为白。⓭ "在音为商"：商，五音之四，为秋金之音。王冰注："商，金声，轻而劲也。"⓮ "在声为哭"：哭，悲哀声。肺在志为悲，故在声为哭。张景岳注："悲哀则哭，肺之声也"。⓯ "在变动为咳"：邪伤肺，则为咳嗽，故在变动为咳。吴崑注："肺气不利则咳"。⓰ "在志为忧"：姚止庵注："按《素问·宣明五气篇》言，精气并于肺则悲，而此言忧。忧者，愁虑也，情之迫。悲者，哀苦也，情之惨。然悲极则忧，忧极则悲，悲忧同情，故皆为

肺志。"❶ "忧伤肺，喜胜忧"：忧则气消，故伤肺也。喜为心火之志，能胜肺金之忧。喜则神畅，故胜忧也。❶ "热伤皮毛，寒胜热"：张景岳注："热胜则津液耗而伤皮毛，火克金也"，

"水制火也"。但据上下文例，当从《太素·遗文》作"燥伤皮毛，热胜燥"为是。❶ "辛伤皮毛，苦胜辛"：辛主发散，故过于辛者，伤乎皮毛。苦为火味，故胜金。

【语译】 西方阴气敛肃而生燥，燥能化生金气，金气化生辛味，辛味滋生肺气，肺气能滋养皮毛，肺金能生肾水，肺气通于鼻。阴阳五行变化，在天为燥气，在地为金气，在人体为皮毛，在五脏为肺；在五色为白，在五音为商，在五声为哭，在病变为咳，在七窍为鼻，在五味为辛，在情志为忧。忧太过能伤肺，但喜可抑制忧；燥太过能伤皮毛，但热能抑制燥；辛味太过能伤皮毛，但苦能抑制辛。

（六）北冬肾水外内相应的功能活动系统

【原文】 北方生寒❶，寒生水❷，水生咸❸，咸生肾❹，肾生骨髓❺，髓❻生肝，肾主耳❼。其在天为寒❽，在地为水❾，在体为骨❿，在脏为肾⓫，在色为黑⓬，在音为羽⓭，在声为呻⓮，在变动为栗⓯，在窍为耳，在味为咸，在志为恐。恐伤肾，思胜恐⓰；寒伤血，燥胜寒⓱；咸伤血，甘胜咸⓲。

【注释】 ❶ "北方生寒"：北方，冬季之代词。冬季阴气凝冽，故北方生寒。❷ "寒生水"：水，指五行的水气。阴寒气盛，则气凝为水。❸ "水生咸"：《尚书·洪范》曰："水曰润下，润下作咸。"王冰说："凡物之味咸者，皆水气之所生也。"❹ "咸生肾"：肾属水，水味咸，故咸味能养肾。❺ "肾生骨髓"：王冰说："肾之精气，生养骨髓。"❻ "髓"：代表肾。髓生肝，即肾生肝。吴崑注："水生木也。"❼ "肾主耳"：足少阴肾络会于耳中，故耳为肾窍。《灵枢·脉度》篇云："肾气通于耳，肾和则耳能闻五音矣。"❽ "其在天为寒"：即阴阳变化，在天之六气为寒。

❾ "在地为水"：即阴阳变化在地之五行为水。❿ "在体为骨"，张景岳注："骨属众体之水"。⓫ "在脏为肾"：肾属五脏之水，故在脏为肾。⓬ "在色为黑"：黑为水之色，王冰注："象水也"，故在色为黑。⓭ "在音为羽"：羽，五音之五，为冬水之音。王冰注："羽为水音，沉而深也。"⓮ "在声为呻"：呻，呻吟之声。张景岳注："气郁则呻吟，肾之声也。"又张志聪说："呻，伸也。肾气在下，故声欲太息而伸出之。"⓯ "在变动为栗"：栗，战栗。王冰注："甚寒大恐而悉有之"。张志聪说："寒水之气变也"。⓰ "恐伤肾。思胜恐"：恐则精却，故伤肾。思为脾志，土能胜

水，故思能胜恐。**⓱**"寒伤血，燥胜寒"：王冰说："寒则血凝，伤可知也。燥从热生，故胜寒也。"张景岳注："若以五行正序，当云湿胜寒。但湿寒同类，不能相胜，故曰燥寒也。"据上文

例，当从《太素·遗文》"血"作"骨"，"燥"作"湿"。**⓲**"咸伤血，甘胜咸"：咸从水化，故伤心血，水胜火也。甘为土味，故胜咸。但据文例，当从《太素》"血"作"骨"。

【语译】北方阴盛寒凝故生寒，寒能化生水气，水能化生咸味，咸味滋生肾，肾的精气能生骨髓，肾水能生肝木，肾气通于耳。阴阳五行变化，在天为寒气，在地为水气，在人体为骨，在五脏为肾；在五色为黑，在五音为羽，在五声为呻，在病变为战栗，在七窍为耳，在五味为咸，在情志为恐。恐太过则伤肾，但思能抑制恐；寒太过能伤骨，但湿能抑制寒；咸太过能伤血，但甘能抑制咸。

（七）四时五方之征象皆属阴阳的变化

【原文】故曰**❶**：天地者，万物之上下也**❷**；阴阳者，血气之男女也**❸**；左右者，阴阳之道路也**❹**；水火者，阴阳之征兆也**❺**；阴阳者，万物之能始也**❻**。故曰：阴在内，阳之守也；阳在外，阴之使也**❼**。

【注释】❶"故曰"：承上四时五行的总结语。马莳注："由上文四时五方之所生所属，所伤胜者之类观之，亦不外乎天地阴阳五行之妙而已，故此节首以'故曰'承上之。"**❷**"天地者，万物之上下也"：上下，指天地。天位于上为阳，地位于下为阴。因天覆于上，地载于下，万物化生于其间，所以天地是万物的上下。**❸**"阴阳者，血气之男女也"：马莳注："万物生于阳成于阴，而自人言之，血为阴，气为阳。故男为阳而不专有气，且有血，阳中有阴也。女为阴而不专有血，且有气，阴中有阳也。则阴阳在人，即有血气之男女也。"**❹**"左右者，阴阳之道路也"：左右，本指天地运动，古人浑天说以为天

体自东向西旋转，称为右旋。天地左右旋转而后有昼夜四时。天为阳，地为阴，所以说左右是阴阳之道路。**❺**"水火者，阴阳之征兆也"：征，即验证。兆，即见端。吴崑注："阴阳不可见，水火则有其征而兆见者也。"**❻**"阴阳者，万物之能始也"：能，胎之借字。始，即元始、本元的意思。有阴阳而后生万物，万物之胎始，即是万物的最终本原。**❼**"阴在内，阳之守也；阳在外，阴之使也"：守，守持于内。使，役使于外。阴在内而为阳之守，阳在外而为阴之使。其义同《素问·生气通天论》"阴者，藏精而起亟也；阳者，卫外而为固也。"主要是说明阴阳互根、相互为用的道理。

【语译】所以说：天在上为阳，地在下为阴，万物居天地之间；阴阳在人，则男为阳，女为阴，在气血，则气为阳，血为阴；左右是阴阳升降的道路，水火是阴阳的象征和应验，阴阳是万物生成之元始。所以说：阴为阳守持于内，阳为阴运使于外。

【讨论】

1. 四时五脏阴阳：本段运用阴阳五行学说的理论，把自然界有关事物和人体脏腑组织等，进行了有机的联系。"四时五脏阴阳"的理论，也就是以五脏为主体的人与自然变化相适应的五个功能活动系统。

"四时五脏阴阳"的理论，是藏象学说的中心内容。它充分体现出人体内部五脏之间的相互滋生、相互制约的关系，以及人与外在自然环境之间密切联系的整体观念。

五种功能活动系统的形成，主要是与人体适应自然变化这一认识分不开的，这是古人长期通过对"象"的观察而总结出来的，也就是所以名"藏象"的原因。藏象学说中的五脏外应五时，内系六腑、五体、五官等功能活动系统指出了人的生命活动，是受着自然环境等外在因素影响的，当然这些因素仅是人体生命活动的外因，而在生命内部必然有一种相应的活动规律，这就为我们运用近代最新科学成就来整理中医学提示了方向。

文中"阴在内，阳之守也；阳在外，阴之使也"的论述，不仅运用了阴阳学说对人体的生命活动规律进行了概括，而且这种阴阳互根的理论，对病理的分析和临床实践都有着重要的意义。

2. 本段是阐明五行学说应用于中医中比较完整的部分，用以说明人体以五脏为主体的五大功能活动系统与外在环境，包括季节、气候变化及有关事物之间协调统一的关系，这就是中医学的"四时五脏阴阳"的理论观点，也是《内经》理论体系的核心内容。由于这种五行归类法，所涉及自然界事物比较广泛，因此有人认为"但把一切事物按照五行分类的方法都与体内的脏器联系起来，就显得牵强附会、形而上学了。"并且还举五音分属五脏等例来证明。这种说法值得加以研究和商讨。

五行归类的主要精神，从人与自然这方面来说，主要是说明人与自然的协调统一，这是《黄帝内经》理论体系最突出的学术观点，也就是"人与天地相参""天人相应"的理论。但自然界中的各种事物是相当复杂的，这些复杂的事物之间，都存在着相互促进和制约的关系，这是符合生态平衡这一科学理论的。另一方面，五行分类法又把人体的五脏、五腑、五体等联系起来，从而形成了人与自然密切联系的"四时五脏阴阳"理论，说明了人体以五脏为主体，外应四时阴阳等的五大功能活动系统，是藏象学说的核心内容。这就是很难说五行归类法中自然界某些事物是

与人体无关的。就以五星来说，把星宿归属于五行，也无非是用以说明天体运动的规律。正由于天体的运动，才能形成四时阴阳变化，才能有事物的生长化收藏。天地四时变化对人体生命活动的关系是客观存在的，这能说五行归类法中的某些事物是与人体脏腑无关的吗？即就五音对人体神志活动的关系，也是显而易见的，不然何以提倡人要有适当的文娱活动，要有适当的文化生活呢？早在汉代司马迁《史记·乐书》就说过："音乐者，所以动荡血脉，通流精神而和正心也。"因此，在人体生命活动与自然界相关的奥秘，还没有彻底揭示以前，而说"这种五行分类法都与体内的脏器联系起来，就显得牵强附会，形而上学"，未免为时过早。

五、阴阳的病理及调治的方法

（一）阴阳消长是寒热证候发展变化的原因

【原文】帝曰：法阴阳❶奈何？岐伯曰：阳胜则身热，腠理闭，喘麤为之俛仰❷，汗不出而热，齿干以烦冤❸，腹满❹，死，能❺冬不能夏。阴胜则身寒，汗出，身常清❻，数栗而寒，寒则厥❼，厥则腹满，死，能夏不能冬❽。此阴阳更胜❾之变，病之形能❿也。

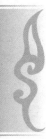

【注释】❶"法阴阳"：法，取法，效法，即仿效的意思。法阴阳，谓取法阴阳以阐明医理。张志聪注："帝言何以取法天地阴阳之气，而为调治之法也。"❷"喘麤为之俛仰"：麤，声义同粗。喘粗，即呼吸而喘息。俛，同俯。仰，俯之反。喘粗为之俛仰，即呼吸困难，身体前俯后仰摆动，是内热亢盛所致。❸"齿干以烦冤"：冤，《太素》作悗。悗，冤古通用。烦冤，即心烦满闷的意思。烦冤与高热无汗、齿干并见，当属热盛阴液涸竭之征。❹"腹满"：腹满为脾土后天之气内绝，故死。❺"能"：同耐，古通用。能冬不能夏，张介宾注："阴竭

中，得冬之助尤可支持，遇夏之热，不能耐受矣。"❻"身常清"：清，寒冷的意思。《素问·脉要精微论》曰："阳气有余为身热无汗，阴气有余为多汗身寒。"阴气有余为阳。阴气衰则表阳不固，故多汗；阳衰不温四肢，故为身寒。❼"数栗而寒，寒则厥"：数，音shuo溯，频数的意思。栗，战栗。厥，这里是指四肢厥冷。阴胜内外皆寒，故四肢厥冷。❽"能夏不能冬"：阳衰者，喜暖恶寒，故耐夏不能冬。❾"更胜"：更，更迭。更胜，即迭为胜负，也就是阴胜阳病，阳胜阴病。❿"形能"：能，读如态。形能，即生态。

【语译】黄帝说：人体怎样效法阴阳的变化法则呢？岐伯说：阳气亢盛的就要发热，由于腠理闭塞，热郁于内，则喘促气粗，呼吸困难而前屈后仰，因汗不出而热更盛，津液干枯则牙齿干燥，邪热内扰则烦躁闷乱，如果再见到腹满，则预后往往不良。这种病，如在冬季，或许还能支持，在夏天就不能耐受了。阴气亢盛的则恶寒，由于阳虚不能固表就出汗多，身体常常清冷，经常战栗而寒。如再见到四肢厥冷，腹部胀满的，则为危象。这种病，如在夏季，或许还能支持，在冬天就不能耐受了。这就是阴阳更迭胜负表现出的病理变化和临床表现。

（二）知阴阳偏衰而调之则寿命无穷

【原文】帝曰：调此二者❶奈何？岐何曰：能知七损八益❷，则二者可调，不知用❸此，则早衰之节❹也。年四十，而阴气自半也❺，起居衰矣；年五十，体重，耳目不聪明矣❻；年六十，阴痿❼，气大衰，九窍不利❽，下虚上实❾，涕泣俱出矣。故曰：知之则强，不知则老❿，故同出而名异耳⓫。智者察同，愚者察异，愚者不足，智者有余⓬，有余则耳目聪明，身体轻强，老者复壮，壮者益治。是以圣人为无为⓭之事，乐恬憺之能，从欲快志于虚无之守⓮，故寿命无穷，与天地终，此圣人之治身也。

【注释】❶"调此二者"：调，即调整、协调。二者，指阴阳。张介宾注："帝以阴阳为病俱能死，故问调和二者之道。"❷"七损八益"：历代注家看法不一，这里仅从丹波元简的解释，他是根据男女的生长发育过程，凡成长的阶段为益，衰老的阶段为损来解释的。他说："《天真论》云'女子五七，阳明脉衰；六七，三阳脉衰于上；七七任脉衰，此女子有三损也。丈夫五八肾气衰，六八阳气衰于上，七八肝气衰，八八肾气衰齿落，此丈夫有四损也。三四合为七损矣。女子七岁肾气盛，二七天癸至，三七肾气平均，四七筋骨坚，此女子有四益也。丈夫八岁时肾气实，二八肾气盛，三八肾气平均，四八筋骨隆盛，此丈夫有四益也。四四合为八益矣。"❸"用"：运用，亦即上文"调"的意思。此承上文七损八益而言。吴崑注："知七损八益盛衰之期而行持满之道，则阴阳寒热二者可调，不知用此，则早衰之节次也。下文遂言早衰之节"。❹"节"：节次，即阶段、次第的意思。据下文义，十年为一节次。❺"年四十，而阴气自半也"：据《素问·上古天真论》女子五七，男子五八，是肾气由盛转衰的转变时期，所以这里的自半，是指男女生长发育之半，年四十亦是大概之辞。阴气，当指肾气，也就是真气。❻"年五十，体重，耳目不聪明矣"：年五十，脾、肾、肝气皆衰，故体重，活动不便；肾气衰，故耳不聪；

肝气衰，则目不明。❼ "年六十，阴痿"：痿，通萎，枯萎也。阴痿，即阳事不举，又叫阳痿。张志聪说："人年六十，已逾七八之期，天癸竭，肾气大衰，而阴事痿矣"。❽ "九窍不利"：张志聪注："九窍为水注之气，精水竭而精气衰，则九窍为之不利也。" ❾ "下虚上实"：李念莪注："下虚者，少火虚也。下实者，阴乘阳也。涕泣俱出，阳衰不能摄也。"据此上虚下实，即下焦命火不足，阴液不化而蓄积于上，阳气不摄，故涕泣俱出。❿ "知之则强，不知则老"：知，是知损益之道。老是衰老。知损益之道，则身体强健，不知损益之道，则过早衰老。⓫ "同出而名异耳"：同出，当指阴阳二气同出于先天真气，名异，当指阴和阳异名。同出而异名，即阴阳二气同出于真气，而有阴与阳的异名。⓬ "智者察同，愚者察异，愚者不足，智者有余"：察，作见识解，智者的认识，是符合养生之道的，而愚笨的人，不懂得保养真气，就不免早衰。张景岳注："智者所见，皆合于道，故察同。愚者闻道而笑，而各是其是，故察异。" ⓭ "无为"：道家语，与《素问·上古天真论》"外不劳形于事，内无思想之患，以恬愉为务，以自得为功"同义。⓮ "从欲快志于虚无之守"：守，当作字，居也。少欲，所以能从心，乐观所以能快志。虚无之居，即上文无为。

【语译】 黄帝说：调摄阴阳偏衰的方法是怎样的呢？岐伯说：能够知道七损八益的道理，则阴阳就可以调摄，不知道运用这些道理，就会依节而早衰。当人年到四十岁左右，是肾气盛衰的中半，起居动作渐见衰退，到50岁左右，身体自觉沉重，行动不灵活，耳目也不够聪明了；到了60岁，肾气大衰，阳痿不举，九窍不通利，由于阳衰于下，阴实于上，眼泪、鼻涕会经常流出。所以说：知道协调"七损八益"的道理而养生的人，身体就会保持强健，不知道调摄七损八益的人，身体就会衰老。所以人同是本于天地阴阳二气而生，但却出现了强弱的不同情况。智者的认识符合养生之道，而愚笨的人，不懂得保养真气，就不免早衰。因而愚人肾气常不足，智人肾气常饱满。肾气饱满则耳目聪明，身体轻快而强健，年老了还能保持强壮，强壮的人就更加健壮了。所以懂得养生之道的人，不做无益于养生的事，以安闲清静为乐，保持少欲和乐观的境地，所以寿命可以长久，这就是圣人保命养生的方法。

（三）人体左右手足目功能差异的原因

【原文】 天不足西北，故西北方阴也，而人右耳目不如左明也❶。地不满东南，故东南阳也，而人左手足不如右强也❷。帝曰：何以然？岐伯曰：东方阳也，阳者其精并于上，并于上，则上明而下虚，故使耳目聪明，而手足不便也❸。西方阴也，阴者其精并于下，并于下，则下盛而上虚，故其耳目不聪明，而手足便也❹。故俱感于邪，其在上则右甚，在下则左甚，此天地阴阳所不能全也，故邪居之❺。

【注释】❶"天不足西北，故西北方阴也，而人右耳目不如左明也"：王冰注："在上故法天"。高士宗说："圣人寿命与天地终，则人之形体即天地之形体也。天为阳，人身耳目为阳，天不足于西北，是阳体不足于阴方，故西北方阴也。人身右为西北，而人右耳不如左耳之明也。"❷"地不满东南，故东南阳也，而人左手足不如右强也"：张景岳说："天为阳，西方阴方，故天不足西北。地为阴，东南阳方，故地不满东南。日月星辰，天之四象，犹人之有耳目口鼻，故耳目之左明于右，以阳胜于东南北也。水火土石，地之四体，犹人之有皮肉筋骨，故手足之右强于左，以阴强于西北也。"❸"东方阳也，阳者其精并于上，并于上，则上明而下

虚，故使耳目聪明，而手足不便也"：并，聚也。高世栻云："人身南面而立，左东右西，左者乃东方阳也，阳者，其精并于上，并于上则上明则下虚，故使左耳聪明，而左手足不便也。"❹"西方阴也，阴者其精并于下，并于下，则下盛而上虚，故其耳目不聪明，而手足便也"：高士宗说："右者乃西方阴也，阴者，其精并于下，并于下，则下盛而上虚，故其右耳目不聪明，而右手足强也。"❺"故俱感于邪，其在上则右甚，在下则左甚，此天地阴阳所不能全也，故邪居之"：俱，兼上下而言。张景岳注："夫邪之所凑，其气必虚。故在上则右者甚，在下则左者甚。盖以天之阳不全于上之右，地之阴不全于下之左，故邪得居之而病独甚也。"

【语译】天气是不足于西北方的，所以西北方属阴，而人的右耳目也不及左边的聪明，地气是不足于东南方的，所以东南方属阳，而人的左手不及右边为强。黄帝问道：这是为什么？岐伯回答说：东方属阳，阳主升，所以人体的精气聚集于上部，聚集于上则上部盛而下部虚弱，所以使耳目聪明，而手足不便利。西方属阴，阴主降，所以人体的精气聚集于下部，聚集于下则下部强盛而上部虚弱，所以耳目不聪明而手足反便利。如果左右同样感受了外邪，在上部则身体的右侧较重，在下部则身体的左侧较重，这是天地阴阳之不能全，而人身亦有阴阳左右之不足，所以邪气就能乘虚而居留了。

（四）人身五脏法象天地治亦当应之

【原文】故天有精❶，地有形❷；天有八纪，地有五里❸，故能为万物之父母。清阳上天，浊阴归地，是故天地之动静，神明为之纲纪❹，故能以生长收藏，终而复始。惟贤人上配天以养头，下象地以养足❺，中傍人事以养五脏❻。天气通于肺❼，地气通于嗌❽，风气通于肝❾，雷气通于心❿，谷气通于脾⓫，雨气通于肾⓬。六经为川⓭，肠胃为海⓮，九窍为水注之气⓯。以天地为之阴阳，阳之汗，以天地之雨名之⓰；阳之气，以天地之疾风名之⓱。暴气象雷⓲，逆气象阳⓳。故治⓴不法天之纪，不用地之理，则灾害至矣。

【注释】❶ "故天有精"：故，承上文人身法天地而言。精，指阴阳五行之精气。古人认为日为阳精之宗，月为阴精之宗。金、木、水、火、土五大行星为五行精气的本原，所以说天有精。❷ "地有形"：形，指万物之形体。在天五行的精气，降于地而成万物之形，故说地有形。❸ "天有八纪，地有五里"：立春、立夏、立秋、立冬、春分、秋分、冬至、夏至为八节之纪。里，通理。高士宗说："东、南、西、北、中，五方之道理也。"马莳注："天有八节之纪，地有五行之道，故天以精，地以形，形气相感，而化生万物，所以为万物之父母。"❹ "神明为之纲纪"：神明，指阴阳变化。故天地动静变化，神明为之纲纪耳。❺ "惟贤人上配天以养头，下象地以养足"：配，这里即"象"的同义词，即比象的意思。上，指身半以上；下，指身半以下。在上者法天之清，犹天气之宜降；在下者法地之静，犹地气之上升。清静有常，升降相因，则头目清明，腰脚轻健。❻ "中傍人事以养五脏"：傍，依附，亦比喻的意思。人事，指人气的变化。《素问·气交变大论》云："通于人气之变化者，人事也。"张景岳说："五气运行于中，五脏傍人事以养其和。"❼ "天气通于肺"：天气，即呼吸之气。《素问·六节脏象论》说："天食人以五气，……五气入鼻，藏于心肺……"。《素问·太阴阳明论》也说："喉主天气，"是即天气通于肺也。❽ "地气通于嗌"：嗌，咽也。《甲乙经》作"咽"。《素问·六节脏象论》说："地食人以五味，五味入口，藏于肠胃"；《素问·太阴阳明论》说："咽主地气"，是则地气通于嗌也。❾ "风气通于肝"：风为木气，肝属木，同气相求也。❿ "雷气通于心"：雷，火声。心为火脏，同气相求，故雷气通于心。⓫ "谷气通于脾"：谷气，当作山谷土气解。吴崑云："山谷之气，土气也，是谓山岚瘴气。脾土其类也，故谷气通于脾。"⓬ "雨气通于肾"：雨气，寒水之气。肾为水脏，故雨气通于肾。⓭ "六经为川"：川，河流。六经，指三阳三阴经脉。张介宾注："六经者，三阴三阳也，同流气血，故为人之川。"⓯ "肠胃为海"：肠胃容纳水谷，故为水谷之海。⓰ "九窍为水注之气"：张景岳注："水注之气，言水气之注也。如目之泪，鼻之涕，口之津，二阴之尿秽皆是也。虽耳若无水，而耳中津气湿而成垢，是即水之所致。气至水必至，水至气必至，故言水注之气。"⓱ "以天地为之阴阳，阳之汗，以天地之雨名之"：张介宾注：

"雨即人不汗，汗即天之雨，皆阴精之所化，知雨之为义，则可言汗矣"。⓲ "阳之气，以天地之疾风名之"：气本属阳，阳胜则气急，故天地之疾风名之。⓳ "暴气象雷"：暴气，暴悍之气。张景岳注："天有雷霆，火郁之发也。人有刚暴，怒气之逆也，故语曰雷霆之怒。"⓴ "逆气象阳"：阳，火也。上逆之气象阳气之升腾。㉑ "治"：治身。即调养身体的意思。

【语释】所以天降精气以施化，地布和气以成形；天有八节之纲纪，地有五方五行的道理，因此，天地是万物生化的根本。无形的清阳上升于天，有形的浊阴下归于地。所以天地的运动与静止，是由阴阳神明变化为纲纪，而能使万物春生、夏长、秋收、冬藏，终而复始。唯有懂得这些道理的人，身体上部能效法天之清以养头目，身体下部能效法地之静以养足，身体内部依附人气之变化以和五脏之气。天的清气通于肺，地之谷气通于嗌，风木之气通于肝，雷火之气通于心，水谷土气通于脾，雨水之气通于肾。六经犹如河川，肠胃犹如大海，上下九窍为水气之所注。如以天地阴阳来比人身，则阳气发泄的汗，像天的下雨；阳盛之气，像天地的疾风；暴怒之气，像有雷霆；上逆之气，像阳热的火。所以调养身体和治疗疾病如不取法于天地的道理，那疾病就会发生了。

【讨论】

关于"无为"的道家思想　本段第二小节所反映的道家无为思想，也就是老子所说的"道常无为而无不为"。这种思想与《素问·上古天真论》中的"恬憺虚无""呼吸精气，独立守神，故能寿蔽天地，无有终时"等的精神是一贯的。正如《素问集注》引高士宗语："此节照应首篇之圣人，外不劳形于事，内无思想之患，以恬愉为务，以自得为功，精神不散，亦能寿蔽天地，无有终时。"可见《黄帝内经》理论体系的形成，是受着古代道家思想影响的。

六、临床诊治取法于阴阳

（一）外邪致病的规律及发病的特点

【原文】故邪风之至❶，疾如风雨，故善治者治皮毛❷，其次治肌肤❸，其次治筋脉❹，其次治六府❺，其次治五脏，治五脏者，半死半生也❻。故天之邪气，感则害人五脏❼；水谷之寒热，感则害于六府❽；地之湿气，感则害皮肉筋脉❾。

【注释】❶"邪风之至"：邪风，这里指邪气，即泛指六淫之邪。至，侵入的意思。❷"故善治者治皮毛"：指外邪侵入，开始伤在皮毛气分，所以善于治病的医生，应当早期发现，急用助阳气以宣散其邪的方法，不使病邪深入。❸"其次治肌肤"：邪在皮毛，留而不去，则入于肌肤，所以治其肌肤，是技术较差的治法。❹"其次治筋脉"：邪客肌肤，留而不去，则入于经络，所以治其经络，是技术再差医生之所为。❺"其次治六府"：邪入于经，留而勿治，则内传入六腑，所以说治其六腑，是水平更差的医生的治法。❻"其次治五脏，治五脏者，半死半生也"：邪入五脏，病势已重，所以直等到邪入五脏而治，则用力多而成功少，吉凶相半了。❼"故天之邪气，感则害人五脏"：天之邪气，即虚邪贼风。虚邪贼风侵犯人体，多从皮毛而入，最后会伤及五脏。❽"水谷之寒热，感则害于六府"：水谷之寒热，指饮食失节，或过寒，或过热。张志聪注："水谷入胃，寒温不适，饮食不节，而病生于肠胃，故害于六腑。"❾"地之湿气，感则害皮肉筋脉"：阴湿之邪，从外侵犯人体，所以感则害人皮肉筋脉。

【语译】所以邪风侵袭人体，势如疾风暴雨。因而善于治病的医生，当邪气在皮肤的时候，就给予治疗；技术较差的，到邪气进一步侵入皮肤时，才给予治疗；技术再差一些的，要到邪气侵入筋脉的时候才治疗；更差的，等到邪气已入六腑时，才知道给予治疗；最差的，直到邪气已入五脏时，才想到给予治疗。一般来说，当病邪深入五脏，病势已经相当严重了，这时即使给予治疗，也只有一半治愈的希望。所以自然界邪气侵袭人体，每多先犯皮毛，渐次深入而伤人五脏；饮食寒热不当，多由胃肠而伤害六腑；而居处潮湿之地湿气侵袭，则多伤害人体的皮肉、筋脉。

（二）针治及诊法法于阴阳

【原文】故善用针者，从阴引阳，从阳引阴❶，以右治左，以左治右❷，以我知彼❸，以表知里，以观过与不及之理，见微得过❹，用之不殆❺。善诊❻者，察色按脉，先别阴阳❼；审清浊而知部分❽；视喘息❾，听音声而知所苦❿；观权衡规矩⓫而知病所主；按尺寸，观浮沉滑涩而知病所生⓬。以治无过⓭，以诊则不失矣。

【注释】❶"故善用针者，从阴引阳，从阳引阴"：引，引邪气外出。阴，指内脏、五脏、阴经、胸腹部、下部等。阳，指体表、六腑、阳经、背部、上部等。所以，从阴引阳，从阳引阴的治疗原则，在临床上可运用于多种情况。比如，从阳引阴，可以取背部的腧穴，以治五脏的病，也可以取阳经的穴位，治疗阴经的病。也可以取上部的穴位，治疗下部的病。这是因为人身的阴阳气血，是外内交相贯通的。正如张志聪说："此言用针者，当取法于阴阳也。夫阴阳气血，外内左右，交相贯通。"《灵枢·终始》篇说："病在上者阳也，病在下者阴也"，又说："病在上者，下取之；病在下者，高取之。病在头者，取之足。病在足者，取之腘。"说的都是这个原则。❷"以右治左，以左治右"：三阴三阳经脉左右交叉，互相贯通，故在施治时，可以左病刺右，右病刺左，此即缪刺之法。❸"以我知彼"：我，医生。彼，病人。意即医生以自己的正常情况来推断病人的病况。❹"见微得过"：微，指病之初起。过，指病变。见微得过，即见病之初起，就可以

知道病的病位及其发展的趋势。❺"用之不殆"：殆，危也。用之不殆，即运用上述的办法，就不会发生病情延误的危险。❻"善诊"：张介宾注："诊之一字，所该者广，如下文审清浊，知部分，视喘息，听声音，观权衡规矩，总皆诊法，非独指诊脉为言也，然无欲辨明阴阳耳。"❼"察色按脉，先别阴阳"：疾病本于阴阳的偏胜偏衰，所以善于诊察疾病的医生，首先要辨别阴阳。❽"审清浊而知部分"：而，抑也。《韵会》："抑，又之辞也。"审清浊而知部分，即既要审清浊，又要知部分的意思。清浊、部分都是指色诊。吴崑注："色清而明，病在阳分，色浊而暗，病在阴分。"部分，即面色的五色分部，见《灵枢·五色》篇。❾"视喘息"：姚止庵注："乃喘息亦音声，何以言视？盖气喘则身心动，轻者呼多吸少而已，重则瞪目掀鼻，耸胁抬肩，故不但听其呼吸之声，而必视其呼吸之状。"❿"听音声而知所苦"：苦，病苦。病苦在内，但声发于外，所以视喘息，听声音，就能知道其病苦所在。⓫"观权衡规矩"：权为称锤，衡为称杆，作圆

之器曰规，为方之器曰矩。一般多指四时脉象而言，即《素问·脉要精微论》所说："春应中规，夏应中矩，秋应中衡，冬应中权。"观察四时所主之脉象，可知病之所主在何脏。⓬"按尺寸，观浮沉滑涩而知病所生"：尺，指尺肤。

寸，指寸口。尺肤即前臂之皮肤；寸口，即桡动脉。切按寸口、尺肤部浮沉滑涩，可知病之所生。⓭"以治无过"：过，失也。差误的意思。意即诊法无差误，即治疗亦无失。

【语译】 所以善于用针治病的医生，当病在阳时，治其阴以引阳分之邪，病在阴时，治其阳以引阴分之邪。取右侧的穴位，治左边的病；取左侧的穴位，治右边的病。以医生自己的正常情况来衡量病人的反常情况，从外在症状，探知其内在的病变，如果以此来观察疾病的太过与不及的机制，那么就可以从疾病初起时轻微的表现，知道病变的真实所在。能这样运用，就不致贻误诊治，致使病情发展到危险境地。对于善于诊断疾病的医生，诊察病人的色泽及切按病人的脉象时，必须先要辨别疾病的阴阳；审察色泽的清明或晦浊，察看头面各部分所属的脏腑，以得知病变所属之脏腑。望病人的呼吸和听病人的声音，可以得知患者的痛苦所在；诊四时脉象的正常与否，而知病为何脏所主；诊尺肤的滑涩以及按寸口脉的浮沉，可以知道疾病发生的原因，能够这样进行诊断，就不会发生差误，治疗也就没有过错了。

（三）治疗原则法于阴阳

【原文】 故曰：病之始起也，可刺而已；其盛，可待衰而已❶。故因其轻而扬之，因其重而减之，因其衰而彰之❷。形不足者，温之以气；精不足者，补之以味❸。其高者，因而越之❹；其下者，引而竭之❺；中满者，泻之于内❻；其有邪者，渍形以为汗❼；其在皮者，汗而发之❽；其慓悍者，按而收之❾；其实者，散而泻之❿。审其阴阳，以别柔刚⓫，阳病治阴，阴病治阳⓬，定其血气，各守其乡⓭。血实宜决之⓮，气虚宜掣引之⓯。

【注释】 ❶"病之始起也，可刺而已；其盛，可待衰而已"：盛，谓病热猖獗。衰，指病势减退。已，止也。在病之始起，邪气未盛，可刺而止之。病邪方盛则正气微，可待其衰后刺而止之，则不伤正气。❷"故因其轻而扬之，因其重而减之，因其衰而彰之"：因，根据、

按照的意思。轻，轻浮。重，沉、实。轻重指病邪而言。衰，虚弱，指正气。扬，发散。减，泻法。彰，补益之法。扬、减、彰，均指治法。此三句是因势利导的总原则。张介宾注："轻者浮于表，故宣扬之，而使气血复彰之。"❸"形不足者，温之以气；精不足者，补之以味"：

此言彰之之法。形不足者，为阳之衰，非气不足以达表而温之。精不足者，为阴之衰，非味不足以实中而补之。❹ "其高者，因而越之"：高，胸之上也，这里指病邪而言，如痰涎壅塞于胸中之类。越之，马莳谓"吐之使上越也"。越，引邪而上，因势利导法。然这里的越，不仅指吐法，亦包括针刺在内。如《灵枢·五邪》篇说："邪在肺则皮肤痛，寒热，上气喘，汗出，咳动肩背……取缺盆中以越之"。❺ "其下者，引而竭之"：下，与上文高相反，谓病邪在下焦。竭，祛尽邪气。引而竭之，或利其小便，或通其大便，使之尽出而不留。❻ "中满者，泻之于内"：中满，谓胸腹胀满。泻，吴崑解为消，即清导。注云："此不在高，不在下，故不可越，亦不可竭，但当泻之于内，消其坚满是也。"❼ "其有邪者，渍形以为汗"：渍形，有两种解释：一、指以热水、药汤，浸浴肢体。二、指汗多，马莳说："其有邪者，当从汗之，而其汗颇多，其形似渍也。"本句即邪在下表，用汤液浸渍，取汗以去其邪。❽ "其在皮者，汗而发之"：在皮，指邪在皮毛，若邪在皮毛，取汗而散发其邪。❾ "其慓悍者，按而收之"：慓悍，言邪气急暴，不受约束。

按，抚也。收，敛也。腠理不固，汗出不止，阳气浮越，不受约束，不循正道，故宜按抚阳气，收敛肌表，以达到止汗的目的，故云"按而收之"。❿ "其实者，散而泻之"：表实的宜散，里实的宜泻。⓫ "审其阴阳，以别柔刚"：柔刚，即阴阳之性。李念莪说："审病之阴阳，施药之柔刚。"这里是说，滋补之剂为柔，攻邪之剂为刚；补法为柔，泻法为刚。⓬ "阳病治阴，阴病治阳"：如《素问·至真要大论》曰"诸寒之而热者取之阴，热之而寒者取之阳。"启玄子曰："益火之源，以消阴翳。壮水之主，以制阳光。"皆阳病治阴，阴病治阳之道也，亦上文从阴引阳，从阳引阴之义。⓭ "定其血气，各守其乡"：定，安定。乡，故居。定其血气，各守其乡，即使气血安定，回到它们原来的位置，就能使不平衡的病理状态，回复到平衡的生理常态。⓮ "血实宜决之"：血实，指瘀血。决，决破使行，包括破血及放血等疗法。⓯ "气虚宜掣引之"：掣，挈古通用。姚止庵注："以用牵物也"。气虚的，应当导引其气，如气虚的用升阳提举的方法；下气虚弱，用收纳的方法；中气虚的，用温补的方法等。

【语译】所以说，病初起的时候，可用针刺而止；如果是病势很盛，可待病邪稍衰刺之而止。所以病邪轻的，用轻扬宣散的方法；病邪重的，用泄泻削减的方法；体虚的，用补益的方法使气血复彰；形体虚弱的，要用气分药以温补之；精不足的，要以厚味药补之。病邪在上，可用吐法，使病邪从上而越出；病邪在下的，可通利大小便而除之；病邪在中部而见胀满的，可用泄泻或消导，消其坚满于内。如其邪在表的，可用汤液浸渍取汗，以去其邪；病邪在皮肤的，可用发汗，发而散之；病邪急暴的，可按不同的情况，抑制收引之。邪实之证，在表宜用散法，在里宜用泻法。总之，必须详细审察病的属阴属阳，辨别疾病是柔是刚，如果是阴虚而阳盛的，要治其阴，阳虚而阴盛的，要治其阳。确定病邪之在气在血，血实的，宜决之使行，气虚的，宜用导引之法。

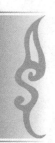

小　　结

1. 本篇扼要地阐明了阴阳的基本概念，指出物质世界的一切事物，是不断地在运动、变化、生长和消亡的。事物的这种变化的根源，就在于事物本身相互对立统一的阴阳双方的运动。

2. 用阴阳学说的观点分析了天地、水火、清浊等阴阳属性，以云雨的形成，说明了阳主升，阴主降，阳主表，阴主里等阴阳表里升降的特性，同时进一步联系到人体生理活动。这些理论对临床实践和后世医学的发展，都有着重要的意义。如李东垣的脾胃升降学说，黄元御的五脏升降理论等，与本篇的阴阳升降理论是分不开的。

3. 精、气、形之间转化关系，充分地体现了阴阳依存、互根、转化的观点，对中医学理论的发展以及指导临床有深远的影响。张景岳所说的"善补阳者，必于阴中求阳，则阳得阴助而生化无穷；善补阴者，必于阳中求阴，则阴得阳升而泉源不竭"和"善治精者，能使精中生气；善治气者，能使气中生精"等理论，就是精气转化理论在临床治疗法则的运用和发挥。又如中药学中的升降沉浮理论，也是由此而发展起来的。

4. 本篇运用五行属性的归类法，把自然界有关的事物与人体以五脏为主体的五大功能活动系统联系起来，形成了"四时五脏阴阳"的理论，成为中医理论体系的核心，反映"人与天地相参"的学术观点。

5. 因为人体是一个阴阳对立统一运动体，因而无论诊断和治疗，都运用阴阳的理论来进行分析和调治，从而提出了许多指导临床诊断和治疗的法则。

复习思考题

1. "治病必求于本"的"本"，含义是什么？为什么治病必须求其本？

2. 怎样体会阴阳的概念及阴阳对立、消长、互根、转化、升降的规律？

3. 据上下文义，"壮火""少火"的含义是什么？为什么说"壮火之气衰，少火之气壮"？后世对此又是怎样理解的？

4. "阴胜则阳病，阳胜则阴病，阳胜则热，阴胜则寒"，对于临床有什么指导意义？举例说明之。

5."重寒则热，重热则寒"，张景岳解释为阴阳理论上的真假寒热，对吗？为什么？

6.阳胜病和阴胜病一般发展规律怎样？为什么前者"能冬不能夏"，后者"能夏不能冬"？

7.什么叫"七损八益"？

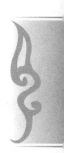

第9章　脏象学说

　　脏象学说，这是中医理论最核心的内容，可以这样说没有脏象学说，就没有中医。《黄帝内经》中关于脏象理论很丰富亦很多，现简介如下。

第一节　灵兰秘典论篇第八　（27~29日）

一、概说

　　"灵兰"，即灵台兰室，是古代帝王藏书之所。"秘典"，即秘藏之典籍。黄帝认为本篇内容非常重要，必须藏之于灵兰之室，很好地保存起来，以便流传后世，故名"灵兰秘典论"。

　　本篇的主题思想是通过对十二脏生理功能、心的主导作用和十二官之间相互关系的论述，阐发"藏象学说"中人体内环境整体活动的观点。

　　本篇主要内容如下。

　　1. 论述了六脏六腑的功能，并以旧时封建王朝的官职为比喻，形象地指出这十二官在生理上的分工合作。

　　2. 阐明了十二官之间的相使关系，着重指出人体整体活动是以心主神明为主宰的。

　　3. 指出本篇的内容是"精光之道，大圣之业"，因此，必须藏之灵兰之室，以便保存，流传后世。

二、十二脏的相使、贵贱

　　【原文】黄帝问曰：愿闻十二脏❶之相使❷，贵贱❸何如？岐伯对曰：悉❹乎哉问也，请遂言❺之：心者，君主之官❻也，神明❼出焉。肺者，相傅❽之官，治节出焉❾。肝者，将军之官，谋虑出焉❿。胆者，中正⓫之官，决断出焉⓬。膻中⓭者，臣使之官⓮，喜乐出焉⓯。脾胃者，仓廪⓰之官，五味出焉⓱。

大肠者，传道⑱之官，变化出焉⑲。小肠者，受盛⑳之官，化物出焉㉑。肾者，作强之官，伎巧出焉㉒。三焦者，决渎之官，水道出焉㉓。膀胱者，州都㉔之官，津液藏焉，气化则能出矣㉕。凡此十二官者，不得相失㉖也，故主明则下安㉗以此养生则寿，殁世不殆㉘，以为天下则大昌㉙。主不明，则十二官危，使道㉚闭塞而不通，形乃大伤，以此养生则殃，以为天下者，其宗㉛大危，戒之戒之。

【注释】❶ "十二脏"：脏，指广义的脏，包括六脏和六腑。张介宾说："脏，藏也，六脏六腑，总为十二。分言之，则阳为腑，阴为脏。合言之，则皆可称脏，犹言库藏之藏，所以藏物者。"❷ "相使"：即相互使用的意思。这里是指十二脏在功能活动中相互联系，互为所用。❸ "贵贱"：即主从，主为贵，从为贱。❹ "悉"：详尽的意思。❺ "遂言"：遂，尽也、徧也。遂言，即全面叙述的意思。❻ "君主之官"：君主，古代帝王。官，处理国事的职称。下同。心统领周身血气之运行，制使四肢百骸之活动，为五脏六腑之大主，故比喻为"君主"。❼ "神明"：指精神意识，聪明智慧。❽ "相傅"：相，佐助的意思。傅，辅助。相傅，此指古代官名，如相国、宰相、太傅、少傅等，皆辅助君主而治国者。❾ "治节出焉"：治，治理。节，节制、调节。治节，即管理事物，井然有序而不乱的意思。肺之所以治节出焉，张介宾说："肺主气，气调，营卫脏腑无所不治，故曰治节出焉。"❿ "肝者，将军之官，谋

虑出焉"：此以将军的性格来比喻肝脏的功能。吴崑说："肝气急而志怒，故为将军之官。"谋虑，深谋远虑，筹划对策的意思。恽铁樵注："肝主怒，拟其似者，故曰将军，怒则不复有谋虑，是肝之病也。从病之失职，以测不病时之本能，故谋虑归诸肝。"⓫ "中正"：刚毅正直，不偏不倚，谓之中正。王冰说："刚正果决，故官为中正。"⓬ "决断出焉"：决断，决定判断，是指对事物处理做出最后的决定。张介宾注："胆禀刚果之气，故为中正之官，而决断所出。"⓭ "膻中"：这里即心包络，为心之宫城。⓮ "臣使之官"：奉行君主命令，代心行令，所以称"臣使之官"。⓯ "喜乐出焉"：喜是心志，膻中代君主宣布，故喜乐出于膻中。⓰ "仓廪"：谷藏曰仓，米藏曰廪。仓廪，即藏粮之所。仓廪之官，即管理粮食仓库的官吏。脾主运化，胃司受纳，为水谷之海，故脾胃为仓廪之官。⓱ "五味出焉"：五味，指水谷精气而言。张隐庵注："五味入胃，脾为转输，以养五脏气，故五味出焉。"⓲ "传道"：即传导。王冰注：

"谓传不洁之道"，即大肠是传送糟粕之道。❶"变化出焉"：变化，指食物残渣变化为粪便。高世栻注："食化而变粪，故变化由之出焉。"❷"受盛"：盛，读如成，受物也。受盛，即承受容纳。小肠位于胃下，承受胃中下移的水谷。❷"化物出焉"：指消化饮食和分别清浊的意思。❷"肾者，作强之官，伎巧出焉"：作强，即作用强力。伎，同技。伎巧，主要指智力而言。吴崑说："作强，作用强力也；伎，多能也；巧，精巧也。"唐容川《医经精义》说："盖髓者，肾精所生，精足则髓作，髓在骨内，髓作则骨强，所以能作强，而才力过人也。精以生神，精足神强，自多伎功。髓不足者，力不强，精不足者，智不多。"❷"三焦者，决渎之官，水道出焉"：决，通也。渎，水道也。决渎，水流的通道。张介宾注："上焦不治，则水泛高原；中焦不治，则水留中脘；下焦不治，则水乱二便。三焦气治，则脉络通而水道利，故曰决渎之官。"❷"州都"：

州，与洲通，水中可居之处叫洲，小洲叫都。都，或作渚，古通用，并为蓄水之处。❷"气化则能出矣"：气化，指阳气对水液的蒸化作用。张介宾注："津液之入者为水，水之化者由气，有化而入，而后有出，是谓气化则能出矣。"❷"相失"：即被此失去正常的协调关系。❷"故主明则下安"：主，指心为君主之官。明，谓心主神明和主血的功能正常。下，泛指心以外的脏腑。安，相安无事，这里指功能活动正常。意谓：心的功能有强健，十二脏腑在心的统一领导下，功能活动就正常。❷"殁世不殆"：殁，通没，终也。殁世，终身的意思。殆，危也。殁世不殆，即终身而不致危殆。❷"昌"：盛也。吴崑注："以此而为天下，则君明臣良，万方承化，天下治而大昌矣。"❸"使道"：脏腑相使之道，即十二脏相互联系的道路。❸"宗"：指宗庙社稷，这里引申为国家的统治地位。

【语译】黄帝问道：愿听你讲讲人体十二脏腑功能的相互联系。它们的主次地位是怎样的？岐伯回答说：你问得很详尽呀！我就全面地说一下吧！心，是人体最高的统领，如君主一样，人的思维意识、聪明智慧，都是从心产生出来的。肺，比如宰相，协助心君治理调节一身的气血。肝，比如智勇的将军，计谋产生于肝。胆性刚毅正直，不偏不倚，而能决善断。膻中，比如心君的内臣，心君的喜乐意志，都由膻中传布。脾与胃，比如管理粮食仓库的官吏，主管水谷的消化，输布和贮藏。大肠职司传导，使水谷糟粕变化成粪便而排出体外。小肠职司受盛胃中的食物，进行分化，营养物质由脾运送周身，糟粕部分下传大肠。肾藏精生髓，精足则髓充骨坚能任强力，肾强则智力充沛，技巧过人。三焦，职司疏通水道，主持周身水液的气化和通调。膀胱，比如洲渚，是水液聚集之处，通过气化，小便由此排出，则以下十一官就能各安其职。以此道理保养身体，就能寿命久长，终身不受危害；以此原理来治理国家，就能繁荣昌盛。如果心君不英明，则十二官就要受到危害，相互联系的道路就要闭塞不通，形体就要受到极大伤害。以此来保养身体，就会使生命遭殃；以此来治理国家，会使天下混乱，必须戒而慎之。

三、精光之道，大圣之业，藏于灵兰以传保

【原文】至道在微❶，变化无穷，孰知其原❷！窘乎哉❸！消者瞿瞿❹，孰知其要！闵闵之当❺，孰者为良！恍惚之数❻，生于毫厘❼，毫厘之数，起于度量，千里万之，可以益大，推之大之，其形乃制❽。

黄帝曰：善哉！余闻精光之道❾，大圣之业❿，而宣明⓫大道，非斋戒⓬择吉日，不敢受也。黄帝乃择吉日良兆⓭，而藏灵兰之室，以传保⓮焉。

【注释】❶"至道在微"：至，极也、深也。道，指十二官相使，贵贱之道。微，深奥细微。意谓十二官相使之道深奥微妙。❷"孰知其原"：孰，谁也。王冰注："言至道之用也，小之则微妙而细无不入，大之则广远而变化无穷，然其源原，谁所知察。"❸"窘乎哉"：窘，困难的意思。乎哉，叹辞。张隐庵注："窘乎哉者，叹其至道之难明而窘极也。"❹"消者瞿瞿"：消，消耗。瞿瞿，不审貌。张介宾注："调用十二官相失则精神日消，瞿瞿然莫审共故。"❺"闵闵之当"：闵闵，忧愁貌。高世栻说："当，切当也。深忧道之切当，而仍不知孰者之为良也，所以叹道之至微而难明也。"❻"恍惚之数"：指难确切说明的似有若无的数量。❼"生于毫厘"：毫为度之始，十毫为发，十

发为厘，十厘为分。马莳注："毫厘者，至小也，度量从此而始。""生于毫厘"，即"至道在微"之意。❽"其形乃制"：制，正也。张介宾注："喻言大必由于小，著必始于微，是以变化虽多，原则一耳。故但能知一，则无一之不知也。不能知一，则无一之能知也。"❾"精光之道"：精，精纯、纯粹。光，明彻也。即言道之精纯光明。❿"大圣之业"：高世栻说："心主神明，犹之精光大道也。主明则下安，犹之大圣之业也。"⓫"宣明"：即宣扬、阐明的意思。⓬"斋戒"：张介宾注："洗心曰斋，远欲曰戒。"意谓静心修省、排除欲念、专心至诚的意思。⓭"吉日良兆"：吉日，即吉祥的日子。良兆，即良好预兆。⓮"传保"：传，为流传后世。保，为保存。

【语译】十二官相使，贵贱的深奥道理是很微妙的，它的变化也是无穷的，有谁能知察它的渊源呢？困难呀！不知养生之道，形体日渐衰弱的人，神情恍惚，又怎能知道它的精要！深深地忧虑这种道理的切当，但又谁知道何者为良！发病的道理是极其微小的，但毫厘虽小，是度量之始，要是日积月累，就有万千之大，如果扩大到一定程度，就形证明显了。

黄帝说：好得很！我听说精粹光明的道理，大圣人的事业，要宣扬说明它，不是诚心诚意选择吉日，是不敢随便接受的。于是黄帝就选择了吉日良辰，把它藏在灵兰之室，将它很好的保存，而流传后世。

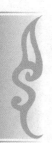

【讨论】关于心为五脏六腑之大主：赵献可《医贯》云："玩内经注文，即以心为主，愚谓人身别有一主，非心也。谓之君主之官，当与十二官平等，不得独尊心之官不主，若以心之官为主，则下文主不明则十二官危，当云十一官矣。盖此一主者，气血之根，生死之关，十二经之纲维也。"赵氏认为主非心，乃是命门，命门为身之太极，为十二官之君主。姚止庵不同意此说，并予以驳斥说："命门不可以主名，则夫命门之所以为命门者，其殆人身之根蒂，而为性命之本原，岂若心君之躬率庶职以效顺无为而有为者哉。按本篇以心为主，是从心神明而立论，赵氏主命门，则从生命之源立说，是皆有理，然从十二官之相使来看，则当以为主为是。"《灵枢·邪客》篇亦说："心者，五脏六腑之大主，精神之所舍。"故丹波元简云："赵氏欲主张命门为一身之要，未尝无说，而必穿凿经文附会之，却不可为训"。

小   结

本文是《黄帝内经》中有关脏腑学说的主要章节之一，作者以当时封建王朝的政体制度，十二官的职务及其相互关系作为比喻，来阐明人体十二脏腑的主要功能及其联系。以"主明则下安""主不明则十二官危""凡此十二官者不得相失也"来说明人体内脏之间分工合作的相互协调关系，从而突出了人体内脏的整体性，这种整体观是脏腑学说的基本观点，也是中医学理论体系的基本特点之一。

必须指出，由于受着历史条件的限制，有些比喻不可能正确地、全面地说明脏腑的功能。此外，文中所说："胆为中正之官，决断出焉"的理论，后世很少应用，但人们习惯用"胆大""胆小"的语言，与本文的意义是一致的。

复习思考题

1. 解释十二脏的"相使"和"贵贱"的含义。

2. 怎样理解"凡此十二官者，不得相失也"以及"主明则下安"的意义？

3. 怎样理解膀胱为"州都之官，津液藏焉，气化则能出矣"的功能？

第二节　五脏别论篇第二十一　（30～32日）

一、概说

本篇从"脏"和"泻"两方面论述了脏腑的不同功能特点。因为这种论述方法，与其他篇的论述方法有所不同，所以篇名叫"五脏别论"。正如吴崑说："五脏别有所论，不在常谭之例也。"亦有将"别"字解为分别、区别的。认为五脏、六腑、奇恒之府的性质各不相同，功能各异，相互间各自有别，所以要分别讨论，故名"别论"。至于篇名"五脏"的含义，是指以五脏为主体的五个功能活动系统，因此它的内容包括了六腑与奇恒之府。

本篇的主题思想是根据人体各种脏器组织的共性阐明脏、腑、奇恒之府的分类及其意义，并通过五脏之气的论述，阐明诊脉独取寸口的原理。

本篇的主要内容如下。

1. 论述五脏、六腑、奇恒之府的分类以及它们的相互关系。

2. 阐明了气口与五脏精气的关系和诊脉独取寸口部位的机制。

3. 指出医生的临证态度，批判了迷信鬼神的思想意识。

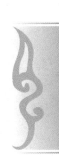

二、五脏、六腑、奇恒之府的分类及其相互关系

（一）奇恒之府、六腑在功能上的藏泻不同

【原文】黄帝问曰：余闻方士❶，或以脑髓为脏，或以肠胃为脏，或以为府。敢问更相反❷，皆自谓是❸。不知其道，愿闻其说。岐伯对曰：脑、髓、骨、脉、胆、女子胞❹，此六者，地气之所生也，皆藏于阴而象于地❺，故藏而不泻❻。名曰奇恒之府❼。夫胃、大肠、小肠、三焦、膀胱，此五者，天气之所生也，其气象天❽，故泻而不藏❾。此受五脏浊气❿，名曰传化之腑⓫。此不能久留，输与者也。魄门亦为五脏使⓬，水谷⓭不得久藏。

【注释】❶ "方士"，方术之士，这里指医生。❷ "敢问更相反"：敢，自言冒昧之意，是表敬谦的副词。更，改变、改换。更相反，即改变其相反的说法。马莳注："帝问心肝脾肺肾为五脏，而又有脑髓或指之以为脏，肠胃为六腑之二，而或者亦指以为脏，又或以为腑，其相反如此。"❸ "皆自谓是"：即都认为自己的提法正确。❹ "女子胞"：即子宫，又名胞宫。❺ "地气之所生也，皆藏于阴而象于地"：这是用取类比象的手法来说明奇恒之府的生理功能。认为这六种器官，都是禀受地气而生的，皆能贮藏阴精，这种作用就好像大地能贮藏万物一样。❻ "泻"：与泻通，传泻、输泻的意思。下同。❼ "奇恒之府"：奇，异也。恒，常也。奇恒之府，即异于正常的腑。❽ "天气之所生也，其气象天"：这是比象以说明五脏的功能。认为它们是禀承于气而生的，它们传输水谷精气，以养五脏及四肢百骸的作用就好像天气下降，施化于万物一样。❾ "泻而不藏"：即输泻而不能贮

藏。这里指胃、大肠、小肠、三焦、膀胱等五腑的功能，是消化水谷，转输精华，排泄糟粕，而不贮藏精气。❿ "此受五脏浊气"：受，有接受和授给两个含义。浊气，一是指精气，是说六腑亦须五脏授给精气而维持正常功能；二是指五脏代谢的产物，说明六腑有接受五脏代谢废物而排出于外的功能。⓫ "传化之腑"：传，传送。化，运化。六腑具有运化水谷精微，传泻糟粕的功能，称为传化之府。⓬ "魄门"：古魄与粕通用，魄门就是肛门。使，使役。魄门亦为五脏使，是说肛门虽属六腑，但也为五脏行使输泄功能。⓭ "水谷"：这里统指饮食而言。饮食入腑后，精微上输而糟粕下降，不断运化，这是六腑的正常功能，如果运化失常，水谷不得输泻，即是病变，所以说水谷不得久藏。

【语译】黄帝问道：我听到一些医生的议论，对脏和腑的说法不同，有的把脑和髓称为脏，有的把肠和胃称为脏，有的把它们称为腑。我冒昧地提出相反的说法时，他们都认为自己的认识是对的。我不了解产生这些相反说法的理由，希望听您解释一下其中的道理。岐伯回答说：脑、髓、骨、脉、胆、女子胞，这六种组织器官，是秉承地气而生的，它们都能贮藏阴精，好像地能藏物一样，所以它们总的功能是主贮藏而不主传泻，叫作奇恒之府。胃、大肠、小肠、三焦、膀胱，这五个器官是禀受天气而生的，它们的作用像天体的运行一样，所以主传泻不主贮藏。这些器官把吸收化生的精微授给五脏，继而把五脏代谢的糟粕输送于体外，因此名叫"传化之腑"。因为五脏是主输泄的，所以水谷是不应长久停留在体内。肛门也为五脏行使输泄，使水谷不能久藏体内。

（二）脏腑的藏泻与满实

【原文】所谓五藏者，藏精气而不泻也，故满而不能实❶；六府者，传化物而不藏。所以然者，水谷入口，则胃实而肠虚；食下，则肠实而胃虚。故曰实而不满❷，满而不实也。

【注释】❶ "满"：指精气盈满。"实"，指水谷充实。满而不能实，就是说五脏只能贮藏精气，不能充实水谷。如张介宾注："五藏主藏精气，六腑主传化物。精气质清，藏而不泻，故但有充满而无所积实。"❷ "实而不满"：指六气是经常充盈水谷，而不贮藏精气。如张介宾注："水谷质浊，传化不藏，故虽有积实而不能充满。"

【语译】所谓五脏的功能特点，是贮藏精气而不传泻水谷的，所以它应经常保持精气盈满，而不能充实水谷。六腑，是传导、消化食物而不贮藏精气的，所以它是经常充实水谷，而不像那样满充精气，六腑之所以充实水谷，是因为饮食入口至胃，则胃中充满，而肠中空虚；若饮食食物自胃向下，则肠中充实水谷而胃中空虚。所以说：六腑是"实而不满"，五脏是"满而不实"的。

【讨论】

1. 脏与腑的区别及相互关系　脏与腑是两个不同的概念，有着不同的含义。由于在长期的临床实践中形成了以五脏为中心的内系五腑、五体、五官、五华，外应四时阴阳消长的功能系统，故五脏、六腑、奇恒之府，有时可以脏统称之，如《黄帝灵兰秘典论》中"十二脏之相使"的"十二脏"，《黄帝六节脏象论》中的"十一脏取决于胆"，这里的"脏"就包括了六腑在内。结合本篇内容，虽言"五脏别论"，更有奇恒之府，可见"脏"的含义有广狭之分。但仅就内脏而言，脏与腑是不能混淆的。本篇就是从"藏"与"泻"的功能特点上来对它们予区别的。

（1）藏泻之别：本篇从总的功能上指出："五脏者，藏精气而不泻"，"六腑者，传化物而不藏"。这只是从其主要方面来区别的，并不是绝对的。实际上脏主藏亦有泻。如《黄帝上古天真论》云："肾者主水，受五脏六腑之精而藏之，故五脏盛乃能泻"，这说明五脏六腑有向肾输泻精气的功能。又如《经脉别论》有肝"淫气于筋"、肺"输精于皮毛"、"脾气散精"的功能。所能五脏（贮）藏精气亦输布精气，但必须有序的在体内输泻，不可直接排出体外。

六腑主泻，是指传化物而言，但泻中亦有藏，如奇恒之府就藏阴精而不泻。六

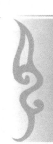

腑在输泻的过程中，一方面吸收其精微物质输送于五脏，另外一方面也要（贮）藏精气补充其输泻所消耗的能量。此外，水谷之糟粕下输于大肠，最后排出体外。故脏中亦有浊气，腑中亦有精气，脏中的浊气由腑输泻而出，腑中的精气输于脏而主藏之。所以它们是相互协调配合的。正如张琦说："精气化于腑而藏于脏，非腑之化则精气竭，非脏之藏则精气泄。"说明它们在生理上是相互依存的，在病理上是相互影响的。

（2）满实之别：在论述藏与泻的基础上又进一步用"满"与"实"来补充脏腑藏泻的特点，并提示了脏与腑在形态上的区别。满，是形容五脏藏精气的状态。精气是应当丰满充盛，才能游溢于中，供养人体，从而维持人体各组织器官的正常生理功能。如果不满则虚，就是五脏功能衰退的病理表现。治疗就当以虚则补其脏为法。所谓"满而不实"的"实"，一是说五脏只能充满精气，不能充实水谷。二是说脏气不能有病理上的呆实、呆滞。如肝宜条达，肺气宜降，脾气宜运化，心肾宜相交，气血津液宜疏通。反之则病。所以五脏以"满"为常，以"实"为异。

"实而不满"，实指水谷而言，是形容六腑转输水谷的状态。提示了六腑在形态上是中空的，只有中空才能容纳水谷。肠与胃的虚实交替，共同发挥着六腑传化的功能。因为五脏及全身浊气需要排出体外，糟粕不能久留体内，如果满实于中，藏而不泻，就会导致六腑不通的病理变化。故云"腑病多实""以通为用"。在治疗上宜适当地使用"实者泻之"的原则，如急腹症的通里攻下就是本着六腑"实而不满""以通为用"的特点而采取的具体治法。由此可见，脏腑的藏泻不同，满实有别，就决定了它们的病变不一，治法各殊。

然而，脏腑之间经络相连，表里相通，关系至为密切。所以脏病可以及腑，腑病亦可以及脏；治疗上又有脏病从腑治，脏病从脏治的原则，所谓"寓补于通""寓通于补"就是此义。前者如导赤散，使心火之邪从脏而出；后者如增液承气汤，治阴液不足肠固便秘，其润燥是为了六腑的通畅，增液是以行舟为目的。因此泻脏一定要泻腑，泻腑亦即泻脏。五脏即是满而不实，精气宜藏不宜泻，故泻也是为了补，如泻肝火是为了保肝阴。补六腑实际离不开补五脏，因为五脏藏的精气是脏腑功能活动的物质基础，这就是虚则补其脏的意义。所以本篇的脏腑"藏""泻""满""实"的理论在临床的辨证治疗上是最有着重要的指导意义的。

2. 二脏、六腑、奇恒之府的区别

（1）功能上：五脏与奇恒之府藏而不泻；六腑是泻而不藏。

（2）形态上：六腑与奇恒之府皆是中空器官（脑例外）；五脏是中满器官。

（3）藏物上：六腑传化水谷，五藏（贮）藏精气，奇恒之府藏阴精。

（4）联系上：五脏六腑有表里联系；奇恒之腑与五脏无表里联系。

3．其他　"魄门亦为五脏使，水谷不得久藏"一语，意义犹深，对于临床也有重要指导意义。从"水谷不得久藏"可以看出，饮食物进入体内，要有一个消化吸收的过程，既不能"久藏"，也不能"不藏"，久藏则大便秘结，六腑不通，输泻失司，胃肠的虚实更替规律就会破坏，新陈代谢就会受影响，严重更可危及生命。不藏则洞泄无度，营养物质得不到消化吸收，机体的精气也就得不到补充。久之则导致脏器衰微。所以大小便的情况可以了解全身的病理变化。无论是大便秘结不通，或者水谷齐下的泄泻不止，都不只是反映肠胃的病变，更重要的是反映了全身的情况。因此说"魄门"亦为五脏行使输泻。正如张琦所说："为五脏使者，魄门失守，则气陷而神去。故五脏皆赖以启闭，不独糟粕由之以出也。"《黄帝内经》其他篇章对此也有强调。如《脉要精微论》："仓廪不藏者，是门户不要也。……得守者生，失守者死。"《素问·玉机真脏论》在论述"五虚死，五实死"时也特别指出："浆粥入胃，注泄止，则虚者活。身汗，得后利，则实者活。"《素问·标本病传论》论治则之标本先后时，更着重说明："小大不利，治其标，大小利，治其本"等。这些记载，正突出了魄门启闭在辨证、治疗、预后方面的重要意义。

三、寸口脉诊病的原理和注意事项

（一）寸口脉诊病的原因

【原文】帝曰：气口何以独为五脏主❶？岐伯曰：胃者，水谷之海，六府之大源❷也。五味❸入口，藏于胃，以养五脏气，气口亦太阴❹也。是以五脏六府之气味❺，皆出于胃，变见于气口❻，故五气❼入鼻，藏于心肺，心肺有病，而鼻为之不利也❽。

【注释】❶"气口何以独为五脏主"：气口，又称寸口、脉口，指两手桡骨头内侧桡动脉搏动明显处。张介宾注云："气口之义，其名有三：手太阴肺，肺经脉也，肺主气，气之盛衰见于此，故曰气口；肺朝百脉，脉之大会聚于此；脉出太渊，其长一寸九分，故曰寸口。是名虽三，其实则一耳。"何以独为五脏主，是说单独诊气口这个地方的脉象，为什么能察知五脏的病变。❷"六腑之大源"：大源，即本源。胃为水谷之海，所以它是六腑水谷、精气的本源。❸"五味"：这里泛指饮食。❹"太阴"：这里指手太阴肺经。气口虽然属于手太阴肺经，但水谷的精气必须先输之于脾，再经脾之运化上输至肺，所以气口虽在手太阴肺经上，而与足太阴脾的关系也很密切，故说气口亦太阴也。❺"气味"：即精气。❻ "变见于气口"：变，变化。见，同现，表现之义。五脏六腑的变化可以从气口表现出来。❼ "五气"：指自然界之清气。❽ "心肺有病，而鼻为之不利"：鼻与肺之外窍，心肺同居上焦，所以心肺有病，可见鼻的功能不利。

【语译】黄帝说：单独诊察气口的脉象，根据什么能够知道五脏的变化呢？岐伯说，胃是容纳腐熟饮食的处所，为六腑营养的源泉。饮食进入口腔，向下容纳于胃中，通过脾的运化，以滋养五脏之气。气口也属于手太阴肺经。因此五脏六腑之精气，都来源于胃，而反映于气口。自然界的清气进入鼻，然后贮藏于心肺，所以心肺有病，鼻因此而呼吸不利。

（二）医生的临证态度

【原文】凡治病，必察其下，适其脉，观其志意，与其病也❶。拘❷于鬼神者，不可与言至德❸，恶于针石者，不可与言至巧❹；病不许治者，病必不治❺，治之无功矣。

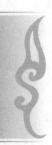

【注释】❶ "凡治病，必察其下，适其脉，观其志意，与其病也"：《太素·人迎脉口诊》作 "故曰：凡治病者，必察其上下，适其脉候，观其志意，与其病能"，文理似是。❷ "拘"：拘执。这里是迷信的意思。❸ "至德"：至，极或最的意思，德，道德。至德，这里引申为医学理论。❹ "至巧"：巧，技巧，技术。至巧，这里指针石治疗的技术。❺ "病不许治者，病必不治"：前一病字指病人。病不许治，即病人不接受治疗。后一病字指疾病。病必不治，即疾病不容易治好。

【语译】大凡医治疾病，必须诊察患者周身上下的情况，测候脉象，观察病人的情志变化，以及症状表现。如果病人是迷信鬼神的，他就不可能相信医学的理论；如果病人是厌恶针石治疗的，他就不会相信针刺疗法的作用；如果病人是不接受治疗的，他的病就很难治好，即使勉强给他治疗，也不会收到预期的效果。

【讨论】

1. 诊脉独取 "寸口" 的原理　在《黄帝内经》中，有三部分候的遍诊法，通过人身上中下三部九候的分析，可了解病情和决断死生。而本篇指出五脏六腑之气味 "变见于气口"，《素问·经脉别论篇》亦指出 "气口成寸，以决死生"。为什么独取寸口能够测知五脏六腑的病变呢？因为寸口是位于手太阴肺经上，而肺与其他脏腑都有着密切关系。

（1）肺主气：张介宾说："肺主气，气调即营卫藏腑无所不治。"故《灵兰秘典论》指出："肺者，相傅之官，治节出焉。"说明肺主气的功能对其他各脏都有着重大影响。因为"气者，人之根本也"（《难经·八难》）而人的一身之气又由肺来主持。故肺在生理上是占据重要地位的。

（2）肺朝百脉，即百脉朝会于肺：全身大经小络中的气血都要汇聚于肺，然后敷布周身，所以全身的经络脏腑都是直接或间接地与肺相联系的，而各脏腑的盛衰情况也必然在肺经上有所反映。

（3）肺与脾在经脉上直接络属：肺经起于中焦，下络大肠，还循胃口。饮食进入胃中，经过腐熟消化以后，精微物质需要经过脾气散精和肺的输精，将营养敷布周身，所在生理上它们相互促进，在病理上又相互影响，二者关系至为密切，故脾胃的盛衰在肺经上是能够反映出来的，这就是诊寸口能知后天精气盛衰的原因所在。

（4）寸口亦可反映先天之本的盛衰：肾经从肾上贯肝、膈入肺中。而寸口部位又是太渊所在之处，太渊穴是肺经的原穴。《难经·六十六难》说："三焦所行之输为原者，何也？然脐下肾间动气，人之生命也，十二经之根本也，故名曰原。三焦者，原气之别使也。"说明肾中元气通过三焦到达原穴，那么诊查寸口也就能了解肾中元气的盛衰。

（5）寸口的部位是人身经脉中气血流行最为旺盛的地方：一是因为它是肺经的俞穴太渊所在之处。《灵枢·九针十二原》说："所注为俞"；二是肺经的经穴经渠所在。《灵枢·九针十二原》说："所行为经"；而且太渊又是人身的脉会穴。所以说寸口部位《灵枢·九针十二原》说"所行为经"；而且太渊又是人身的脉会穴。所以说寸口部位是人身经脉中气血流行最为旺盛之地，故诊脉取存口，非只求方便而为也。

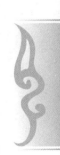

2."五气入鼻，……而鼻为之不利也" 张介宾注云："此言五气入鼻藏于心肺者，气为阳也，鼻为肺之窍，故心肺有病而鼻为之不利。"马莳注云："五气入鼻，入于五脏，五脏惟心肺居于膈上，受此五气，故心肺有病而鼻为之不利矣。然则脾有病者，安能辨其五味哉？"考《素问·六节藏象论》云："天食人以五气，地食人以五味。五气入脾，藏于心肺……五味入口，藏于肠胃……"故五气清阳内藏于肺，输布五脏，也当见于气口。所以这里是进一步阐发寸口独主五脏之理。而注家多侧重为肺窍，心肺有病而鼻为之不利解，虽无错讹，然远离本文"气口何以独为五脏主"之义矣。

小　　结

本篇共分两段。主要讨论了两个内容：一是从功能共性上，论述了奇恒之府、六腑、五脏的功能特点，指出了中医分类的基本原则；二是根据五脏六腑精气的来源以及足太阴脾和手太阴肺的密切关系，提出了诊脉独取寸口的原理所在，揭示了人体的统一性和整体观。因此，本篇不仅是阐述藏象学说的主要篇章，而且也论述了中医诊脉的重要理论依据。

复习思考题

1. 五脏、六腑、奇恒之府是根据什么来区分的？

2. 为什么说五脏是"满而不能实"、六腑是"实而不能满"？在临床有何指导意义？

3. "魄门亦为五脏使"的含义如何？对临床有何指导意义？

4. 为什么诊寸口脉就能诊断疾病？

第三节　决气第三十　　　（33～35日）

一、概说

决，分别、判别的意思；气，指精、气、津、液、血、脉六气。此六气，虽名称、性质、功能、病理有别，但总由水谷精微所化，分一气而为六名，故名决气。

本篇的主题思想，是通过六气的生成、功能及其病理变化等论述，阐明六气本为一气所化，同源而异名。

本篇主要阐述了三个问题。

1. 精、气、津、液、血、脉的概念、生成及其功能。

2. 六气耗夺后的病变特征。

3. 六气皆以五谷与胃为生化源泉，同源而异名。

二、六气的概念、生成和功能

【原文】黄帝曰：余闻人有精、气、津、液、血、脉，余意以为一气耳，今乃辨为六名❶，余不知其所以然。岐伯曰：两神相搏❷，合而成形，常先身生，是谓精❸。何谓气？岐伯曰：上焦开发❹，宣五谷味❺，熏肤、充身、泽毛，若雾露之溉，是谓气❻。何谓津？岐伯曰：腠理发泄，汗出溱溱❼，是谓津❽。何谓液？岐伯曰：谷入气满，淖泽❾注于骨，骨属屈伸❿，洩泽⓫，补益脑髓，皮肤润泽，是谓液⓬。何谓血？岐伯曰：中焦受气，取汁⓭，变化而赤⓮，是谓血。何谓脉？岐伯曰：壅遏⓯营气，令无所避，是谓脉⓰。

【注释】❶ "六名"：张隐庵注："精、气、津、液、血、脉，生于后天而先天也，本于先天总属一气，成于后天辨为六名。"❷ "两神相搏"：两神，这里指男女两性。相搏，是相互交会的意思。❸ "精"：这里指生命的原始物质。这与《灵枢·本神》所说"故生之来，谓之精"及《灵枢·经脉》所说"人始生，先成精"的精同义，都是指生殖繁衍后代的基本物质。❹ "开发"：开启发布的意思。❺ "宣五谷味"：宣，布散。五谷味，即水谷所化生的精微之气。❻ "气"：指宗气。张介宾注："气者，人身之大气，名为宗气，亦名为真气。《灵枢·邪客》篇曰：宗气积于胸中，出于喉咙，以贯心脉而行呼吸焉。《灵枢·刺节真邪》篇曰：真气者，所受于天，与谷气并而充身也。《灵枢·营卫生会》篇曰：人受气于谷，谷入于胃，以传于肺，五脏六腑皆以受气。故能熏肤充身泽毛，若雾

露之温润，而溉养万物者，为气也。"❼ "溱溱"：音 zhen，出汗多貌。❽ "津"：是人体体液随着卫气运行于周身体表，起着润泽滋养肌肉皮肤的作用，如果发泄于皮肤外就是汗。❾ "淖泽"：淖 nao，浓稠濡湿的精微物质。泽，润泽，这里指濡润的精微物质。❿ "骨属屈伸"：属，连属。骨属，这里指关节。骨属屈伸，即关节屈伸滑利。⓫ "洩泽"：洩，同泄。泽，润泽。洩泽，即津液渗出的意思。⓬ "液"：即浓稠的体液。张介宾注："津者，液之清者也。液者，津之浊者也。津为汗而走腠理，故属阳。液注骨而补脑髓，故属阴。"⓭ "汁"：指水谷精气中能化生血液的一种精汁。⓮ "变化而赤"：指精汁注入心脉，通过心阳的气化作用而化成红色的血液。⓯ "壅遏"：即限制或约束之意。张介宾注："壅遏者，堤防之谓，犹道路之有封疆，江河之有涯岸。"⓰ "脉"：即指脉管。

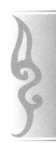

【语译】黄帝说：我听说人有精、气、津、液、血、脉，我以为它是一气，现在竟分别为六种名称，我不懂为什么要这样分？岐伯回答说：男女两性交合，孕育成为新的形体，这种先形体而有的物质，就叫精。什么叫气呢？岐伯答：上焦开启发布，把水谷精微宣散到全身，以温煦皮肤，充养身体，润泽皮毛，好像雾露灌溉草木一样，就叫气。什么叫津呢？岐伯答：腠理发散宣泄而溱溱出于皮肤的汗，就

叫津。什么叫液呢？岐伯答：水谷入胃，精气充满，其中濡润的精微部分，渗注到骨节，能使关节屈伸滑利；注于脑，能补益脑髓，并能使皮肤润泽的，就叫液。什么是血呢？岐伯答：中焦所接受的水谷精气，吸取其中的精汁，通过心阳的作用，使之变化成红色的液体，就是血。什么是脉呢？岐伯答：约束营气，使它按照一定轨道运行，而不能溢于外的，就叫脉。

三、六气的病变

【原文】黄帝曰：六气者，有余不足❶，气之多少，脑髓之虚实，血脉之清浊，何以知之？岐伯曰：精脱❷者，耳聋❸；气脱者，目不明❹；津脱者，腠理开，汗大泄❺；液脱者，骨属屈伸不利，色夭❻，脑髓消❼，胫酸❽，耳数鸣❾；血脱者，色白，夭然不泽❿，其脉空虚⓫，此其候也。

【注释】 ❶ "有余不足"：有余，指太过。是不及。与下文多少虚实同义。❷ "脱"：耗夺、亡失的意思。❸ "耳聋"：肾藏精，耳为肾之窍，肾精不足，不能上注于耳，所以耳聋，常是肾精不足的反映。❹ "目不明"：这是五脏之气耗夺的表现。《灵枢·大惑论》认为，两目是五脏六腑精气汇聚的地方，瞳孔属肾，黑眼属肝，血络属心，白眼属肺，眼睑属脾。❺ "津脱者，腠理开，汗大泄"：汗为津化，所以腠理开启，大汗外泄，是津脱的表现。❻ "色夭"：即皮肤枯槁无华，是液脱而不能濡润所致。❼ "脑髓消"：消，这里是消耗亏损减少的意思。因为液能补益脑髓，如果液不足，可见脑髓消耗而致脑力不足。❽ "胫酸"：即腿胫发酸，是因液不充骨所致。❾ "耳数鸣"：数，多次的意思。耳数鸣，即经常耳鸣。耳为肾窍，液脱髓消故耳鸣。❿ "色白，夭然不泽"：张介宾注："血之荣在色，故血脱色白如盐。夭然不泽，谓枯涩无神也。"⓫ "其脉空虚"：据方例，本段"脉脱"，所以《甲乙经》在"其脉空虚"前加"脉脱者"三字。

【语译】黄帝问：精、气、津、液、血、脉等六气，有余不足，气之多少，脑髓的虚实，血脉的清浊，怎么能知道呢？岐伯答：精耗失的人，会发生耳聋；气耗失的人，眼睛看东西不清楚；津耗失的人，常因腠理开，大量出汗；液耗失的人，会出现关节屈伸不利，面色枯槁，脑髓失充而脑力不足，腿胫发酸，时常耳鸣；血耗失的人，颜面苍白而不润泽；脉耗失的人，可见脉道空虚不充，这就是六气不足所出现的证候。

四、六气以水谷与胃为大海

【原文】黄帝曰：六气者，贵贱❶何如？岐伯曰：六气者，各有部主❷也，其贵贱善恶❸，可为常主❹，然五谷与胃为大海也❺。

【注释】❶"贵贱"：主次的意思。这里可作正常与反常理解。❷"各有部主"：张介宾注："部主，谓各部所主也，如肾主精、肺主气、脾主津液、肝主血，心主脉也。"❸"善恶"：与贵贱同义，是贵贱的复语词，参注❶。❹"常主"：常，规律、固定的意思。可为常主，即六气各有固定的脏器所主。❺"然五谷与胃为大海"：即饮食和胃是六气化生的源泉。

【语译】黄帝说：六气的贵贱是怎样认识的呢？岐伯答：六气各有其所主之脏，它们的正常与失常，均与其所主的脏器有关。它们虽各有所主，但都是以饮食和胃为化生的源泉。

【讨论】

本段强调六气皆化生于水谷和脾胃在化生六气方面的作用。正因为它们都以五谷与胃为大海，所以六气既在生理上相互滋生，又在病理上相互影响，因而在六气虚损为病之时，其预后亦往往取决于胃气的盛衰，这对于认识六气虚损病变及其治疗有其现实的意义。此外，六气又各有所主之脏，故可将六气的生理病理诊断治疗纳入以五脏为中心理论体系之中。

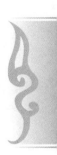

小 结

本篇论述六气的生理功能及病理变化，为临床辨证论治提供了依据。在生理上，它们同源而异名，分而为六，合而为一；在病理上常常互相影响，如临床上大汗伤津，不仅可致液伤，而且可引起血液亏虚；反之，血虚可导致津液耗伤；精亏可以兼见液脱的症状；血脱也可出现气脱的症状等。所以临床既要掌握各自的特性，又要了解相互之间的内在联系，更要在它们相互联系的基础上，求本溯源，这样审因论治，方可收到好的疗效。

复习思考题

1. 什么叫精、气、津、液、血、脉？为什么说它们是一气所化？

2. 六气异名同类，在生理、病理上有何联系？

3. 六气虚脱的主要证候是什么？在临床上有何意义？

第四节　本神第八　　　　（36～38日）

一、概说

本，本源、根本。神，精神，包括神、魂、魄、意、志、思、虑、智。由于本篇是讨论人体精神活动产生的本源，以及调养精神是养生防病方面的根本等问题，所以篇名"本神"。

本篇的主题思想，是通过对神与五脏的关系，以及神失常后病变等的论述，阐明神的概念，及其在生命活动中的重要性。

本篇的主要内容如下。

1. 首论精神意识思维活动的产生及其概念，提出调养精神对于保持健康的重要性。

2. 继论精神活动与五脏的关系，指出异常或过度的情志活动，均可导致五脏产生病变；反之，五脏的病变又可影响精神情志。

3. 最后指出五脏盛衰所表现的病情与情志的密切关系，说明医者应从病人神态的表现上诊断内脏的虚实，作为治疗的依据。

二、精神活动的产生、概念及对养生的意义

（一）精神活动的物质基础

【原文】黄帝问于岐伯曰：凡刺之法，先必本于神❶。血、脉、营、气、精、神，此五脏之所藏❷也。至其淫泆离藏❸则精失❹，魂魄飞扬❺，志意恍乱❻，智虑去身❼者，何因而然乎？天之罪与❽？人之过乎？何谓德、气、生、精、神、魂、魄、心、意、志、思、智、虑？请问其故。

【注释】❶ "先必本于神"：先必，《甲乙经》及马莳、张隐庵均作"必先"，意同。本，这里是根据的意思。本于神，就是以患者的精神状态作为根 据。❷ "五脏之所藏"：指血、脉、营、气、精，这些精神活动的物质基础都从属于五脏，藏于五脏。也就是本篇最末一段原文所说的"肝藏血，血舍魂"、

"脾藏营，营舍意"、"心藏脉，脉舍神"、"肺藏气，气舍魄"、"肾藏精，精舍志"的意思。❸"淫泆离藏"：淫，满溢或过分。泆音yi，放恣不收。离，分离、离散。淫泆离藏，是指五脏所藏的精气不能安藏而离散失守的意思，所以下文说"则精失"。❹"精失"：指气血营精之散失。❺"飞扬"：飞是飞荡。扬是飘扬。魂魄飞扬，即魂魄飞荡不能安藏的意思。❻"恍乱"：即恍惚迷乱。❼"去身"：去，离去。身，形体。智虑去身，即精神与形体分离。❽"与"：同欤，语助词，表示疑问。天之罪与，意即是自然的惩罚吗？

【语译】黄帝向岐伯问道：凡用针刺治病的方法，必须首先根据病人的精神情况。血、脉、营、气以及精神意识等这些精神活动的物质基础，都藏于五脏的。若是五脏不藏，就会使精气离散失守，魂魄飞荡飘扬，志意也恍惚迷乱，同时智虑将离开人体而丧失，这是什么原因造成的呢？是自然的惩罚呢？还是人为的过失呢？什么叫作德、气、生、精、神、魂、魄、心、意、志、思、智、虑？请问其中的缘故。

（二）精神活动的产生、概念及对养生的重要性

【原文】岐伯答曰：天之在我者德❶也，地之在我者气❷也，德流气薄而生者也❸。故生之来谓之精❹，两精相搏谓之神❺，随神往来者谓之魂❻，并精而出入者谓之魄❼，所以任物❽者谓之心，心有所忆谓之意❾，意之所存谓之志❿，因志存变谓之思⓫，因思而远慕谓之虑⓬，因虑而处物谓之智⓭。故智者之养生也，必顺四时而适寒暑，和喜怒而安居处，节阴阳而调刚柔⓮。如是，则僻邪⓯不至，长生久视⓰。

【注释】❶"在"，这里作赋予解。"德"，指恩惠。自然界赋予人们生命条件，如气候、日光和雨露的恩惠叫天之在我者德也。❷"气"：指地赋予人们生存的物质。"天之在我者德也，地之在我者气也"的主要意思，是说人之生存依赖于自然界所赋予物质条件，它与自然界是息息相关的。❸"德流气薄而生者也"：薄，迫也。"德"，指天气。"气"，指地气。流和薄是上下相迫也，就是上下相交。意谓天德下流，地气上交，阴阳相错，升降相因，事物才有生化之机。所谓"天有肇生之德，地有成形之气"，即是此义。❹"精"：指生命的原始物质。因为它是与生俱来的，所以又称谓"先天之精"。正如《灵枢·经脉篇》说："人始生，先成精"，《灵枢·决气篇》也说："常先身生，是谓精。"❺"两精相搏谓之神"：两精，指阴精与阳精。搏，同抟，聚合的意思。由于阴

阳两精聚合，从而产生新的生命动力，这种生命力就叫作神。由此指出精是神的物质基础，有精才有神。❻"魂"：指神的活动的一种形式。随神往来者谓之魂，即是说魂是在神的支配下进行活动的，如果魂离开了神的支配而单独活动，便成为无意识的思维和动作，如梦话、梦游以及种种虚构幻觉。❼"魄"：是神的活动的另一种形式。张介宾注："魄之为用，能动能作，痛痒由之而觉也。"说明魄在精神活动中，属于本能的、非条件反射性的感觉和动作，它包括人的听、触、视觉，以及四肢动作等。魄的作用，是随阴精而往来活动的，精足，身体强，魂魄健全，则感觉灵敏，机体动作协调，所以说"并精而出入者谓之魄"。❽"任物"：任，担任、接受的意思。任物，就是接受外界事物，并进行分析。也就是说人精神活动的主宰隶属于心，它能按照不同事物，作出不同的反应。❾"心有所忆谓之意"：张介宾注："忆，思忆也，谓一念之生，心有所响而未定者曰意。"就

是说，心里有所思念而尚未肯定的叫作意。❿"存"：定也。意之所存谓之志，即是说意念已定，而决心已成，并能支配实际行动者叫志。⓫"思"：即思考。因志存变谓之思，即是根据志向而反复揣度琢磨的，叫作思。张介宾注："谓意志虽定，而复有反复计度者曰思。"⓬"远慕"：即预测后果。张介宾注："深思远慕，必生忧疑，故曰虑。"⓭"智"：聪明智慧。因虑而处物谓之智，即是由深思远虑以后而就能做出对事物的适当处理，叫作智。亦即智必从虑而生。⓮"节阴阳而调刚柔"：节，是调节。阴阳，总括四时、寒暑、喜怒、居处而言。刚柔，是阴阳之性，阳性刚，阴性柔。调刚柔，就是刚柔相济。张介宾注"惟节阴阳，调刚柔二句，其义最精，其用最博，凡饮食居处，病治脉药，皆有最切于此，而不可忽视者。"⓯"僻邪"：指不正之气。⓰"长生久视"：是延长生命，不易衰老的意思。《吕氏春秋·重已》注："视，活也。"

【语译】岐伯回答说：天所赋予我们生命的条件是德，地所赋予我们的生活物质是气，天地阴阳之气，上下交流，才能使万物化生成形。所以与生俱来的生命原始物质叫作精；阴阳两精聚合而产生的生命力，叫作神；随从神往来的精神活动，叫作魂；依附精气出入司器官活动的，叫作魄；担负感受外界事物并进行分析的，叫作心；心中有所忆念而准备去作的，叫作意；主意已定而决心去做，叫作志；为了实现志向而反复思考，叫作思；深思远谋而生的忧疑，叫作虑；考虑周密而对事物作出相应处理，叫作智。所以明智的人养生，必定顺应着四季的时令，适应寒暑的变化，调和情志的喜怒，安定居处，调节阴阳而使刚柔相济，这样病邪就无从侵袭，而达到延长寿命防止早衰的目的。

【讨论】

1. 本段正确地回答了"生命的本源是什么"这个医学领域里的一个重要问题。认为生命的本源是一种叫作精的物质，同时也指出了精和神的关系，是先有精而后有神，神是精的产物，精是神的物质基础，所谓"生之来谓之精，两精相搏谓之神。"《黄帝内经》里这种生命本源于精的理论，不但有力地打击了我国古代的神权迷信思想，而且对中医学理论发展也起了极为重要的作用。

2. 神的活动可分为两个方面：一为精神活动，包括魂与魄；二是人的思维活动过程，即意、志、思、虑、智。本文关于意志思虑的定义，总的来说是正确的，合乎思维活动的逻辑过程。同时，也指出一个人的聪明智慧不是天生就有的，而是在实践中不断地进行思维活动的结果。此外，还需要指出的是，上述这些概念，无论从《灵枢本神》的原文还是从历代的注释来看，它并没有丝毫神秘主义的东西，现在，我们在临床实践中，尤其是在治疗各种精神病的时候，仍然离不开这些理论的指导。

3. 本段还指出了精神意志对于养生防病的重要性，意志是人类特有的主观能动性，养生防病就是要发挥主观能动性才能做好，所谓"故智者之养生也……长生久视"，就是讲的这个问题。

三、情志内伤的病机及证候

（一）情志太过导致功能紊乱

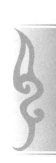

【原文】是故怵惕思虑❶者则伤神，神伤则恐惧，流淫不止❷。因悲哀动中者，竭绝而失生❸；喜乐者，神惮散而不藏❹；愁忧者，气闭塞而不行；盛怒者，迷惑而不治❺；恐惧者，神荡惮而不收❻。

【注释】❶"怵"，音 chu 触，是恐惧。"惕"，音 ti，是惊慌不安。惊恐可以伤及肾精，思虑太过可以耗伤心血，精血是神的物质基础，所以下文说"则伤神"。❷"流淫"：淫，指淫精。李中梓《医宗必读》说："谓流出淫精也。"流淫不止，是说心肾不交，阴精流失而不能固摄，与下文"精时自下"同义。❸"因悲哀动中者，竭绝而失生"：动，动摇、损伤。中，指人体五脏六腑。竭绝而失生，是说内脏之气衰竭而丧失生命。意思是：如果过分的悲哀，就会严重影响人的生命，这是因为"悲则气消"的缘故。❹"惮"，音dan，畏惧、害怕的意思。"散"，是涣散。神惮散而不藏，这里是指出于喜乐

太过，而伤及心，致使神耗散而不内藏。❺ "迷惑而不治"：迷惑，即神志迷惑而不能正常思考。张介宾注："怒则气

逆，甚者必乱，故使昏迷惶惑而不治。不治，乱也。"❻ "神荡惮而不收"：神气动荡恐惧，惊惶失措不能自主。

【语译】 神在生命中起主导的作用，所以恐惧、惊慌、思虑过度，就会伤神。神被伤，就会惊恐不安，阴精流出而不能固摄。因悲哀过度而伤及内脏的，就会使脏气竭绝而丧失生命；因喜乐过度，神气就会耗散而不内藏；因愁忧过度，可使气机闭塞而不畅行；因过分恼怒，则使神志迷乱惶惑而不能正常思考；因恐惧过度，神气就会流荡耗散而不能自主。

（二）情志太过，伤及五脏

【原文】 心，怵惕思虑则伤神❶，神伤则恐惧自失❷，破䐃脱肉❸，毛悴色夭❹，死于冬❺。脾，愁忧不解则伤意❻，意伤则悗乱❼，四肢不举❽，毛悴色夭，死于春。肝，悲哀动中则伤魂❾，魂伤则狂妄不精❿，不精则不正⓫，当人阴缩而挛筋⓬，两胁骨不举⓭，毛悴色夭，死于秋。肺，喜乐无极⓮则伤魄，伤魄则狂，狂者意不存人⓯，皮革焦⓰，毛色悴夭，死于夏。肾，盛怒而不止则伤志⓱，志伤则喜忘⓲其前言，腰脊不可以俛仰屈伸⓳，毛悴色夭，死于季夏⓴。恐惧而不解则伤精，精伤则骨酸痿厥㉑，精时自下㉒。是故五脏主藏精者也，不可伤，伤则失守而阴虚，阴虚则无气，无气则死矣㉓。是故用针者，察观病人之态，以知精神魂魄之存亡，得失之意，五脏㉔以伤，针不可以治之也。

【注释】 ❶ "心，怵惕思虑则伤神"：怵惕伤肾，肾来乘心；思虑伤脾，子来犯母，心主神志，所以伤神。❷ "自失"：是失去自主能力，即俗语惊慌失措。张介宾注："心藏神，神伤则心怯，故恐惧自失。"❸ "䐃"：音 jun，肌肉突起之处。如上肢之臑，下肢之腨等。破䐃脱肉，即肌肉消瘦脱尽。脾主肌肉，心虚则脾弱，所以肌肉消瘦脱尽。❹ "毛悴色夭"：即皮毛憔悴，色泽枯暗无生气。悴，憔悴也。夭，枯槁无生气。❺ "死于冬"：张介宾注 "火

畏水，故死于冬。"意谓心属火，心病虚证为火之不足，而冬为水旺的季节，水能克火，故至冬则死。这是以五行生克来解释的，以下脾、肝、肺、肾之死期均要仿此。❻ "脾，愁忧不解则伤意"：张介宾注："忧则脾气不舒"，而脾藏意，脾气不舒故意伤。❼ "悗"：音义同闷。悗乱，即胸膈苦闷而烦乱的意思。愁忧可使气机闭塞而不行，脾肺之气不舒，不得运行，故胸膈苦闷，心烦意乱。❽ "不举"：无力举动。脾主四肢，脾气虚弱，故四肢无力举动。❾ "肝，悲

哀动中则伤魂"：张介宾注"肝藏魂，悲哀过甚则伤魂。"悲哀太过，会动摇内脏，伤及肝魂。❿ "魂伤则狂妄不精"：妄，原本作"忘"，今从《甲乙经》《脉经》而改。狂妄，即精神失常。精，即精明。悲恸哀伤太过，不能自解，以致精神失常，而不精明。⓫ "不精则不正"：不精，即不精明。不正，指言论行动失常。⓬ "当人阴缩而挛筋"：《甲乙经》《千金方》"当"作"令"。肝的经脉环阴器，又主筋，所以肝伤则阴器收缩，筋脉拘急。⓭ "举"：抬举。肝的经脉布两胁，肝病影响两胁，所以两胁骨不能抬举。⓮ "无极"：没有限度的意思。喜本为心志，魄藏于肺。无限制的喜乐则心气太过，乘肺而致魄伤。⓯ "意不存人"：即是旁若无人的意思。魄伤则神乱，神乱，则为狂，使意识丧失，旁若无人。⓰ "皮革焦"：皮革，即皮肤。焦，憔悴枯槁。张介宾注：

"五脏之伤，无人毛悴，而此独云皮革焦者，以皮毛为肺之合，而更甚于他也。"⓱ "肾，盛怒而不止则伤志"：肝肾同源，肾为肝母，其气相通，大怒伤肝，子病犯母伤而肾，肾藏志，肾伤则志伤。⓲ "喜"：善也。喜忘，即善忘、健忘的意思。志伤而思维不能相贯，所以善忘前言。⓳ "腰脊不可以俛仰屈伸"：腰为肾之府，肾主骨，肾伤，则腰脊不能任意俯仰屈伸。⓴ "季夏"：即长夏。㉑ "精伤则骨酸痿厥"：酸，骨病。痿，软弱无力。厥，气逆或肢冷。张介宾注："肾主骨，故精伤则骨酸。痿者阳之萎，厥者阳之衰."㉒ "精时自下"：即滑精、遗精。肾气不固，所以精时自下。㉓ "无气则死矣"：张介宾注："气聚则生，气散则死。"精虚不能化气，所以无气则死。㉔ "脏"：原本作"者"，今从《太素》改。

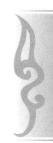

【语译】心藏神，惊恐思虑过度，就会伤神。神被伤，就表现出恐慌畏惧而失去自主的能力。久则臑、膊等处高起的肌肉消瘦脱尽，皮毛憔悴，色泽枯槁，就会在冬季死亡。脾藏意，过度的忧愁而不能自解，就会伤意。意伤，就会有胸膈苦闷烦乱的现象，久则手足无力不能举动，皮毛憔悴，色泽枯槁，就会在春季死亡。肝藏魂，过度的悲哀动摇内脏，就会伤魂。魂被伤，会使人狂妄迷乱而不精明，言行就要失常。久则令人阴器萎缩，筋脉挛急，两胁骨不能抬举，皮毛憔悴，色泽枯槁，就会在秋季死亡。肺藏魄，无限制的过度喜乐，就会伤魄。魄被伤，就会发狂，使意识丧失，旁若无人。久则皮肤焦枯，毛发憔悴，色泽枯暗，就会在夏季死亡。肾藏志，大怒不能自止，就会伤志。志被伤，就常忘记前面所说过的话，久则腰脊不能任意俯仰屈伸，皮毛憔悴，色泽枯槁，就会在长夏死亡。过度的恐惧而不能自解，就会伤精。精被伤，就会发生骨节酸痛足部痿软而厥冷，并时有遗精、滑泄等症状。由于五脏是主藏精气的，不可损伤，如果损伤了，则精气散失而不能内守，精虚就不能化气，久而脏气衰竭就会死亡。所以运用针刺治病的人，要观察病人全身形态，从而了解精、神、魂、魄等的存亡、得失的情况。如果五脏都已损伤，精神失守，就不可妄用针刺了。

【讨论】

本段分别论述了七情太过，伤害五脏神志所出现的主要病证，对篇首提出的"何因而然乎？天之罪与？人之过乎？"做出了具体的回答。并且进一步指出了情志活动过极，会影响人体的正常生理活动，特别是气机的阻塞会引发疾病。另一方面，脏腑气血功能紊乱，又可引起种种精神情绪的异常。这种脏腑与精神情志之间的关系，为中医学把精神作为重要致病因素之一和重视精神治疗提供了理论根据。

四、五脏所藏不同虚实病证各异

【原文】肝藏血，血舍魂❶，肝气虚则恐，实则怒❷。脾藏营，营舍意❸，脾气虚则四肢不用，五脏不安❹，实则腹胀，经溲不利❺。心藏脉，脉舍神❻，心气虚则悲，实则笑不休❼。肺藏气，气舍魄❽，肺气虚则鼻塞不利，少气，实则喘喝胸盈仰息❾。肾藏精，精舍志❿，肾气虚则厥⓫，实则胀，五脏不安⓬。必审五脏之病形，以知其气之虚实，谨调之也。

【注释】❶"肝藏血，血舍魂"：舍，是居、寓的意思。肝、血、魂三者之间的关系，是肝是藏血的器官，又主藏魄，故肝中的血为魂之舍。如果肝血虚或肝有实邪，都可影响魂而出现神魂不安，如失眠、多梦之类的症状。❷"肝气虚则恐，实则怒"：恐为肾志，但因肝肾同源，故肝虚亦恐。怒为肝志，所以肝气实则怒。如肝阳上亢，肝火上炎常表现出情绪急躁，易发脾气等症状。❸"脾藏营，营舍意"：脾藏营气，又主藏意，故脾中的营为意之舍。所以脾虚营血不足，可见记忆力减退，不耐思考等"意"的虚弱症状。❹"脾气虚则四肢不用，五脏不安"：脾主四肢，又

是后天之本，五脏气血化生之源。所以脾气虚弱，四肢不用，五脏不安。❺"实则腹胀，经溲不利"：经，当从《甲乙经》《千金》作泾。王冰说："泾，大便，溲，小便也。"脾气壅滞为实，实则水谷不能运化，因而产生腹胀，大小便不顺利的症状。❻"心藏脉，脉舍神"：心合脉，又主藏神，故脉为神之舍。而气血又是神的物质基础。❼"心气虚则悲，实则笑不休"：喜为心志，所以心气实则喜笑不休。反之，心气虚就表现为悲哀。❽"肺藏气，气舍魄"：肺藏气，又主藏魄，故肺中之气为魄之舍。肺主气，气舍魄，因而气足则魄大，气弱则魄小。❾"肺气虚则鼻塞不

利，少气，实则喘喝胸盈仰息"：鼻为肺窍，所以肺气虚则鼻塞不利而促声粗也。胸盈，胀满也。仰面而喘也。❿ "肾藏精，精舍志"：肾藏精，又主藏志，故肾中之精为志之舍。肾的精气足，则脑髓充满而志强。⓫ "肾气虚则

厥"：肾气虚，元阳不足，不能温煦，所以手足厥冷。⓬ "实则胀，五脏不安"：实，指肾脏中病邪有余。胀，指胀满。张隐庵注："肾者，胃之关也，故实则关门不利而为胀也。"

【语译】肝有藏血与调节血量的功能，精神活动中的魂，是寄附于血液的。所以肝气虚，肝血少，魂无所依，就会产生恐惧不安；肝气盛，就容易发怒。脾有生化和贮藏营气的功能，精神活动中的意念是寄附于营气的。脾气虚弱，不能输化，就会使手足失养而不能随意运用，五脏气血失荣而不能调和；脾气壅滞，就会使腹部发胀，大小便不利。心是主持人体血脉运行的，思维活动的神是寄附于血脉的。所以心气虚弱，便产生悲哀；心气盛，就会出现狂笑不休。肺主一身之气，器官活动功能的魄，是寄附于肺气的。肺气虚弱，便会发生鼻塞、呼吸不利而少气；肺气壅逆，就会发生喘喝、胸部胀满、仰面呼吸。肾是五脏六腑精气贮藏之处，人的意志是寄附于精气的。肾气虚弱，就会发生手足厥冷；肾脏病邪有余，就会发生腹胀，五脏也不调和。所以必须审察五脏之病的症状，掌握五脏之气的虚实，而后谨慎地进行调治，才能获得好的疗效。

【讨论】

本段继上文进一步阐明情志所伤，说明了七情过度不但可以导致五脏发病，而且五脏的虚实也可以在精神意识上反映出来。这对指导临床的辨证和治疗，确实有着现实的意义。

此外，本段所指出的心藏神、肺藏魄、肝藏魂、脾藏意、肾藏志等所谓"五神脏"的理论，将精神情志活动分属于五脏，说明人的精神活动与人体五脏都有密切的联系。这种归属方法，同样反映出《黄帝内经》以五脏为中心划分五个功能活动系统的特点。

小　结

本篇对精神意识活动的产生、分类、命名、功能及病变时的反映做了较概括的论述。首先指出了神在针刺治疗方面的重要性，接着指出神的物质基础是精，有精才有神，而精神的活动总属于心，但它又分属于五脏，所以有"五神脏"的理论。精神意识活动分属五脏，五脏功能正常与否，可以在精神意识上反映出来，但精神

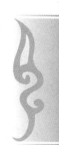

意识活动又可以反过来影响五脏，导致五脏发病。所以文中又指出养生要"和喜怒而安居处，节阴阳而调刚柔"，诊病"观察病人之态，以知精神魂魄之存亡，得失之意。"这些论述都具有一定的实际意义，总之，本篇是《黄帝内经》中阐述精神情志活动比较重要的一篇。

复习思考题

1. 如何理解"德流气薄而生者也"？

2. 什么叫精、神、魂、魄、意、志、思、虑、智？它们与五脏有什么关系？

3. 为什么"凡刺之法，先必本于神"？

第五节 营卫生会第十八 （39～43日）

一、概说

营，指营气。卫，是卫气。生会，即生成与会合。本篇主要讨论了营卫的生成、运行及会合等问题，所以篇名叫"营卫生会"。正如张隐庵说："此章论营卫之生始会合，因以名篇。"

本篇主要通过营、卫气的生成及运行规律，阐明营卫气在人体生命活动中的规律及其相互关系。

本篇的主要内容：

1. 营卫皆由水谷精微所化生，异名而同源。

2. 营卫循行全身，营行脉中，卫行脉外，如环无端。营卫二气在夜半子时会合于内脏。

3. 从老年人与壮年人的生理特点，说明营卫之气与睡眠有密切关系。

4. 阐明三焦与营卫气血的生成、敷布、转化的关系和功能。

二、营卫之生成与运行

（一）提出问题

【原文】黄帝问于岐伯曰：人焉受气❶？阴阳焉会❷？何气为营？何气为卫？营安❸从生？卫于焉会？老壮不同气❹，阴阳异位❺，愿闻其会。

【注释】❶"人焉受气"：焉，疑问词，义同怎么、那儿。受，接受。人焉受气，即人体的精气是从哪里接受来的？❷"阴阳焉会"：卫气属阳，营气属阴，这里的阴阳即营气卫气的代名词。会，即会合。即营气与卫气是怎样会合的。❸"安"：疑问词，与上文"焉"同义。❹"老壮不同气"：张介宾注："五十以上为老，二十以上为壮。"这里泛指老年人与壮年人而言。不同气，即气的盛衰各不相同。❺"阴阳异位"：位，位置，这里指运行的道路。阴阳，即指营卫。张隐庵注："营卫各走其道，故曰阴阳异位。"

【语译】黄帝向岐伯问道：人体精气是从哪里接受来的？营卫二气是怎么会合的？什么气叫营？什么气是卫？营气是从哪里生成的？卫气是怎样与营气会合的？老年人和壮年人气的盛衰各不相同，营卫二气循行的位置也有差异，愿听你讲讲二者是怎样会合的。

（二）营卫的生成、运行和会合

【原文】岐伯答曰：人受气于谷，谷入于胃，以傅与肺，五脏六腑，皆以受气，其清者为营，浊者为卫❶，营在脉中，卫在脉外，营周不休，五十而复大会❷，阳阴相贯，如环无端❸。卫气行于阴二十五度❹，行于阳二十五度，分为昼夜。故气至阳而起，至阴而止。❺故曰：日中而阳陇为重阳，夜半而阴陇为重阴❻。故太阴主内，太阳主外❼，各行二十五度，分为昼夜。夜半为阴陇，夜半后而为阴衰，平旦阴尽，而阳受气矣。日中而阳陇，日西而阳衰，日入阳尽，而阴受气矣。夜半而大会，万民皆卧，命曰合阴❽，平旦阴尽而阳受气，如是无已，与天地同纪❾。

【注释】❶"清者为营，浊者为卫"：清和浊，这里指性质而言。唐容川说："清浊以刚柔言，阴气柔和为清，阳气刚悍为浊。"❷"五十而复大会"：五十，指一昼夜中营卫各在人身运行五十周次。大会，是营气与卫气相会合。❸"阴阳相贯，如环无端"：营气与卫气沿着手足三阴三阳表里依次不停地运行，相互贯通，如圆环一样无止端，终而复始。❹"度"：次也。二十五度，即二十五周次。❺"气至阳而起，至阴而止"：阳指阳分，这里指阳经。阴，指阴分，这里指五脏。起，即卧起。止，休止，即睡眠。早晨卫气出于目，则卧起而目张。目张气上行，卫气就顺次运行于足太阳膀胱经，手太阳小肠经，足少阳胆经，手少阳三焦经，足阳明胃经，手阳明大肠经。行于阳经二十五周后，至足部前入阴分。至阴则休止而目瞑，依次运行于肾、心、肺、肝，而终止于脾，由脾复至肾。行阴二十五周后，又复出于阳经。❻"日中而阳陇为重阳，夜半而阴陇为重阴"：日中，即中午午时。陇同隆，盛极的意思。阳陇，就是阳气陇盛。阳气最盛，是阳中之阳，所以称为重阳。夜半，指半夜子时。子时是阴气最盛的阴陇。因为阴陇，是阴中之阴，所以叫作重阴。❼"太阴主内，太阳主外"：太阴，指手太阴肺经。内，指营气。营行脉中，始于手太阴，而复会于手太阴，所以太阴主内。太阳，指足太阳膀胱经。外，指卫气，卫行脉外，始于足太阳而复会于足太阳，所以太阳主外。❽"合阴"：半夜子时，阴气已极，阳气将生，营气在阴，卫气亦在阴，这时人都已入睡，所以叫作合阴。❾"纪"：这里义为同岁。与天地同纪，指营卫运行如环无端，同天地同岁，永无休止。

【语译】岐伯回答说：人体的气是由饮食水谷所化生的，水谷入于胃，经过消化吸收，精微就传与肺脏，从而使五脏六腑都得到水谷的精气。其中清的为营气，浊的就是卫气。营气行于脉中，卫气行于脉外，两者营运周流全身，而无休止。一日一夜，各自循行五十周次，而复相会合，这样阴阳相互贯注，如圆环一样而无端止。卫气夜行于阴二十五周次，昼行于阳亦二十五周次，所以卫气至阳则起而目张，至阴则休止而目瞑。所以说，白天中午阳气最盛的时候，称为重阳；夜半阴气最盛的时候，称为重阴。营气行于脉内，始于手太阴肺经而复终于手太阴肺经；卫气行于脉外，始于足太阳膀胱经而复终于足太阳膀胱经，各运行二十五周次，分为昼夜。夜半阴气隆盛，夜半以后阴气渐衰，到了平旦，行阴已尽，而阳就受气了。日中是阳气隆盛，日西以后，阳气渐衰，到了日入，行阳已尽，而阴就受气了。夜半的时候，营卫二气会合于内脏，人们都已入睡，叫作合阴。到了平旦之时，而阴气又已衰尽，阳气又渐渐旺盛了。营卫就是这样运行不止，和天地日月的运转一样，无有休止。

（三）营卫与睡眠的关系

【原文】黄帝曰：老人之不夜瞑❶者，何气使然？少壮之人不昼瞑者，何气使然？岐伯答曰：壮者之气血盛，其肌肉滑，气道通，营卫之行，不失其常，故昼精❷而夜瞑，老者之气血衰，其肌肉枯，气道涩，五脏之气相搏❸，其营气衰少而卫气内伐❹，故昼不精，夜不瞑。

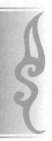

【注释】❶"瞑"：与眠通。不夜瞑，即夜里睡眠时间少。❷"昼精"：即白天精神清爽。❸"相搏"：这里是不调和的意思。五脏之气相搏，即五脏之气不相协调。❹"卫气内伐"：伐，作争伐讲。即卫气不足，向内争补给的意思。营卫皆水谷精微所化，营气衰少，卫气亦必不足，营气衰少则内馁，卫气不足则内伐。

【语译】黄帝说：老年人夜里不能熟睡，是什么气使他这样呢？少壮人在白天不能熟睡，又是什么气使他这样的呢？岐伯回答说：壮年的气血充盛，肌肉滑利，气道通畅，营卫之气运行正常，所以他在白天精神清爽，夜间也能熟睡。而老年人的气血衰弱，肌肉干缩，气道涩滞，五脏之气不相协调，营气衰少，卫气又经常向内争取补给，造成营卫失常，所以老年人白天精神不足，夜间也不能熟睡。

【讨论】

本段阐明了营气和卫气的生成都化生于水谷精气的问题，并用"清"和"浊"来说明营卫之气的不同性能，还提出了老年和壮年昼夜精暝的不同生理现象的原因是在于营卫之气是否协调及其运行是否正常。

关于营卫气的运行规律及其会合，提出营行脉中，按十二经脉的顺序，一阴一阳，一脏一腑，阴阳相贯，一昼夜五十周次于身。卫气行于脉外，白天行阳二十五度，黑夜行阴二十五度，一昼夜也是五十周于身。营卫二气并于夜半会合一次，这就是文中所说的"五十而复大会"。卫气运行的具体情况，在《灵枢·卫气行第七十六》中有较详细的论述。现摘录于下，供参考。

"故卫气之行，一日一夜五十周于身，昼日行于阳二十五周，夜行于阴二十五周，周于五脏。是故平旦阴尽，阳气出于目，目张则气上行于头，循项下足太阳，循背下至小指之端。其散者，别于目锐眦，下手太阳，下至手小指之间外侧。其散者则于目锐眦，下足少阳，注小指次指之间。以上循手少阳之分，侧下至小指之间。别者以上至耳前，合于颔脉，注足阳明，以下行至跗上，入五指之间。其散者，从耳下下手阳明，入大指之间，入掌中。其至于足也，入足心，出内踝下，行阴分，复合于目，故为一周。""阳尽于阴，阴受气矣。其始入于阴，常从足少阴注于肾，肾注于心，心注于肺，肺注于肝，肝注于脾，脾复注于肾为周。是故夜行一舍，人气行于阴脏一周与十分藏之八，亦如阳行之二十五周，而复合于目。"

由于卫气出阳入阴，出阴入阳，是通过阴、阳跷脉，并以目为终始，所以营卫气的运行与人体工作睡眠的关系就更为密切。

人体营卫气的运行，是属于人体节律之一，它不仅关系到人体醒觉与睡眠的规律，而且对生理、病理、治疗等都有很大的意义。如一昼夜之间，人体某些生理指标有一定幅度的波动；药物在不同的时间内，也有不同的疗效反应等。现代生理也已经证明，信赖于时间的生理学过程是相当多的，体温、血糖、基础代谢、经络电阻等，都有着明显的昼夜变化。此外，根据昼夜时间不同而取穴的针灸治疗方法之

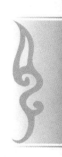

一的"子午流注"，也可以说，就是以营卫气运行为理论根据的。文中所说的"与天地同纪"，乃进一步指出人体的生理活动节律还受着宇宙节律影响的。中医学中的这些有关人体节律的论述，给中医理论现代化的发展提供了一个研究的课题。

三、营卫与三焦

（一）总论营卫与三焦的关系

【原文】黄帝曰：愿闻营卫之所行，皆何道从来❶？岐伯答曰：营出于中焦❷，卫出于下焦❸。

【注释】❶"愿闻营卫之所行，皆何道从来"：张介宾注："何道从来，言营卫所由之道路也。"意谓愿听您讲讲营气和卫气的运行，都是从什么途径开始的。❷"营出于中焦"：张介宾注："营气者，由谷入于胃，中焦受气取汁，化其精微而上注于肺，乃自手太阴始，周行经遂之中，故营气出于中焦。"❸"卫出于下焦"：下焦是人体元阳之气的本源，因为卫气是阳气行于体表，具有防卫作用的气，所以说卫出于下焦。卫气虽是阳气的一部分，但其后天则是中焦水谷之气通过肺气的宣发而达于肌表，所以有"卫气本源于下焦，滋养于中焦，宣发于上焦"的说法。

【语译】黄帝说：愿听你讲讲营气和卫气的运行，都是从什么途径来的？岐伯回答说：营气是从中焦发出来的，卫气是从下焦发出来的。

（二）上焦之气的运行与功能

【原文】黄帝曰：愿闻三焦之所出。岐伯答曰：上焦出于胃上口❶，并咽以上❷，贯膈而布胸中，走腋，循太阴❸之分而行，还至阳明❹，上至舌，下足阳明，常与营俱行于阳二十五度❺，行于阴亦二十五度，一周也。故五十度而复大会于手太阴矣。

黄帝曰：人有热饮食下胃，其气未定❻，汗则出，或出于面，或出于背，或出于身半，其不循卫气之道而出，何也？岐伯曰：此外伤于风，内开腠理❼，毛蒸理泄❽，卫气走之，固不得循其道。此气慓悍滑疾❾，见开而出，故不得从其道，故命曰漏泄❿。

【注释】❶"胃上口"：即胃上脘。　上焦，为肺所居，也是宗气所聚之处，它能推动中焦所出的精气运行于全身，所以说上焦之气的布散开始时出于胃的上脘。❷"并"，合并、相并。"咽"，这里指食管。"以"，连词，同"而"。并咽以上，是指上焦之气从胃上脘出发后，和食道相并上行。❸"太阴"：指手太阴肺经。❹"阳明"：指手阳明大肠经。❺"常与营俱行于阳二十五度"：营气是由宗气推动于脉中而运行全身，白天运行二十五周次，夜间亦运行二十五周次，一昼夜共五十周次，所以认为

上焦的宗气"常与营俱行于阳二十五度"。阳，这里是指白天而言。❻"其气未定"：言热饮食入胃后，还没转化生成精微之气。❼"内开腠理"：体内又因热饮食的熏蒸，致使腠理开泄。❽"毛蒸理泄"：皮毛被风热之邪所蒸，腠理开泄。❾此气慓悍滑疾："此气"，指卫气。"慓悍"，是指卫气的性质强暴。"滑疾"，是形容卫气的行动快速。❿"漏泄"：汗如漏而外泄。因皮腠为风邪所伤，卫气不能固表所致。

【语译】黄帝说：愿听你讲讲三焦之气是从什么地方发出的？岐伯回答说：上焦之气是从胃上口发出，和食道相并上行，穿过横膈膜，敷布于胸中，横行于腋下，沿手太阴肺经的循行部位下行，重返沿手阳明大肠经的部位上行至舌，又下行交于足阳阴明胃经，按十二经的顺序常与营气相并循行，白天环行于全身二十五度，夜里也环行二十五度，经过一昼夜的时间，循行五十度而为一周。循行五十度以后，又大会于手太阴肺经。

黄帝说：人在热饮食入胃以后，还没有化为精气，身上的汗液就先出来了，有的出于面部，有的出于背部，也有的出于半身。它并不沿着卫气运行的道路而出，这是什么缘故呢？岐伯说：这是因为在外被风邪所伤，表虚不固，在内又因热饮食之气的熏蒸，致使腠理开泄，毛孔热气蒸发，卫气就从此外出，而不能循其常道。因卫气性质慓悍滑利而迅速，遇到肌肤有开泄的间隙，就从此而出，所以，它就不能循着原来的运行途径了，因此这种出汗，就叫作漏泄。

（三）中焦之气的生化和功能

【原文】黄帝曰：愿闻中焦之所出。岐伯答曰：中焦亦并胃中❶，出上焦之后❷，此所受气❸者，泌❹糟粕，蒸津液，化其精微，上注于肺脉，乃化而为血，以奉❺生身，莫贵于此，故独得行于经隧❻，命曰营气。

黄帝曰：夫血之与气，异名同类，何谓也？岐伯答曰：营卫者，精气也❼。血者，神气也❽。故血之与气，异名同类❾焉。故夺血者无汗❿，夺汗者无血⓫。故人生有两死，而无两生⓬。

【注释】❶ "胃中"：即中脘部分。中焦亦并胃中，是说中焦之气也是从中脘部发出的。❷ "后"：作下字解。出上焦之后，是说中焦之气在上焦之气的下面。❸ "受气"：指受纳水谷气味而言。❹ "泌"：分泌、泌别的意思。泌糟粕，是把糟粕分泌出去。❺ "奉"：供养的意思。❻ "经隧"：即经脉。因经脉深在肌肉之中，有如地下隧道，故将经脉喻为隧道。❼ "营卫者，精气也"：张介宾注："营卫之气虽分清浊，然皆水谷之精华，故曰营卫者精气也。"❽ "血者，神气也"：神的物质基础是精血，所以说"血者，神气也。"❾ "异名同类"：气和血名称虽异，但都是水谷精气所化，同属一类。❿ "夺血者无汗"：夺，耗失的意思。无，同毋。汗，指发汗的治法。⓫ "夺汗者无血"：血，指动血的治法。因为血汗同源，所以汗出过多的人，不要再用损害血液的治法。⓬ "故人生有两死，而无两生"：两，指夺血、夺汗两者而言。有两死，即既夺血，又夺汗，就是死证。无两生，谓没有被夺血、夺汗，或只夺其一，就有生机。

【语译】黄帝说：愿听你讲一讲中焦之气是从人体什么部位发出的？岐伯回答说：中焦之气也是从胃出发，即在中脘部分上焦之气的下部。这里受纳的水谷精气，经过泌别糟粕，蒸化津液的过程，并把其中精华部分，向上传注到肺脉，从而化为血液，以供养周身，维持生命活动。因为人体没有比它更宝贵的物质了，所以能独行于经脉之中，称它为"营气"。

黄帝说：血和气名称虽异，但却同属一类，是什么道理呢？岐伯回答说：营气和卫气都是由水谷所化生的精气，血液也是水谷精微变化而成，从而产生了神气。所以血和气，名称虽异，其来源同属一类。因此，血液耗伤过度的人，不可再发其汗，汗液耗伤过度的人，不可再耗其血。如果过度耗伤其血，而又过度耗伤其汗，生化之源竭绝则死，所以说人生有两死。如果血与汗只过度耗伤一方，生化之源还未竭绝，尚有一线生机。

（四）下焦之气的运行及功能

【原文】黄帝曰：愿闻下焦之所出？岐伯答曰：下焦者，别回肠❶，注于膀胱，而渗入❷焉。故水谷者，常并居于胃中❸，成糟粕而俱下于大肠，而成下焦❹，渗而俱下，济泌别汁❺，循下焦而渗入膀胱焉。

黄帝曰：人饮酒，酒亦入胃，谷未熟❻而小便独先下，何也？岐伯答曰：酒者熟谷之液❼也，其气悍以清❽，故后谷而入，先谷而液出焉。

黄帝曰：善。余闻上焦如雾❾，中焦如沤❿，下焦如渎⓫，此之谓也。

【注释】❶ "别回肠"：别，分离。回肠，在小肠下段，上连空肠，下接大肠。这里指食糜在回肠部分别出二路，即糟粕入大肠，水液入膀胱。❷ "注于膀胱，而渗入"：指从回肠别出的一部分水液下渗入膀胱，而排出体外。❸ "常并居于胃中"：指糟粕津液还没有分开的时候，常先同存于胃中。❹ "而成下焦"：意指饮食的输送过程，是下焦的主要功能之一。❺ "济泌别汁"：济泌，过滤的意思。济泌别汁，就是说小肠接受胃下移的腐熟食物，经过充分过滤而分清浊，清者则吸收而营养周身，浊者则归大肠或渗入膀胱。❻ "谷未熟"：指水谷尚未经过胃的腐熟。❼ "熟谷之液"：指酒是水谷发酵以后酿成的液体。❽ "悍以清"：悍，即慓悍，指酒之性。清，清而不浊，指酒之质。又"清"，《太素》《甲乙经》作"清"，滑是滑利的意思。❾ "雾"：是形容水谷精气弥漫的状态。❿ "沤"：水泡，这里是对水谷腐熟为乳糜状态的形容。⓫ "渎"：水沟。下焦如渎，形容下焦水液有如水沟一样缓慢的排出。

【语译】黄帝说：愿听你讲讲下焦之气是从人体什么部位发出的？岐伯回答说：下焦之气在回肠部别出，分别使糟粕进入大肠，使水液渗注于膀胱。所以饮食摄入，经常都是先贮存在胃中，经过胃的腐熟消化，吸取其中精微后，而形成糟粕，向下输送到大肠，这一输送过程成为下焦主要功能之一。至于水液，也同时向下渗灌，是经过分别清浊的过程，其中浊秽的水液，便沿着下焦而渗入于膀胱。

黄帝说：人喝了酒，酒和食物同时入于胃中，但食物尚未经胃的腐熟，而小便却单独先排了出来，这是什么缘故呢？岐伯回答说：酒是水谷发酵以后酿成的液体，酒气的特性慓悍，但其质清，所以虽在食物以后入胃，反在食物未消化前先泌出浊而从小便排出。

黄帝说：讲得对。我听说上焦敷布精气，像雾露般的弥漫；中焦腐熟水谷如水沤物那样，泡沫浮游；下焦的剩余水液的排泄，就像沟渠排水一样，所谓三焦，就是这样的。

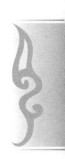

【讨论】

本段主要是阐述三焦与营卫气血的生成、敷布、转化的关系和功能。营卫来源于中焦水谷的精微，卫气还化生于下焦，敷布于上焦。"上焦如雾，中焦如沤，下焦如渎"，是对三焦功能的高度概括。说明上焦的功能是运行气血，施布精微，以濡养周身；中焦的功能是受纳、腐熟水谷，以化生精、气、营、血等营养物质；下焦的功能是蒸津化气，排泄糟粕。据此可知，上、中、下三焦的功能，分别与心肺、脾胃、肝肾、大小肠、膀胱等功能密切相关，实际上是包括了饮食从腐熟、消化、吸收以至运化精微、排泄糟粕的整个过程。所以《难经·三十一难》说："三焦者，水谷之道路，气之所终始也。"

文中还提出了血、汗、尿三者的关系。因为汗和尿化生于津液，津液在脉道中是血液的组成部分，因此，后世所说的"血汗同源""心主汗"的理论，就本源于此。以此告诉我们，凡出汗过多、剧烈吐泻、大量伤津之后，就不宜动血；反之如在大量失血之后，就应当慎用发汗、利尿的药物，这对指导临床实践有重要意义。此外《伤寒论》中的"衄家不可发汗""疮家不可汗"等条文，也是这个理论的具体临床运用。

小　　结

本篇是阐述营、卫、三焦功能活动的重要篇章，对整理发扬中医学有重大意义。其主要阐述的问题如下。

1. 营卫的生成及其运行的规律。

2. 老人昼不精夜不暝，少壮人昼精夜暝与卫气运行的关系。

3. 营卫与血汗的关系。

4. 营卫与三焦的关系及三焦的部位和功能。

复习思考题

1. 营与卫在生成、性质、功能上有什么不同？

2. 营卫运行的规律与昼夜有什么关系？

3. 营卫气运行与睡眠有什么关系？临床有什么意义？

4. 营卫运行与三焦有何关系？卫气究竟出于哪一焦？

5. 为什么"夺血者无汗，夺汗者无血"？临床上有何意义？

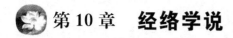 **第 10 章　经络学说**

　　经络，是人体经脉和络脉的总称，它能运行全身气血，联络脏腑肢节，沟通人体上下内外，使人组成一个有机的整体。正因为如此，人体一切生理和病理作用，都在经络系统的调节和控制下进行。中国科学院生物物理所祝总骧教授认为："经络系统实际是人体的总控制系统，是保持人体健康、长寿的关键。""经络的科学证实为中医各科，尤其是针灸、推拿、气功及各种民间方法，甚至从武术和体育锻炼等找到了现代科学根据。"

　　《黄帝内经》系统、全面、详细地论述了人体经络的走向、病证及其作用，从而奠定了经络系统的理论基础，因此，要研究中医理论，必须从《黄帝内经》开始。

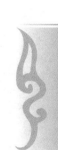

第一节　经脉别论篇第二十一　（44～47 日）

一、概说

　　"别"，另外的意思。由于本文所论经脉，不全循经脉的常路，与常论不同，所以叫作"经脉别论"。正如吴崑说："言经脉别有所论，出于常谭之外也。"

　　本文论述了惊、恐、恚、劳、过用等导致经脉失其常度的喘汗等病变，经脉在饮食生化输布过程中的作用，以及三阴三阳藏气独至发病的特点等方面，阐明了生病起于过用，脉气变化要与四时五脏阴阳相合，诊寸口脉以决死生等理论观点。

　　本篇的主要内容如下。

　　1. 列举五脏喘、汗病变的病机，说明惊、恐、恚、劳、动、静等情志变动，经脉亦为之而变，而病在其所属的五脏。因而提示临床诊断，须结合观察病人身体强弱，骨肉皮肤的形态等，才能正确地了解病情。

　　2. 阐述了经脉对饮食的消化、吸收、输布等生化过程所起的作用，说明了诊脉取寸口部位的原理。

　　3. 叙述了六经气逆所发生的症状、治法及气逆所出现的脉象。

二、经脉变化与内外环境的关系

(一) 惊、恐、恚、劳影响经脉五脏所出现的喘证

【原文】黄帝问曰：人之居处、动静、勇怯❶，脉❷亦为之变乎？岐伯对曰：凡人之惊恐、恚劳❸、动静，皆为变也。是以夜行则喘出于肾❹，淫气❺病肺；有所堕恐，喘出于肝❻，淫气害脾❼；有所惊恐，喘出于肺❽，淫气伤心❾；度水跌仆，喘出于肾与骨❿。当是之时，勇者气行则已，怯者则着而为病也⓫。故曰：诊病之道，观人勇怯、骨肉、皮肤，能知其情，以为诊法也⓬。

【注释】❶ "居处"，指居住环境。"动静"，指劳动与安逸。"勇怯"，这里指体质强弱。❷ "脉"：指经脉。张介宾说："脉以经脉血气统言之"。❸ "惊恐恚劳"：恚（音 hui），怨恨。劳，指心劳，包括忧思。惊恐恚劳，统指人的精神情志活动。❹ "夜行则喘出于肾"：夜则阳气入脏，肾主藏，夜间远行则肾气外泄，故喘出于肾。❺ "淫气"：即妄行逆乱为害的气。肺肾为母子之脏，肾少阴之脉上入肺中，所以喘出于肾，淫气就会伤害肺脉，所以说淫气病肺。❻ "有所堕恐，喘出于肝"：肝藏血主筋，有所堕坠而恐，伤筋损血，所以喘出于肝。丹波元简认为："堕恐二字，又似不属，且下有惊恐，此恐字疑伪。"❼ "淫气害脾"：指肝气逆乱太过，克伐脾土。王冰说："肝木妄淫，害脾土也。"❽ "有所惊恐，喘出于肺"：惊恐则神越气乱。肺主气，气乱而喘，谓喘

出于肺。❾ "淫气伤心"：心主神，惊恐神越则心虚，肺之逆气乘之，所以淫气伤心。❿ "度水跌仆，喘出于肾与骨"：度同渡，渡水，犹言涉水。张介宾说："水气通于肾，跌仆伤于骨，故喘出焉。"肾主骨，跌仆伤骨；涉水伤肾。所以涉水和跌仆后出现的喘促出于肾。⓫ "勇者气行则已，怯者则着而为病也"：勇者，指强壮的人。怯者，虚弱的人。气，指逆气。强壮的人正气充足，虽受逆气的侵犯，但事过即已；虚弱的人正气不足，逆气干扰，则留着为病。⓬ "观人勇怯、骨肉、皮肤，能知其情，以为诊法也"：张介宾说："勇可察其有余，怯可察其不足，骨可以察肾，肉可以察脾，皮肤要以察肺，望而知其情，即善诊者也。"此是说通过外在的组织器官、精神情志变化可以观察内在的病理生理活动。

【语译】黄帝问道：人的居处环境、动静劳逸以及体质强弱等，经脉气血也会随之变化吗？岐伯回答说：大凡人的惊恐、恚劳、动静，都会使经脉气血受到影响

而发生变化。所以夜间远行太过以致呼吸喘促，是肾气不固而外泄的缘故，如果肾气逆乱太过，还会伤害肺脏；由于堕坠恐惧而引起呼吸喘促，这是伤筋损血，肝气逆乱所致，如肝气逆乱太过，还会伤害脾脏；由于惊恐等情志刺激导致的呼吸喘促，是肺气逆乱的缘故，若肺气逆乱太过，还会伤害心脏；由于涉水或跌仆引起呼吸喘促，这是伤及肾与骨所致。但是，当上述诸种致病原因伤人时，如果人体强健，气血通畅，虽经惊恐恚劳等变动，但事过则已，不至于发病。假如身体怯弱，使气血逆乱而壅滞不行，就要留着为病。因此说：诊病的道理，必须观察体质的强弱、骨肉和皮肤的情况，从而了解病情，这是诊断的重要法则。

（二）"过用"影响经脉导致五脏汗出

【原文】故饮食饱甚，汗出于胃❶；惊而夺精，汗出于心❷；持重远行，汗出于肾❸；疾走恐惧，汗出于肝❹；摇体劳苦，汗出于脾❺。故春秋冬夏，四时阴阳，生病起于过用，此为常也❻。

【注释】❶"饮食饱甚，汗出于胃"：汗，是阴液经过阳气熏蒸出于体表所形成的。饮食饱甚，则胃满气溢，所以饱食后汗出，是胃津外出所致，故曰汗出于胃。张介宾说："汗属精，病在阴也。饮食饱甚，则胃满而液泄，故汗出于胃。"❷"惊而夺精，汗出于心"：精，指精神。因惊恐而精神散乱，致使心无所倚，神无所归，神气外越，心液外泄而为汗，所以说汗出于心。张隐庵说："血乃心之精，汗乃血之液，惊伤心气，汗出于心，故曰夺精。"❸"持重远行，汗出于肾"：持重远行则伤骨，肾主骨，所以汗出于肾。王冰说：

"骨劳气越，肾复过度，故持重远行，汗出于肾也。"❹"疾走恐惧，汗出于肝"：肝藏魂而主筋，疾走则伤筋，恐惧则魂不安，所以说疾走恐惧，汗出于肝。❺"摇体劳苦，汗出于脾"：摇体，形容用力勤作。摇体劳苦，意思是劳力过度。过度劳动可伤及肌肉和四肢，脾主肌肉四肢，所以说汗出于脾。张介宾说："摇体劳苦，则肌肉四肢皆动，脾所主也，故汗出于脾。"❻"生病起于过用，此为常也"：张介宾说："五藏受气，强弱各有常度，若勉强过用，必损其真，则病之所由起也。"常，恒也。

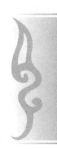

【语译】所以饮食过饱，胃津外泄，汗出于胃；遭受惊恐，扰乱精神，心液外泄，汗出于心；负重远行，骨劳肾气外浮，汗出于肾；奔走而恐惧，筋伤魂摇，肝液外泄，汗出于肝；劳力过度，肌肉四肢皆疲，脾液外泄，汗出于脾。因此，在春夏秋冬四时阴阳变化之中，生病的原因，乃起于饮食不节，劳累过度或精神刺激等

超出人体正常功能活动所致，这是一般的规律。

【讨论】

1. 脏腑气血和情志的关系　本文开首就提出："人之居处、动静、勇怯，脉亦为之变乎？岐伯对曰：凡人之惊恐恚劳动静，皆为变也。"这里说明脏腑气血和情志之间是互为影响的，这在《黄帝内经》中不仅限于本篇，而是贯穿始终的一个理论原则，归纳其论述有以下几个方面。

（1）五藏精气是情志活动的基础：如《素问·阴阳应象大论》说："人有五脏化五气，以生喜怒悲忧恐。"这是说五气，就是五脏的精气，五脏的精气变动，即是七情变动的物质基础。所以说心志喜，肝志怒，肺志悲，脾志忧思，肾志惊恐等情志变化，都是源于五脏物质基础之上的。

（2）反常的情志变动，伤损五脏而生病：如《灵枢·口问篇》说："心者，五脏六腑之大主也。……故悲哀忧愁则动心，心动则五脏六腑皆摇。"摇，乃动摇不安之意。五脏六腑皆摇者，指动摇而为病。《素问·阴阳应象大论》说："怒伤肝……喜伤心……思伤脾……忧伤肺……恐伤肾。"

（3）内脏的虚实盛衰可以影响情志不安：情志不节，可影响五脏功能活动而为病，但五脏的虚实病变也可影响情志不安。如《素问·调经论》说："血有余则怒，不足则恐。"《灵枢·本神》曰："肝气虚则恐，实则怒。……心气虚则悲，实则喜笑不休。"肝藏血，其志怒，血有余则肝气盛，盛则善怒。肾志恐，肾虚则恐，肾虚不能生养肝之气，故肝气虚则恐。所以高世栻说："夫邪气之生病也，或有生于阴者，或有生于阳者，其生于阳者，得之风雨寒暑之外感，其生于阴者，得之饮食居处，阴阳喜怒之内伤。"

2. 五藏与所属组织的联系　《素问·五脏生成篇》说："心之合脉也，其荣色也，……肺之合皮也，其荣毛也，……肝之合筋也，其荣爪也，……脾之合肉也，其荣唇也，……肾之合骨也，其荣发也……"这里的合，是配合的意思。此是指在功能上有特殊的联系。荣，荣华。即五藏精华在体表的反映。所以五脏的"合"与"荣"，都是说明五脏与形体方面的功能联系。因此，体表这些形体组织的变化在一定程度上可以反映某些内脏的情况。所以本节最后指出："观人勇怯、骨肉、皮肤、能知其情，以为诊法也。"

3. 喘病与五脏的关系　本文第二部分（一）中所论述的喘，仅是指一时遭受惊恐、恚劳等原因所引起的呼吸急促而言，但如太过持久，就有形成喘病的可能，文中说的："勇者气行则已，怯者则着而为病也"，就是说明这个意思。本文对喘病的发生与五脏有关系的论述，除了为喘病的临床辨证提供依据外，《难经·四难》所说的"呼出心与肺，吸入肾与肝。"指出人体呼吸的生理活动关系到五脏的理论，也是在《黄帝内经》这些理论的启发下，通过实践进一步发展而形成的。本段未能详述五脏喘的具体体征，因此临证时尚须结合病人的症状进行辨证论治。

4. 汗为心液，化生于营血　人体正常的汗出，是阳气熏蒸津液所致，所以《素问·阴阳别论》说："阳加于阴谓之汗。"但在某种情况下，不论何种原因，凡引起阳气腾越的，都有可能导致汗出，所以有汗出于胃、出于心、出于肝、出于脾、出于肾的不同。由此说明汗虽为心液，化生于血，为心所主，但五脏的某些病变，都有出汗的可能，这也为临床对汗的辨证提供了论据。

5. 本段的主要精神　是用脏腑分证的方法，以气喘、汗出为例，论述了人在日常生活中的居处环境，动静劳逸，身体的强弱以及精神活动的状况等，都会影响经脉气血的生理活动，而引起不同的脏腑发病。

三、经脉与水谷精微的输布

【原文】食气入胃❶，散精于肝，淫气❷于筋。食气入胃，浊气归心❸，淫精于脉❹，脉气流经，经气归于肺，肺朝百脉❺，输精于皮毛❻。毛脉合精❼，行气于府❽，府精神明❾，留于四脏，气归于权衡❿，权衡以平，气口成寸，以决死生⓫。饮⓬入于胃，游溢⓭精气，上输于脾，脾气散精，上归于肺⓮，通调水道，下输膀胱⓯。水精四布，五经并行⓰。合于四时五脏阴阳，揆度以为常也⓱。

【注释】❶"食气"：指谷食，因食物中含有精微之气，所以称食气。❷"淫气"：淫，这里作滋养解释。气，即谷食之精气。上文淫气乃气之妄行者，与此淫气字同而义殊。❸"浊气归心"：浊气，指谷气中的浓稠部分的精微之气。张隐庵说："受谷者浊，胃之食气，故曰浊气。"水谷精微之气，随脉气输布归于心，故已浊气归心。❹"淫精于脉"：心主血脉，淫精于脉，就是将精微物质的一部分输送到血脉中去。❺

"肺朝百脉"：肺主气，气行则血行，百脉的经气，总归于手太阴肺经，所以百脉之气皆朝会于肺，再输送到全身百脉。❻"输精于皮毛"：皮毛为肺之合，精微之气的一部分由经脉输送到皮毛。❼"毛脉合精"：肺主皮毛，心主脉；肺藏气，心藏血。毛脉合精，即气血相合。❽"行气于府"：府，指大的经脉。《素问·脉要精微论》说："夫脉者，血之府也。"行气于府，即精气行于血脉之中的意思。❾"府精神明"：府精，指经脉中的精气。神明，是运动变化正常不乱的意思。府精神明，即经脉中气血充盛，运行正常不乱。❿"留于四脏，气归于权衡"：四脏，指肝、心、脾、肾四脏。权衡，平也，即匀调之义。李念莪说："留当作流，流其精于四脏，则四脏之精，咸得其平，而归于权衡矣。"即气血通过肺的作用周流于四脏，使气血运行平衡。⓫"气口成寸，以决死生"：气口，即手太阴肺经的寸口。李念莪说："脏府既平，必朝宗于气口，成一寸之脉，以决死生也。"汪昂说："此脉之所由来也。气口亦名寸口，百脉之大要会也。"这是说，肺主气，朝百脉，百脉之气会于手太阴肺寸口部的太渊穴，所以切诊寸口部的脉象，能察知病变的情况，判断病人的死生，谓之以决死生。⓬"饮"：指水饮。丹波元简曰："上文之食，含畜饮义，而下文之饮，必难以兼食也。"⓭"游溢"：张介宾说："游，浮游也；溢，涌溢也。"游溢，是精气满溢的形容词。游、游古同。⓮"上输于脾，脾气散精，上归于肺"：散，布散的意思。李念莪说："水饮入胃，先输于脾，是以中焦如沤也；脾气散精，朝于肺部，

像地气上升而蒸为云雾，是以上焦如雾也。"这是说水饮进入胃，通过脾气散精的作用，上输到肺脏。⓯"通调水道，下输膀胱"：肺主宣降为水之上源，肺气肃降能调水道，把水液下输到膀胱。所以张介宾说："肺气运行，水随而注，故肺能通调水道，下输膀胱，是谓水出高源，下焦如渎也。"张隐庵说："肺应天而主气，故能调水道而下输膀胱，所谓地气升而为云，天气降而为雨也。"⓰"水精四布，五经并行"：五经，五脏的经脉。张介宾说："凡肺气所及则水精布焉，然水名虽一，而精浊有分。清者为精，精如雨露；浊者为水，水如江河，故精归五脏，水归膀胱，而五经并行矣。"水饮之精通过气化，随经脉运行于周身上下，皮毛腠理，通灌五脏的经脉，即为水精四布，五经并行之意。⓱"合于四时五脏阴阳，揆度以为常也"：揆度，度量的意思。张隐庵说："五脏，五行之气也，揆度，度数也，总结上文，而言经脉之道，合于四时五行之次序，阴阳出入之度数，以为经脉之经常焉已。"这是说正常经脉气血的运行要与四时五脏的阴阳变化相协调。

【语译】谷食入胃后，所化生的部分精微物质，输散到肝脏，滋养全身的经脉。

谷食入胃后，所化生精微物质的另一部分，注入于心，输送到血脉中去，百脉的精气，流入大的经脉，朝会于肺后，再输送到皮毛。皮毛与经脉的气血相合，就布输于大的经脉。脉中精气这样正常运行而不乱，然后周流于心、肝、脾、肾四脏，而使五脏六腑气血运行协调平衡，并能从手太阴肺经的气口表现出来，所以根据气口脉的搏动，可以判断病人的死生。

　　水饮入胃，精气充盈，浮游涌溢，上输于脾脏。通过脾气布散水精的作用，再上输到肺，由于肺气肃降，通调水道，再把水精下输于膀胱，这样就使水精输布于周身皮毛，通灌于五脏的经脉，并随着四时寒暑的变迁、五脏阴阳的变化，做出适当的调节，这就是人体水谷精气在经脉中运行的生理过程。

【讨论】

　　1. "行气于府"　各注对"府"的认识不一。吴崑认为是"玄府"，即汗孔。他说："毛属肺气，肺属心血，毛脉合其精，则行气于玄府，是为卫气。玄府，腠理也。"王冰、马莳、张介宾认为"府"是膻中，如王冰说："府，谓气之所聚处也，是谓气海在两乳间名曰膻中也。"张介宾亦说："府者，气聚之府也，是谓气海，亦曰膻中"。然而也有认为"府"是指六府的。如张隐庵说："夫皮肤主气，经脉主血，毛脉合精者，血气相合了，六府为阳，故先受之。"高世栻同此看法。《内经注评》认为府即大的经脉，并引《脉要精微论》"脉者，血之府"为证。然丹波元简云："马张仍王注，以府为膻中，其义虽详备，以膻中为府，经无明义，况下文云：留于四脏。志高之义似是，故始从之。吴添玄字，'玄府，腠理也'大误，玄府，汗孔也，与腠理自异。"然下文为"府精神明留于四脏"，故《注评》之义，似是。

　　2. 经脉与食气输布的关系　本篇较详细地阐述了水谷精微输布的过程饮食的生化过程，现参阅《注评》归纳如表10-1。

表10-1　水谷精微输布的过程

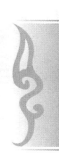

$$饮食入于胃 \rightarrow 脾气散精 \begin{cases} 上归于肺 \begin{cases} 通调水道，下输膀胱 \\ 输精皮毛、朝会百脉 \end{cases} \\ 浊气归心 \rightarrow 淫精于脉 \\ 散精于肝 \rightarrow 淫气于筋 \end{cases} \Bigg\} 气口成寸$$

　　3. "权衡以平，气口成寸"

　　(1) 气口与肺的关系：气口，即寸口，也称脉口，即是桡动脉的部位。马莳说："与鱼际相去一寸，故名成寸。"汪昂说："此脉之所由来也，气口亦名寸口，百脉之大要会也。"这说明气口是手太阴肺经联系的部位，所以《灵枢·经脉篇》说："手太阴之脉入寸口，上鱼际。"张介宾说："气口之义有三，手太阴肺经脉也，肺主诸气，气之盛衰见于此，故曰气口。肺朝百脉，脉之大会聚于此，故曰脉口。脉出太渊，其长一寸九分，故曰寸口。其名虽三，而实则一耳。"又如《素问·五脏别论》："气口亦太阴也"都说明了寸口与肺经的紧密联系。

(2) 气口能决死生的原因: 张介宾说: "气口脉之大会, 百脉俱朝于此, 故可以决死生。" 这是说, 全身血脉, 皆流经于肺, 气口为手太阴经脉所属, 故内脏血气盛衰, 可由气口反映出来。所以气口可以测知内脏气血虚实情况, 来决定人体正常与否以及疾病的转归等。所以说 "气口成寸, 以决死生"。

4. 本段的主要精神　本段主要论述了谷食和水液入胃后所化生的精气, 通过经脉输布的过程。

(1) 对谷食精微的输布提出了两个方面: 一是散精于肝, 经肝气的疏泄, 滋养周身的筋脉, 这就阐明了肝和筋的内在联系, 为 "肝主筋" 的论点提出了依据; 二是浊气归心, 注之于血脉, 再通过肺气的宣发, 输布周身内外, 这是人体谷食精微输布的过程。

(2) 对水饮的输布是饮入于胃以后, 水精上输于脾, 再经过肺气宣降作用, 将清者输布周身, 浊液下输膀胱, 这就是后世所说 "肺为水之上源" 理论的导源。近代临床用开肺气以行水气的方法, 来治疗某些水液停留的病证, 就是在这一理论指导下产生的。

5. 肺朝百脉的理论意义: 本段所提出的 "肺朝百脉" 的理论, 不仅指出饮食所化生的精微物质, 必须通过肺气的化合, 才能为人体利用, 起到营养周身的作用; 而且阐明了切按寸口脉搏能诊断疾病的方法和原理, 为中医诊断学做出了贡献。

四、经络盛衰的补泻法

(一) 三阳三阴经脉独盛的症状及治法

【原文】太阳藏❶独至❷, 厥喘虚❸气逆, 是阴不足, 阳有余也; 表里当俱写❹, 取之下俞❺。阳明藏独至, 是阳气重并❻也; 当泻阳补阴, 取之下俞❼。少阳藏独至, 是厥气❽也; 跷前卒大❾, 取之下俞❿。少阳独至者, 一阳之过也⓫。太阴藏搏⓬者, 用心省真⓭, 五脉气少⓮, 胃气不平, 三阴也; 宜治其下俞⓯, 补阳泻阴⓰。一阳独啸, 少阳厥也⓱, 阳并于上, 四脉争张, 气归于肾⓲; 宜治其经络, 泻阳补阴⓳。一阴至, 厥阴之治也; 真虚⓴痟心㉑, 厥气留薄㉒, 发为白汗㉓, 调食和药, 治在下俞㉔。

【注释】❶ "太阳藏": 藏, 这里指脏腑所属的经脉而言。太阳藏, 即太阳膀胱经。❷ "独至": 至, 是极、盛的意思。独至, 指一经之气独盛。❸ "喘虚"：虚同嘘。太阳经行于背，为阳经之长，外主皮毛，内合于肺，其经气偏盛而上逆，所以喘促有声。❹"表里当俱泻"：表里，是经脉之表里，这里指太阳和少阴两经。泻，指针灸的补泻法，下同。阳邪盛实，所以表里两经都用泻法。❺"下俞"：指足经之俞穴。这里指膀胱经之束骨穴和肾经的太溪穴。张介宾说："盖膀胱与肾为表里，皆水藏也，以水藏而阳气独至，则阳有余阴不足矣。当于二经，取其下俞，膀胱下俞名束骨。肾经之俞名太溪。肾阴不足，而亦泻之，以阳邪俱盛也，故必表里兼泻，而后遏其势。"❻"阳气重并"：张隐庵说："两阳合于前，故曰阳明，阳明之独至，是太少重并与阳明，阳盛故阴虚矣。"所以重并，是指太阳少阳重并于阳明。❼"泻阳补阴，取之下俞"：张介宾说："泻胃之阳，补脾之阴，……阳明之俞名陷谷，太阴之俞名太白。"所以这里的下俞，指足阳明经的腧穴陷谷和足太阳经的腧穴太白。❽"厥气"：上逆之气。少阳胆经与肝经相表里，其气善逆。所以少阳经气偏盛而病时，易使气逆于上。❾"跷前卒大"：跷，阳跷脉。卒同猝，突然的意思。卒大，即突然肿大。所以张介宾说："然厥气必始终足下，故于跷前察之，跷，阳跷也。属足太阳经之申脉，阳跷之前，乃少阳之经，少阳气盛则跷前卒大。"❿"取之下俞"：这里的下俞指足少阳胆经的腧穴足临泣。⓫"一阳之过"：一阳，指少阳。过，太过。即偏盛

之义。高世栻说："申明少阳独至者，乃一阳之过，由少阳而推论文；则阳明独至者，二阳之过也；太阳独至者，三阳之过也。"故一阳之过，指少阳的偏盛。⓬"太阴藏搏"：搏，坚强搏指。太阴藏搏，即太阴经脉搏指有力。⓭"用心省真"：省，察也。真，真脏也。张介宾说："太阴脾脉，本贵和缓，今见鼓搏，类乎真藏。若真藏果见，不可治也，故当用心省察其真。"因此，用心省真，即用心省察是否为真脏脉。⓮"五脉气少"：五脉，即五脏的经脉。王冰说："三阴，太阴脾之脉也，五藏脉少，胃气不调，是亦太阴之过也。"所以五脉气少，就是五脏的经脉气血不足而少。⓯"下俞"：即指足阳明经的腧穴陷谷和足太阴经的腧穴太白。⓰"补阳泻阴"：即补足阳明经的腧穴陷谷，泻足太阴经的腧穴太白。⓱"一阳独啸，少阳厥也"：独啸，即独盛的意思。林亿："详此上明三阳，此言三阴，今此再言少阳而不及少阴者，疑此一阳乃二阴之误也。又按全元起本此为少阴厥，显知此即二阴也。"此说为是。所以全句意为二阴经脉独盛，是少阴热厥。⓲"阳并于上，四脉争张，气归于肾"：此承上句"二阴独啸"，是说少阴肾经之相火并于上，以使肝、心、脾、肺四脉不和，失其调和之常态。⓳"宜治其经络，泻阳补阴"：阳，指足太阳。阴，指足少阴。即泻足太阳的经穴昆仑，补足少阴的经穴复溜。⓴"真虚"：即真气虚弱。张介宾说："肝郁独至，真气必虚。"

㉑ "痏心": 痏音渊, 酸痛也。痏心, 即心酸痛。㉒ "留薄": 薄, 迫也。即厥气留而不散, 与真气相搏。㉓ "白汗": 即魄汗, 亦即自汗。魄、白古通用。张介

宾说: "肝邪独至, 真气必虚, 木火相干, 故心为痏痛。厥气, 逆气也, 逆气不散, 则留薄于经, 气虚不固, 则表为白汗。"㉔ "下俞": 指厥阴之腧穴太冲。

【语译】太阳经气独盛, 就要发生厥逆、喘息等气上逆的症状, 这是阴不足阳有余的缘故, 治疗应当表里之经俱用泻法, 取足太阳与足少阴的腧穴; 阳明胃经气独盛, 是两阳相并, 阳气盛实的缘故, 当泻足阳明经之腧穴, 补足太阴经的腧穴。少阳胆经气独盛, 就要发生厥气, 而且在外踝前可猝然肿大, 治疗当取少阳本经的腧穴。少阳胆经气独盛, 这是少阳经气太过所致。太阴脾经脉应指有力, 应当用心省察, 辨别是不是真脏脉, 若非真脏脉, 则是五脏脉气衰少, 胃气不和平, 太阴脾经气太过所致, 当补足阳明经的腧穴, 泻足太阴脾经的腧穴。三阴经脉独盛, 是少阴热厥, 由于少阴肾经的相火并于上, 以致心、肺、肝、脾四脉不和, 病气归于肾脏。应当治其表里的经络, 泻足太阳的经穴与络穴, 补足少阴的经穴与络穴; 一阴经气独盛, 是厥阴经脉所主, 由于真气虚弱, 可见心酸痛, 厥气留于经脉, 与真气相搏, 可发为魄汗, 应注意饮食的调养和用药饵治疗。如用针法, 可取厥阴经的腧穴。

【讨论】

1. "一阳独啸, 少阳厥也" 注家对 "一阳" "少阳" 的看法不同, 王冰认为是指胆与三焦的经脉, 他说: "啸, 谓耳中鸣如啸声也。胆及三焦脉皆入耳, 故气逆上则耳中鸣。" 张隐庵亦同此说, 他认为: "一阳之气独啸者, 盖因少阳之经气厥逆也。" "一阳独啸, 少阳厥者, 言经逆而及于气也。" "阳并者, 太阳阳明之气相并也。四脉者, 太阳之小肠、膀胱、阳明之胃与大肠, 即四形脏之脉也。四脉争张, 以致阳并于上, 亦经厥而及于气也, 肾为生气之原, 此三阴之气, 虚陷于肾, 不能与阳相接, 故宜泻其阳之络, 补其阴之经。" 高世栻亦认为: "一阳, 少阳也。少阳, 三焦也,《灵枢·本输论》云: 少阳属肾, 此论一阳, 所以言肾也。" 二说一阳为二阴, 少阳指少阴。如张介宾说: "二阴者, 足少阴肾经也, 独啸, 独炽之谓, 盖啸为阳气所发, 阳出阴中, 相火上炎, 则为少阴热厥, 而阳并于上, 故心、肝、脾、肾四脉为之争张, 而其气则归于肾, 故曰独啸。宜治其表里之经络, 而泻足太阳, 补足少阴也, 太阳经穴名曰昆仑, 络穴名飞扬, 少阴经穴名复溜, 络穴名大钟。" 林亿新校正亦持此说, (见上注释❶⑦) 根据文章内容、结构来看, 一阳作 "二阴", "少阳" 作少阴为妥。因此本讲义采纳《新校正》的注释。

2. 其他　对本段所述六经脉偏盛所出现的症状和治法，现根据原文精神，参阅《内经评注》，归纳如下表 10-2。

表 10-2　六经脉偏盛的症状和治法

六经 ＼ 症状和治疗	症　状	治　疗
太阳经脉偏盛	厥逆、喘息、气上逆	泻足太阳经束骨穴、足少阴经太溪穴
阳明经脉偏盛	太阳、少阳阳气重并症状	泻足阳明的陷谷穴，补足太阳太白穴
少阳经脉偏盛	从足下开始厥气上逆	取足少阳经临泣穴
太阴经脉偏盛	脉象当与真藏脉相鉴别	补足阳明陷谷穴，泻足太阳太白穴
少阴经脉偏盛	热厥，虚阳浮越于上，心肝脾肺四脏脉失调	泻足太阳的经穴昆仑、络穴飞扬，补足少阴的经穴复溜、络穴大钟
厥阴经脉偏盛	真气虚弱，心为酸痛，出汗	饮食调养，适服药物，泻足厥阴经太冲穴

（二）三阳三阴经脉脉象

【原文】帝曰：太阳藏何象❶？岐伯曰：象三阳而浮也❷。帝曰：少阳藏何象？岐伯曰：象一阳也，一阳藏者，滑而不实也❸。帝曰：阳明藏何象？岐伯曰：象大浮也❹；太阴藏搏，言伏鼓也❺；二阴搏至，肾沉不浮也❻。

【注释】❶ "太阳藏何象"：象，指脉象。藏，指脏腑的经脉，下文藏同此。太阳藏何象，即太阳经脉象是怎样的。❷ "象三阳而浮也"：三阳即太阳。太阳经气行于表，是阳气之盛极，所以脉象浮于外。马莳说："太阳为三阳，阳行于表，故脉宜象三阳而浮也。"❸ "滑而不实"：少阳是阳之里，阴之表，阳气微，所以脉滑而不实。张隐庵说："盖阳气搏于脉中，其脉则滑，阳欲外浮，故不实也。"马莳认为："少阳为阳之里，阴之表，所谓半表半里者是也。其藏为阳之初生，故脉体滑而不实，象一阳之为初阳也。"❹ "象大浮"：指脉象大而浮。阳明是二阳合明。阳气合并，则阳热盛，所以其脉象大而浮。马莳说："阳明虽为太阳之里而实为少阳之表，比之滑而不实者，则大而浮矣，仿佛手太阳之浮也。"❺ "伏鼓"：指脉虽沉伏而重按鼓指有力。❻"肾沉不浮　　前脱二阴，此无一阴，阙文可知。"
也"：句下有脱简。《新校正》云："详

【语译】黄帝问：太阳经的脉象怎样？岐伯说：太阳经气象三阳，阳气极盛，故脉浮。黄帝问：少阳经的脉象怎样？岐伯说：少阳是阳气初生的一阳，故脉象滑而不实。黄帝问：阳明经的脉象怎样？岐伯说：阳明经的脉象大而浮。太阴经脉搏动，脉虽沉伏而指下鼓动有力，二阴经脉搏动应指，属少阴肾经，所以脉象沉而不浮。

【讨论】

1. 本段经文的意义　本段文章论述了三阴三阳经脉正常时表现于外的不同征象，并用经脉分证的方法阐述了三阴三阳经脉偏盛所出现的病证，而且提出了针刺表里经脉用补泻不同的方法治疗疾病的原则，从而说明经脉与脏腑之间，以及表里经脉之间的相互关系。体现了中医学的整体观念，为后世的疾病分类，辨证施治奠定了基础。

2. 文中三阴三阳的分属　一阳为少阳，二阳为阳明，三阳为太阳；一阴为厥阴，二阴为少阴，三阴为太阴。

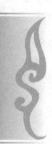

小　　结

文章围绕着脏腑经脉气血与外在环境和体内各种功能活动互为作用，相互影响的特点，指出惊恐、恚劳、勇怯、动静居处可影响不同脏腑经脉，引起喘促自汗的病变，并提出生病起于过用的发病学观点，丰富了同病异治和预防为主的医学理念。所说"勇者气行则已，怯者则着而为病"，阐发了人体体质强弱在致病中的重要作用。进而又通过谷食和水饮入胃腐熟消化后都要由经脉输送到周身上下、脏腑内外的特性，论述了经脉的重要作用，同时指出由于肺朝百脉的特殊功能，所以从肺经寸口处的脉象变化上，可以判断疾病的预后死生。其中所述肺气通调水道之说，是后世"肺为水之上源"理论的渊源。文章最后用经脉分证的方法论述了三阴三阳经脉之气独盛的证治，提出表里针刺的治疗原则，进一步说明人体是一个有机的整体，不仅本身的组织器官相互络属，而且与外界环境也是不可分割的，为中医理论体系的形成奠定了基础。

复习思考题

1. 为什么五脏皆能发生喘汗的病证？

2. 怎样理解"勇者"与"怯者"在发病学中的关系？

3. 如何理解不同的原因、病发于不同的脏腑而能发生相同的病证？

4. 谷食、水液在人身化生精气通过经脉输布的过程如何？

第二节 调经论篇第六十二 （48～56日）

一、概说

调，调治；经，经脉。因为经脉是气血运行的通道，它内系五脏六腑，外络三百六十五节，所以调治经脉，可以和气血，疗百病，故篇名叫《素问·调经论》。

本篇的主题思想在阐述经脉在人体生理、病理等方面重要性的同时，着重讨论邪气侵犯人体，引起经脉气血失调所出现的种种虚实病症，以及阴阳寒热变化的机制，针刺调理经脉气血等原则。

本篇的主要内容如下。

1. 说明经络是运行气血的道路，邪气可以自经络传入脏腑。因此，调治经络不但可以使邪气不致深入脏腑，同时也可以治疗五脏的虚实病变。

2. 说明神、气、血、形、志与五脏的关系及其在病理上产生"太过""不及"的种种病机和治法。

3. 阐明经脉不协调、气血以并、阴阳相倾、气血偏盛偏衰所出现的证候和机制。

4. 论述内外因致病的发病过程和病理机制。

5. 阐述阴阳偏盛偏衰所产生的"阳虚则外寒，阴虚则内热，阳盛则外热，阴盛则内寒"的病理机转。

6. 提出针刺治疗经脉虚实病变的原则和补泻的方法。

二、调理经脉的重要意义

【原文】黄帝问曰：余闻刺法❶言，有余写之，不足补之。何谓有余？何谓不足？岐伯对曰：有余有五，不足亦有五，帝欲何问？帝曰：愿尽闻之。岐伯曰：神❷，有余不足；气❷，有余有不足；血❷，有余有不足；形❷，有余有不足；志❷，有余有不足。凡此十者，其气不等❸也。

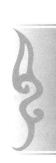

帝曰：人有精、气、津、四支、九窍、五脏、十六部❹、三百六十五节❺，乃生百病❻。百病之生，皆有虚实。今夫子乃言有余有五，不足亦有五，何以生之乎？岐伯曰：皆生于五脏❼。夫心脏神，肺脏气，肝脏血，脾脏肉，肾脏志，而此成形❽。志意通，内连骨髓，而成身形五脏❾。五脏之道，皆出于经隧❿，以行血气。血气不和，百病乃变化而生，是故守经隧⓫焉。

【注释】❶ "刺法"：这里指古代有关针刺方法的文献。❷ "神、气、血、形、志"：神志是人体的精神活动，气血是人体生命活动的重要物质，形，指人的形体。心藏神，故神病多属于心。肺藏气，故气病多属于肺。肝藏血，故血病多属于肝。脾主肌肉而充养形体，故形有病多关于脾。肾藏志，故志病多属于肾。上述五者分属于五脏，各有自己的特殊功能和特殊的病理变化，所以下文说："其气不等也"。❸ "其气不等"：其气，指神气血形志。不等，即各有有余，即各有不足，不相等同。❹ "十六部"：注家有不同的解释，这里根据张隐庵注："十六部者，十六部之经脉也，手足经脉十二，跻脉二，督脉一，任脉一，共十六部。"❺ "节"：这里指穴位。《灵枢·九针十二原》："所言节者，神气之所游行出入者也，非皮肉筋骨也。"❻ "乃生百病"：百病，是泛指多种疾病，因为人体各个部分都会受到病邪的侵袭，故可发生多种疾病。❼ "皆生于五脏也"：此句是回答疾病的虚实变化，即有余、

不足各有五个方面，产生的根源是在五脏。就机体的生成和构造而言，是以五脏为中心，神、气、血、形、志为五脏精气所化，而隶属于五脏。❽ "而此成形"：高世栻注："合神气血肉志，而此成形，犹言此形乃成也。"❾ "志意通，内连骨髓，而成身形五脏"：志意，统指五神而言。骨髓，泛指气血脉骨肉等形质。而成身形五脏，即气、血、脉、骨、肉等形质化成身形，身形既立，五神通泰，则能构成一个以五脏为中心，内外各部相互贯通的整体。亦即"形与神俱"的意思。张隐庵注："上节言有形之五脏，以生无形之五志。此言无形之五志，以成有形之身形。"❿ "五脏之道，皆出于经隧"：道，使道，即五脏相互间及五脏与形体组织器官之间的联络道路。隧，隧道。经隧，即经脉。因经脉伏行，深而不见，故曰经隧。意谓五脏之间及五脏与体表器官组织之间的相互联系，都是以经脉为通道。⓫ "守经隧"：守，遵循的意思。这里作依据解。守经隧，谓但依据经脉，则可以进行调治五脏之病。

【语译】黄帝问道：我听刺法上说，有余的病用泻法，不足的病用补法。但是，怎样叫有余？怎样叫不足呢？岐伯回答说：有余的有五种，不足的也有五种，你要

问哪一种呢？黄帝说：我都想听一听。岐伯说：神，有有余和不足；气，有有余和不足；血，有有余和不足；形，有有余和不足；志有有余和不足。这十种病证出现时，五脏的虚实盛衰是各不相同的。

黄帝说：人有精、气、津、液、四肢、九窍、五脏、十六部、三百六十五穴，这是一个整体，可以发生多种疾病，而各种疾病的发生，又都有虚实的不同。现在，先生只说有余的有五种，不足也有五种，那么，它们是怎样发生的呢？岐伯说：其产生的根源在于五脏。人身之中，心藏神，肺藏气，肝藏血，脾藏肉，肾藏志。五脏各有所藏，从而组成人的形体。当人的志意通达则内连骨髓，外及皮肉，使身形与五脏成为一个整体。五脏是人体的中心，而五脏之间及与人体各部的连络，又都是出自于经脉，经脉可以运行气血。倘若气血不能和调，各种疾病也就因而发生。所以要认识和治疗疾病，必须掌握有关经络的生理功能和病理变化的规律。

【讨论】 本段主要论述了四个问题。

1. 各种病证虽然繁杂众多，但均生于五脏，可归纳为五种基本的虚实证候，均以五脏虚实而派生出来。

2. 就机体的生成和构造而言，是以五脏为中心，神、气、血、形、志为五脏精气所化，而隶属于五脏。当骨髓化成，身形既立，五神通泰，则能构成一个以五脏为中心、内外各部相互贯通的整体。

3. 五脏系统之间通过经脉运行气血进行联系。

4. 如果经脉及其运行的血气不相调和，必然会影响五脏而产生病变。若五脏有病，调理经脉气血亦可以得到治疗。所以掌握经脉变化规律是很重要的。

对于五脏与经脉的关系，张介宾说："五脏在内，经隧在外，脉道相通，以行血气，血气不和，乃生百病，故但守经隧，则可治五脏之病"。这段话对本段做了很好概括。据此也可理解本篇篇名所以叫"调经"的含义。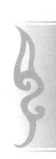

三、五脏虚实病证及经脉调治原则

（一）神的虚实证治

【原文】 帝曰：神有余不足何如？岐伯曰：神有余则笑不休❶，神不足则悲❷。血气未并❸，五脏安定，邪客于形，洒淅起于毫毛，未入于经络也，故命曰神之微❹。帝曰：补泻奈何？岐伯曰：神有余则泻其小络之血。出血勿之深斥❺，无中其大经，神气乃平，神不足者，视其虚络，按而致之❻，刺而利之❼，无出其血，无泄其气，以通其经，神气乃平❽。帝曰：刺微❾奈何？岐伯曰：按摩勿释❿，著针勿斥⓫，移气于不足⓬，神气乃得复。帝曰：善。

【注释】 ❶ "神有余则笑不休"：神藏于心，所以神的虚实标志了心气的虚实。以下言气、血、形、志同。神有余，即心气有余。心在声为笑，在志为喜，故心气实则喜笑不休。❷ "神不足则悲"：神不足，即心气虚。心气虚而不能胜肺，肺志乘之，则为悲。❸ "血气未并"：并，偏聚、偏盛。血与气是相互协调的，若任何一方出现偏盛，必然会引起另一方的不足而偏衰，血气的偏盛偏衰，就是上段所讲的"血气不和"，因此可以影响五脏功能而产生疾病。血气未并，是指气血还没有出现偏盛偏衰的现象，亦即气血运行尚未紊乱。❹ "神之微"：微，微小、轻微。神之微，指神的轻微病变。这是因为此时神的病变尚在肌表毫毛，并未入于内脏。❺ "勿之深斥"：深、斥，是两种针刺手法。深，指深刺。斥，是行针时摇大孔，使邪气外泄，属泻法。勿之深斥，即指不要深推针和针刺时摇大针孔。❻ "神不足者，视其虚络，按而致之"：马莳注："神不足者，其络必虚。"虚络，即指心经的络脉，因其气血虚少，故称虚络。按，按摩。致，达到的意思。按而致之，就是通过按摩使气血到达虚络。❼ "刺而利之"：利，疏利。刺而利之，指针刺达到疏利经脉气血的目的。❽ "无出其血，无泄其气，以通其经，神气乃平"：因神不足属虚证，而虚主不可泄，故针刺时既不得使之出血，也不得使正气外泄，只要疏通其经脉，神气就平复了。❾ "刺微"：即针刺微邪。❿ "按摩勿释"：释，释手、放手。勿释，不放手，持续进行按摩。⓫ "著针勿斥"：著针，即留针。著针勿斥，指针刺留针不要摇大针孔。⓬ "移气于不足"：高世栻："移气于不足之处补之，则神气乃得复。"

【语译】 黄帝问道：神有余和不足有何表现？岐伯说：神有余则狂笑不止，神不足则产生悲忧。当血气没有偏聚时，则五脏安定。这是病邪侵犯人体，仅在皮毛，而出现洒淅恶寒症状，尚未侵入心的经脉，这叫作神病的轻微阶段。黄帝说：补泻的方法怎样？岐伯答：神有余则针刺小络出血，但针刺不能太深，也不可开大针孔，更不要刺中大的经脉。这样，正气不受损伤，神气自然就会恢复正常。对神不足的病证，应诊察虚络在什么地方，然后在虚络部位进行按摩，使经气来复，然后针刺以疏通其壅塞，但不可使其出血，亦不可使其气外泄，只要疏通其经气，神气也就平复了。黄帝说：怎样针刺微邪呢？岐伯答：对病变部位多加按摩，进针后不要摇动针孔，使气移到不足之处，神气就可以恢复正常。黄帝说：很对。

（二）气的虚实证治

【原文】气❶有余不足奈何？岐伯曰：气有余则喘咳上气❷，不足则息利少气❸。血气未并，五脏安定，皮肤微病，命曰白气微泄❹。

帝曰：补泻奈何？岐伯曰：气有余，则泻其经隧❺，无伤其经，无出其血，无泄其气。不足，则补其经隧，无出其气。

帝曰：刺微奈何？岐伯曰：按摩勿释，出针视之，曰我将深之❻，适人必革❼，精气自伏❽，邪气散乱，无所休息，气泄腠理❾，真气乃相得❿。帝曰：善。

【注释】❶ "气"：原本"有"上无"气"字，现据《太素》及张介宾、吴崑等本加。❷ "气有余则喘咳上气"：肺气有余，壅塞不降，所以发生咳嗽、气喘的症状。❸ "不足则息利少气"：息利少气，即呼吸虽通利但无力，是肺气虚的表现。❹ "白气微泄"：肺属金，其色白，故白气即是肺气的代称。肺气泄是由于肺气虚所致，故"白气微泄"，就是指"肺气微虚"。❺ "气有余，则泻其经隧"：高世栻注："肺气有余，则气机内逆，故当泻其经隧。泻经隧者，通经脉之隧道。"❻ "曰我将深之"：即伴告病人，我准备深刺。❼ "适人必革"：适，至也。革，变也。适人必革，即针至其人，必改变前说而仍浅刺。❽ "精气自伏"：伏，藏也。即不外泄的意思。❾ "气泄腠理"：气，邪气。即邪气由腠理外泄。❿ "真气乃相得"，得，获也。相得，契合的意思。邪气已除，则人体真气自能契合。

【语译】气有余和不足的表现如何？岐伯答：气有余则出现喘咳气逆，气不足则呼吸虽利而少气。当气血未并时，则五脏安定，病邪只在皮肤浅表，病情轻微，叫作肺气微虚。

黄帝说：补泻的方法是什么？岐伯说：气有余则泻其经隧，但不要伤其大的经脉，既不要使其出血，也不能使其泄气。如气不足，就要补它的经隧，更不要使气外泄。

黄帝问：怎样针刺微邪呢？岐伯答：对针刺部位多加按摩，同时把针拿出来给病人看，并伴告说：我准备深刺。但针至病人时，就要改变自己的说法而改用浅刺，这样，病人的精气，自然伏藏于里，相对地邪气就散于体表，使之无所留止，由腠理发泄于外，真气自然恢复正常。黄帝说：很对！

（三）血的虚实证治

【原文】血有余不足奈何？岐伯曰：血有余则怒❶，不足则恐❷。血气未并，五脏安定，孙络外溢❸，则经有留血❹。

帝曰：补泻奈何？岐伯曰：血有余，则泻其盛经出其血❺；不足，则视其虚经❻，内针其脉中❼，久留而视，脉大❽，疾出其针❾，无令血泄。

帝曰：刺留血奈何？岐伯曰：视其血络，刺出其血，无令恶血得入于经❿，以成其疾。帝曰：善。

【注释】❶ "血有余则怒"：血藏于肝，怒是肝志，血有余则肝气实，所以善怒。❷ "不足则恐"：肝与胆相表里，肝血不足则胆气怯，所以不足则恐。❸ "孙络外溢"：外，原本作"水"，今从《甲乙经》《太素》改。络脉受邪，则其血盛，络脉盛满，其血必溢。❹ "经有留血"：《甲乙经》作"络有留血"。观下文有"无令恶血得入于经"，可见这里的"经有留血"乃指络有留血而言。留血，即血行留滞不通畅。❺ "血有余，则泻其盛经出其血"：盛经，这里是指气盛的肝经。意谓血有余的病应该泻血气充盛的肝经，使其出血。❻ "视其虚经"：虚经，这里指气虚的肝经，《太素》卷二十四作"补其虚经"。❼ "内针其脉中"：即留针于脉。❽ "脉大"：指针刺之处经脉胀大，这是留针气至之象。❾ "疾出其针"：即立即拔针。❿ "无令恶血得入于经"：恶血，即瘀血。即不使瘀血进入经脉。

【语译】血有余和不足有何表现？岐伯答：血有余则容易发怒，血不足则易恐惧。当气血没有偏盛偏衰，则五脏功能安定。邪气只是侵及孙络，孙络之邪外溢，可以使经脉之血运行发生留滞。

黄帝问：血病如何进行补泻呢？岐伯回答说：血有余就刺泻满盛的肝经，并使其出血；血不足则诊察其虚衰的经脉，针刺此经脉，针后留针观察，等到虚经盛大的时候，就立即拔针，但不能使其出血。

黄帝说：如何针刺淤血症？岐伯说：看到有淤血的络脉，刺出其血，不要让淤血进入经脉，而引起其他的疾病。黄帝说：很对！

（四）形的虚实证治

【原文】形有余不足奈何？岐伯曰：形有余则腹胀❶，泾溲不利❷，不足则四支不用❸。血气未并，五脏安定，肌肉蠕动❹，命曰微风❺。

帝曰：补泻奈何？岐伯曰：形有余则泻其阳经❻。不足则补其阳络❼。

帝曰：刺微❽奈何？岐伯曰：取分肉间，无中其经，无伤其络，卫气得复，邪气乃索❾。帝曰：善。

【注释】❶ "形有余则腹胀"：脾主肉，肉充形，形有余是脾气实。脾气实则邪气壅滞，水湿不行，积于中则腹胀。❷ "泾溲不利"：泾，大便。溲，小便。泾溲不利，即大小便不通利。❸ "不足则四肢不用"：脾主肌肉、四肢，脾气虚，不能运化水谷精微于四肢，所以四肢无力，不能随意运动。❹ "肌肉蠕动"：指肌肉有虫行蠕动感。这是因脾主肌肉，故微风未深者，邪薄肉分，卫气不通，阳气内鼓，故但肌肉间蠕动，如有虫之微行也。❺ "命曰微风"：马莳注："风或客之经脉，如蠕虫之动，然而风气尚微，命曰微风。"❻ "阳经"：指足阳明胃经。❼ "阳络"：指足阳明胃的络脉。❽ "刺微"：即针刺微风。❾ "邪气乃索"：索，散的意思。《礼·檀弓》："五离群而索居"，注 "索，散也。"邪气乃索，谓邪气乃散。

【语译】形的有余和不足的病证表现如何？岐伯答：形有余则发生腹胀，大小便不通利。形不足四肢不能随意运动。当气血没有偏盛偏衰，则五脏功能安定。外邪侵袭，仅仅肌肉有些蠕动感的感觉，叫作 "微风"。

黄帝问：如何进行补泻呢？岐伯答：形有余则针泻足阳明胃经之脉，形不足就补足阳明胃经的络脉。

黄帝问：怎样针刺微风？岐伯答：刺应取分肉之间，既不要中其经脉，也不要伤其络脉，使卫气能够得到恢复，邪气自然就散了。黄帝说：很对。

（五）志的虚实证治

【原文】志有余不足奈何？岐伯曰：志有余则腹胀飧泄❶，不足则厥❷。血气未并，五脏安定，骨节有动❸。

帝曰：补泻奈何？岐伯曰：志有余则泻然筋血者❹，不足则补其复溜❺。

帝曰：刺未并❻奈何？岐伯曰：即取之，无中其经，邪所乃能立虚❼。帝曰：善。

【注释】❶ "志有余则腹胀飧泄"：肾藏志，志有余者，非肾气有余而是邪气壅盛，邪气上乘于胃，中气郁遏则气滞腹胀。寒湿困脾则水谷运化失职，因而腹泻，完谷不化。❷ "不足则厥"：不足，即肾气虚。肾气虚，元阳不足，不能温煦，所以手足厥冷。❸ "骨节有动"：动，指震动、鼓动。骨节有动，言关节有震动、鼓动之感。当血气未并，五脏安定之时，微邪伤肾，肾主骨，所以骨节有动。❹ "志有余则泻然筋血者"：然筋，即然谷，穴名，属足少阴肾经。因肾藏志，所以志有余，可泻然筋。❺ "不足则补其复溜"：复溜，穴名，在足内踝上二寸处，属足少阴肾经。张介宾注："复溜，足少阴之经穴也，致其气可以补肾之虚。" ❻ "未并"：即气血尚未相并之时。❼ "邪所乃能立虚"：邪所，指病邪所在的地方。立虚，指邪气很快消散。

【语译】志有余和不足的症状表现如何？岐伯答：志有余则发生腹胀泄泻，完谷不化。志不足的会手足厥冷。当气血没有偏盛偏衰，则五脏的功能安定，仅感骨节有动。

黄帝问：补泻的方法怎样？岐伯回答说：志有余的则针刺然谷穴出血。志不足的就补复溜穴。

黄帝说：血气尚未相并的时候，怎样刺呢？岐伯说：就在有邪之处刺治，不要中其经脉，邪气自然就去了。黄帝说：很对。

【讨论】本段虽然是阐述神气血形志的有余不足诸证，然而，由于心藏神，肺藏气，肝藏血，脾藏肉，肾藏志，所以，实际上也是阐述五脏虚实的病变，同时还介绍了不同脏腑病证的不同治法，从而体现了补虚泻实、治病求本等治疗原则。另外，文中特别注意到对疾病早期诊治的重要意义，着重提出了未出现五脏病变以前的一些早期表现，如"神之微""白气微泄""经有留血""微风""骨节有动"等，都是值得注意的，其早期诊治的思想也是应该予以重视的。

四、经脉气血在虚实病变形成中的作用

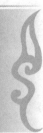

【原文】余已闻虚实之形，不知其何以生❶？岐伯曰：气血以并❷，阴阳相倾❸，气乱于卫，血逆于经，血气离居，一实一虚❹。血并于阴，气并于阳，故为惊狂❺；血并于阳，气并于阴，乃为炅中❻；血并于上，气并于下，心烦惋善怒❼；血并于下，气并于上，乱而喜忘❽。

帝曰：血并于阴，气并于阳，如是血气离居，何者为实？何者为虚？岐伯曰：血气者，喜温而恶寒，寒则泣不能流❾，温则消而去之❿，是故气之所并为血虚，血之所为并气虚⓫。

帝曰：人之所有者，血与气耳。今夫子乃言血并为虚，气并为虚⓬，是无实乎？岐伯曰：有者为实，无者为虚，故气并则无血⓭，血并则无气⓮。今血与气相失，故为虚焉。络之与孙脉，俱输于经⓯，血与气并则为实焉⓰。血之与气，并走于上，则为大厥⓱，厥则暴死⓲，气复反则生，不反则死⓳。

【注释】 ❶ "余已闻虚实之形，不知其何以生"：高世栻注："虚，不足也。实，有余也。神气血形志，各有有余不足之形，帝已闻之，而有余不足之形，从何以生，故复问之。" ❷ "气血以并"：《甲乙》"以"作"已"。以、已古通用。气血已并，即邪气侵犯气血，致使气血偏盛。❸ "阴阳相倾"：倾，《说文》："侧也"。谓倾侧于一边也。张介宾注："阴阳不和则气血离居，故实者偏实，虚者偏虚，彼此相倾也。" ❹ "气乱于卫，血逆于经，血气离居，一实一虚"：张介宾注："气为阳，故乱于卫；血为阴，故逆于经。"若血离其居，则血虚而气实；气离其居，则气虚而血实，所以说，一实一虚。❺ "血并于阴，气并于阳，故为惊狂"：血并于阴，是重阴。气并于阳，是重阳。重阴者癫，重阳者狂，故为惊狂。❻ "血并于阳，气并于阴，乃为炅中"：炅，jiong，音窘，热的意思。炅中，即内热。血并于阳，则阴分虚，阴虚则内热；气并于阳，则阳气内盛，而内热。这种气血阴阳相并的结果或是阴虚内热或阳盛内热，

但均为热盛于内，总为炅中证。❼ "血并于上，气并于下，心烦惋善怒"：上，膈上。下，膈下。惋，《甲乙》作闷，《太素》作悗。惋、闷、悗三字通用。血并于上，则阴邪抑心，所以烦惋；气并于下，则火动于肝，所以善怒。❽ "血并于下，气并于上，乱而喜忘"：血并于下则阴气下升，气并于上则阳气不降，阴阳离散，所以神志昏乱而喜忘。❾ "血气者，喜温而恶寒，寒则泣不能流"：泣，同涩、濇，涩滞不流利的意思。喜温而恶寒，是气与血的生理特点。因寒冷可使气血凝滞，运行不畅，形成气滞血淤的病理状态；温暖可使气血运行流畅，这是血气保持协调状态的基本条件。❿ "温则消而去之"：消，指滞留的气血消散。去之，指气血运行通畅。⓫ "是故气之所并为血虚，血之所并为气虚"：即下文所谓"气并则无血，血并则无气。" ⓬ "血并为虚，气并为虚"：气血相互依存、相互为用，其中任何一方偏盛都会导致另一方不足，因此血偏盛，会致气虚；气偏盛，会致血虚。⓭ "气并则

无血":无,这里作"少"解。无血,即血少,血分不足。气并于血,气分偏胜,相对地说血分不足。❶❹ "血并则无气":无气,即少气。血并于气,血分偏胜,相对地说气分不足。❶❺ "络之与孙脉,俱输于经":输,输送。经,经脉。络脉与孙脉中的气血,都输送于经脉。❶❻ "血与气并则为实焉":血与气并,则气血都偏盛,所以为实。❶❼ "血之与气,并走于上,则为大厥":张介宾

注:"血气并走于上,则上实下虚,下虚则阴脱,阴脱则根本离绝而下厥上竭,是谓大厥。"其临床的主要表现是突然昏倒,不省人事,四肢厥冷。❶❽ "暴死":这里指突然昏厥。❶❾ "气复反则生,不反则死":《素问集注》王芳侯注:"气复反则生,谓得归于下也。盖阳气生于下而升于上。血气并逆,则气机不转而暴死。反则旋转而复生。"

【语译】我已经听了关于虚实病证的表现,但不知是如何产生的?岐伯答:虚实证的发生是由于气血有所偏盛,阴阳相互倾倒,使气乱于卫分,血逆于经脉。血气各离其所,因而形成一虚一实的现象。如果血偏盛于阴分,气偏盛于阳分,就可以发生惊狂的病证。如若血偏盛于阳分,气偏胜于阴分,则阳盛于内而产生热中;如果血偏盛于上部,而气偏盛于下部,就会心中烦闷,容易发怒;如血偏盛于下部,气偏盛于上部,又可见神气烦乱而健忘。

黄帝说:血偏聚于阴,气偏聚于阳,像这样血气各离其所的病证,怎样是实、怎样是虚呢?岐伯答:血和气都是喜温暖而恶寒冷的,寒冷可使血气涩滞,不能畅流,得到温暖则流行通畅。所以气偏盛时,血就显得虚少,而血偏盛时,气就显得虚少。

黄帝说:人身最重要的东西,不过是气血。现在先生说血偏盛是气虚,气偏盛是血虚,那就没有实了吗?岐伯回答说:有余的叫作实,不足的就叫作虚。因此,气偏盛则血不足,血偏盛则气不足。现在气和血失去了正常的相互关系,不足者就成为虚了。络脉和孙脉中的血气,都要输送到经脉中去,如果血与气并聚,就都成为实了。譬如血与气都循经络上逆,就会发生"大厥"。大厥的主要症状是突然昏倒,不省人事,如同暴死一样。假如气血能复返下降则可苏醒,不能复返的就会死亡。

【讨论】本段从人体气血输布的变化来阐述虚实证候的病机,认为气血失调可以有偏盛偏衰的两种情况,提出了"有者为实,无者为虚"的虚实证候的基本概念。

同时,文中对于气血偏聚的不同情况可以产生不同的病变做了举例说明,对惊

狂、善怒、心烦惋、喜忘等，尤其是"大厥"的病机，提出"血之与气，并走于上"的认识，这对临床治疗某些昏厥，包括脑血管意外疾病，是有一定指导意义的。

另外，值得注意的一点是文中提出了"气之所并为血虚""血之所并为气虚"。

这种认识指出了虚证和实证是相对的，气偏盛则血少，血偏盛则气衰，气血应当相互协调，不能只孤立的注意一方面而忽视另一方面，这在临床上也是有指导意义的，我们对虚证和实证的治疗，也应当具体问题具体分析。现在临床上"以通为补""扶正祛邪"也是这一思想的具体运用。

五、气血虚实形成的原因

（一）疾病有生于阳经与阴经的不同

【原文】帝曰：实者何道从来？虚者何道从去❶？虚实之要，愿闻其故❷。岐伯曰：夫阴与阳❸，皆有俞会❹，阳注于阴，阴满之外❺，阴阳匀平❻，以充其形，九候若一❼，命曰平人。夫邪之生也，或生于阴，或生于阳❽，其生于阳者，得之风雨寒暑，其生于阴者，得之饮食居处，阴阳❾喜怒。

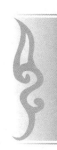

【注释】❶ "实者何道从来，虚者何道从去"：实者、虚者，指虚实证候。从来、从去，指虚实证候的来龙去脉。也可理解：实证是邪气盛，邪气必有来路，故称"从来"；虚证是正气虚，正气耗损必有去路，故称"从去"。❷ "虚实之要，愿闻其故"：要，机要、关键。故，缘故。意谓以上实证是什么途径来的，虚证又是通过什么途径去的，这是虚实的关键，愿意了解其中的原因。❸ "阴与阳"：这是指阴经和阳经。❹ "俞会"：即经气输注会合之处，也就是俞穴。❺ "阳注于阴，阴满之外"：之，到、至也。外，指阳经。即阳经的气血灌注于阴经，阴经的气血充满之后，就又输注到阳经。❻ "阴阳匀平"：即阴阳平衡。❼ "九候若一"：九候，即三部九候之脉。若一，指脉象一致。❽ "或生于阴，或生于阳"：此处阴阳，原本指阴经阳经，后世有所发挥，解释为内外。如张介宾说："风雨寒暑生于外也，是为外感，故曰阳。饮食居处，阴阳喜怒，生于内也，是谓内伤，故曰阴。"❾ "阴阳"：指房事。房事不节，喜怒无常，病生于五脏，所以说"生于阴者"。

【语译】黄帝问实证是从什么途径得来的？虚证又是如何而去的？这是虚实

证候的关键，愿听一听其中的缘故。岐伯说：阴经与阳经，都有会合的俞穴，在正常情况下，阳经的气血要灌注到阴经，阴经的气血充满，就输布到阳经，这样阴阳得以平衡。人的形体得到充实，三部九候的脉象也表现一致，这叫作正常人。邪气的产生，或产生于阴经，或产生于阳经。产生于阳经的，多是由于受了风雨寒暑等外邪的侵袭；产生于阴经的，多是由于饮食失调，起居失常，或者房事过度，喜怒不节所造成的。

（二）外因导致的经脉虚实证候

【原文】帝曰：风雨之伤人奈何❶？岐伯曰：风雨之伤人也，先客于皮肤，传入于孙脉，孙脉满则传入络脉，络脉满则输于大经脉，血气与邪并客于分腠❷之间，其脉坚大❸，故曰实。实者外坚充满，不可按之，按之则痛❹。帝曰：寒湿之伤人奈何？岐伯曰：寒湿之中人也，皮肤不收❺，肌肉坚紧❻，荣血泣，卫气去，故曰虚，虚者聂辟❼气不足，按之则气足以温之，故快然而不痛❽。帝曰：善。

【注释】❶ "风雨之伤人奈何"：自此句以下，张隐庵注："此论外因之风雨寒暑而有虚有实也。" ❷ "分腠"：即分肉、腠理。❸ "其脉坚大"：指邪客之处的脉络充实而满大。❹ "实者外坚充满，不可按之，按之则痛"：经脉实的，因其中有留邪，所以脉外形必坚满。按之则实邪相拒，故痛。❺ "皮肤不收"：林亿："按全元起云：不收，不仁也。" ❻ "肌肉坚紧"：是说肌肉涩滞而不柔和。❼ "聂辟"：聂，是聂皱。辟，是辟叠。这里指皮肤松弛而有皱纹。❽ "按之则气足以温之，故快然而不痛"：快然，舒适的感觉。张介宾说："气虚作痛者，按之可以致气，气至则阳聚阴散，故可快然而痛止也。"

【语译】黄帝说：风雨是怎样伤人经脉的？岐伯说：风雨伤人是先侵入皮肤，然后传入于孙脉，孙脉满再传到络脉，络脉满就传输到大的经脉。血气与邪气并居，停留在分肉腠理之间，可以见到其脉坚硬而满大，所以称为实证。实证外表见到经脉坚实而充满，但不可按压、按压则疼痛。黄帝说：寒湿是怎样伤人的？岐伯说：寒湿伤人，使皮肤有麻木收缩不仁的感觉，肌肉可见坚硬紧张而不柔和，营血涩滞而运行不畅，卫气散失，所以说是虚证。大凡经脉虚时，皮肤松弛而有皱纹，卫气不足。如果按之，则使经气足而感到温暖，所以觉得舒服而不痛了。黄帝说：很对。

（三）内因导致的经脉虚实证候

【原文】阴之生实❶奈何？岐伯曰：喜怒不节，则阴气上逆❷，上逆则下虚，下虚则阳气走之❸，故曰实矣。帝曰：阴之生虚❹奈何？岐伯曰：喜则气下❺，悲则气消，消则脉虚空❻；因寒饮食，寒气熏满❼，则血泣气去，故曰虚矣。

【注释】❶ "阴之生实"：自此句以下，张隐庵说："此论内因之虚实也"。阴，指阴经，与上文"夫邪之生也，或生于阴"意同。❷ "喜怒不节，则阴气上逆"：《新校正》云："按经云喜怒不节则阴气上逆，疑剩喜字。"喜多村直宽云："喜怒专重怒字，与利害、缓急同例，《新校正》以'喜'字为剩文，非。"按：喜，喜也、好也，与上文"喜忘""喜温"之喜现义。字本作"熹"，熹怒即好怒、善怒之谓。意谓如果情志失调，大怒不止，则会引起阴经之气上逆。❸ "上逆则下虚，下虚则阳气走之"：张介宾说："阴逆于上则虚于下，阴虚则阳邪凑之，所以为实，然则实因于虚，此所以内伤多不足也。"❹ "阴之生虚"：阴，同注❶。❺ "喜则气下"：《素问·举痛论》说："喜则气缓"，与这里所说的"气下"仅是程度的不同。气下，即气下陷。《淮南下·精神训》云："大喜坠阳"，坠即陷下之义。❻ "悲则气消，消则脉虚空"：《素问·举痛论》说："悲则心系急，肺布叶举，而上焦不通，荣卫不散，热气在中，故气消矣"，与此同义。❼ "熏满"：《甲乙经》作"动脏"，可理解为寒邪影响到内脏。

【语译】阴经的实证是怎样发生的呢？岐伯说：如果喜怒不节，过怒使阴经之气上逆，阴气逆于上部则下部阴气不足，阳气乘虚凑之，故名为实证。黄帝说：阴经的虚证又是怎样发生的呢？岐伯说：如喜乐太过，则使心气缓而下陷，悲哀太过，或能使肺气消散，心肺气消则血脉就显得空虚。此外，如吃了寒冷的饮食，寒气影响内脏，使血液凝滞而气散，所以就形成虚证。

【讨论】本段从外感风寒湿及内伤饮食居处，阴阳喜怒两方面，阐述了经脉虚实的成因，明确地提出了致病有外因与内因之别，而且指出不论外因和内因致病，都可形成为虚证或实证，这是符合临床实际的。

本段所说"夫邪之生也，或生于阴，或生于阳……"一节，是中医学病因、病机学说的重要内容，也是"病因辨证"的重要理论根据，无论在理论上还是在临床上都具有十分重要的意义。人体致病邪气的产生，或从内部开始，或从外部开始，风雨寒暑为外邪，首先中人肌表，由表向里传变，故云生于阳。如《素问·阴阳应象大论》："寒暑伤形"，《素问·太阴阳明论》："故犯贼风虚邪者，阳受之。"若内伤于饮食则损伤脾胃，影响水谷精微的运化，如《素问·生气通天论》："阴之五宫，伤在五味""因而饱食，筋脉横解，肠澼为痔""高粱之变，足生大丁"，《素问·痹论》："饮食自倍，肠胃乃伤。"起居无节，房事过度，则耗伤精气，如《素问·生气通天论》："故暮而收拒，无扰筋骨，无见雾露。"喜怒不节，则多导致气机失调，如《素问·举痛论》说："百病生于气，怒则气上，喜则气缓……"等，这些都是从人体内部开始，故云生于阴。总之，本句是对疾病发生原因的高度概括，它对后世病因学说的发展起了重要作用。在此基础上，汉代张仲景在《金匮要略》一书中指出，疾病的发生有三个途径："一者，经络受邪入脏腑，为内所因也；二者，四肢九窍，血脉相传，壅塞不通，为外皮肤所中也；三者，房室、金刃、虫兽所伤。"这可以说是病原三因论的雏形。到南北朝陶弘景又把病因概括为"内疾、外发、他犯"三种。此后，宋代陈元择著《三因方》，又引申《金匮要略》"千般疢难，不越三条"之意，提出了"三因"学说，明确以六淫所感为外因，七情所伤为内因，房室、金刃、虫兽、饮食、劳倦所伤为不内外因，从而使中医学的病因学说更加完备。所以追本溯源，《素问》的病因学说在当时的历史条件下不能说不是一大贡献。

六、阴阳虚实导致内外寒热的各种病变

【原文】帝曰：经言❶阳虚则外寒，阴虚则内热，阳盛则外热，阴盛则内寒，余已闻之矣，不知其所由然也。岐伯曰：阳受气于上焦❷，以温皮肤分肉之间，今寒气在外，则上焦不通❸，上焦不通，则寒气独留于外，故寒慄❹。

帝曰：阴虚生内热❺奈何？岐伯曰：有所劳倦，形气衰少❻，谷气不盛❼，上焦不行，下脘不通❽，胃气热❾，热气熏胸中，故内热❿。

帝曰：阳盛生外热奈何？岐伯曰：上焦不通利，则皮肤致密，腠理闭塞，玄府⓫不通，卫气不得泄越，故外热⓬。

帝曰：阴盛生内寒奈何？岐伯曰：厥气上逆，寒气于胸中而不泻，不泻则温气⓭去，寒独留，则血凝泣，凝则脉不通，其脉盛大以涩⓮，故中寒⓯。

【注释】❶"经言"：指古代的经书所言。❷"阳受气于上焦"：张隐庵注："阳，谓诸阳之气，经云：上焦开发，宣五谷味，熏肤充身泽毛，是谓气。

是阳受气于上焦。"❸ "寒气在外，则上焦不通"：外感寒邪侵犯体表（外），阻遏阳道，故上焦不通。❹ "寒慄"：即恶寒战慄。张介宾注："寒气在外，阻遏阳道，故上焦不通，卫气不温于表，而寒气独留，乃为寒慄，此阳虚则外寒也。"❺ "阴虚生内热"：这里说的阴虚生内热是指因中土脾虚所引起的内热。因脾属阴，脾虚，故称阴虚。❻ "形气衰少"：即形体气虚不足，体疲乏力。❼ "谷气不盛"：脾气虚，饮食减少，所以水谷精气不能盛满。❽ "上焦不行，下脘不通"：上焦不行，是清阳不能升；下脘不通，是浊阴不能降。❾ "胃气热"：上不行，下不通，以致胃中热郁，不能疏散。

张介宾注："上不行，则下脘不通，以致胃腑郁热，熏于胸中，此阴虚生内热也。"❿ "故内热"：据上文义，这里所说的内热，是由脾胃虚损，谷气不盛，热郁于中而生的阴虚内热。⓫ "玄府"：即汗孔。⓬ "故外热"：上焦不通，腠理闭塞，卫气郁遏而致发热。但这种发热，仅是因寒邪侵犯肌表后的发热，也就是前述外感病恶寒之进一步发展，所以张介宾说："所谓人伤于寒，则为病热，此外感也。"⓭ "温气"：即阳气。⓮ "其脉盛大以涩"：寒留中焦，阳气乃去，经脉凝滞，故盛大而涩。⓯ "故中寒"：阴盛于内，寒生于里，所以叫中寒。

【语译】黄帝说：古医经上所说的阳虚则生外寒，阴虚则生内热，阳盛则产生外热，阴盛则产生内寒，我早已听说过了，但不知道它们到底是怎样产生的？岐伯说：卫阳之气是由上焦输布来的，它的功用是温养皮肤腠理，今寒气侵袭于外，使上焦之气不能通达于肌表之间，卫阳不足，则使寒气独留在肌表，所以发生恶寒战慄的症状。黄帝又说：阴虚生内热是怎样发生的？岐伯说：凡是劳倦过度，形衰气少，脾胃运化无力，清气不能升于上焦，浊气不能降于下焦，使胃气郁而生热，热气熏于胸中，所以就发生内热。

黄帝又问：阳盛生外热是怎样发生的？岐伯说：由于上焦不通利，则使皮肤致密，腠理闭塞，汗孔也就不通，卫气不能发泄外越，所以发生外热。黄帝又问：阴盛生内寒是怎样产生的？岐伯说：由于厥气上逆，寒气积在胸中不泻，不泻则阳气耗伤，寒气独留，以致血行涩滞，脉道不通，其经脉外见盛大而脉内血流不畅，就形成内寒。

【讨论】本段主要论述"阳虚则外寒""阴虚则内热""阳盛则外热""阴盛则内寒"的病机。应当指出，目前临床所说的"阳虚生外寒""阴虚生内热""阳盛则热""阴盛则寒"的病机，与本文所指的含义不尽相同。

临床习惯用"阳虚生外寒"是指人体的虚寒证候，由于阳气不足，卫阳亦虚，身体失其温煦，因而出现恶寒肢冷等外寒表现。而本文所述，是由寒邪侵犯人体，阻遏卫阳，使卫阳之气不能达于肌表，体表卫阳不足，致使寒邪独留体表而出现恶寒等外寒表现。这种外寒证从全身而言，并非虚寒证，实是外感寒邪早期阶段的体征。因而在治疗时，二者迥然有别。前者当以温补阳气，后者只宜辛温解表散寒。本文所说的"阴虚生内热"是因劳倦太过，损伤脾气，脾的升清降浊运化功能失常，致使清阳不升，浊阴不降，谷气留而不行，郁久化热，熏蒸胸中，所以内热。此种内热实际是脾气虚发热，因脾属阴，故又称阴虚生内热。至于本文所说的"阴盛则内寒"，是指寒气积于胸中，使血脉凝涩不畅，久则损伤阳气而致者。这种内寒虽亦属于阳虚阴寒之邪过盛所致，但它仅局限于寒积胸中。而现在临床所说的"阴盛则寒"，是泛指一切脏腑感受寒邪后的内寒证，治疗宜温中散寒，二者亦不尽同。

综上所述，本文所阐发与现代一般所说的病机不尽相同，甚至有很大差别。但应当承认，本篇以阴阳为总纲来分析内外寒热虚实病机的方法，却给后世以极大的启发，并为中医学的八纲辨证奠定了基础。

七、调治经脉虚实的原则、方法和针刺补泻

（一）调经原则

【原文】帝曰：阴与阳并，血气以并，病形以成，刺之奈何❶？岐伯曰：刺此者，取之经隧❷，取血于营，取气于卫❸，用形哉，因四时多少高下❹。

【注释】❶"刺之奈何"：高世栻注："复承上文阴阳血气病气，问补泻虚实之刺，以为调经之法也。"❷"取之经隧"：经隧，即经脉。五脏的神志血气，都是胃腑水谷之精所化生，但胃腑所出的气血，必须通过经隧的运行，所以取经隧，能调五脏的气血。❸"取血于营，取气于卫"：营行脉中，血生于营，所以刺血当取之营；卫行脉外，卫气属阳，所以刺气当取之卫。❹"用形哉，因四时多少高下"：用，据也。形，皮肤肌肉。哉，未尽之辞。人的形体，有长短肥瘦大小的不同；天之四时，也有寒热温凉之异，多少，指针灸之数。高下，指取穴的部位。意谓针刺时须根据人之形，天之时来决定针刺的数目和穴位的高下。

【语译】黄帝问：阴与阳相并，血与气相并，此时疾病已经形成，刺治的方法怎样？岐伯答：针刺这样的病证，应当取其经隧，血病治血，气病治气，还要根据

病人的形体不同和四时气候差异，选用不同的穴位，或多或少，或在上部，或在下部。

（二）针刺补泻手法

【原文】帝曰：血气以并，病形以成，阴阳相倾，补泻奈何❶？岐伯曰：泻实者，气盛者，气盛乃内针❷，针与气俱内❸，以开其门，如利其户❹，针与气俱出❺，精气不伤，邪气乃下，外门❻不闭，以出其疾❼，摇大其道，如利其路❽，是谓大写，必切而出❾，大气乃屈❿。补虚乃何。岐伯曰：持针勿置，以定其意⓫，候呼内针，气出针入⓬，针空四塞，精无从去⓭，方实而疾出针⓮，气入针出，热不得还，闭塞其门⓯，邪气布散，精气乃得存，动气候时⓰，近气⓱不失，远气⓲乃来，是谓追之⓳。

【注释】❶ "补泻奈何"：高世栻注："血气并，病形成，阴阳相倾，自有补泻，不必因于四时，故复问之。" ❷ "气盛乃内针"：内，na，音义同纳，推针而入的意思。气盛，指邪气盛。❸ "针与气俱内"：即候病人吸气而入针。❹ "以开其门，如利其户"：如，同"而"下文的"如利其路"的如，义同。刺其俞穴，所以开邪出之门，而利邪出的门户。❺ "针与气俱出"：即使病人呼气时出针。❻ "外门"：指针孔。❼ "以出其疾"：即让邪气尽出。❽ "摇大其道，如利其路"：即进针后，左右摇大针穴之道，而利邪之出路。❾ "必切而出"：切，急的意思。必切而出，即必须急出其针。切，一作按即右手持针，左手按其穴，而出针。❿ "大气乃屈"：大气，指大邪气，即亢盛的邪气。屈，制服的意思。大气乃屈，即亢盛的邪气被制服。⓫ "持针勿置，以定其意"：勿置，即不要立即进针。定其意，即安定病人的神志。⓬ "候呼内针，气出针入"：待气呼出之时而进针，这样容易得气。⓭ "针空四塞，精无从去"：空，同孔。四塞是指针与孔穴周围肌肉接触紧密，也就是前文"摇大其道"之反，这样精气就不会散失。⓮ "方实而疾出针"：实，是气至而针下实。如此时不迅速出针，则反泻出其真气，故当方实时应疾出其针。⓯ "闭塞其门"：即扪其穴也。⓰ "动气候时"：动气，谓针下引动经气而至针处。候时，谓留针以候气至之时乃出针。⓱ "近气"：指已至之气。⓲ "远气"：指未至之气。⓳ "追之"：针术中的补法，即《灵枢·九针十二原》所说："追而济之"。

175

【语译】黄帝曰：由于血气偏盛偏衰造成的疾病，阴阳也因而出现不平衡，如何进行针刺补泻呢？岐伯答：泻实的方法，是当病人吸气时进针，使会随吸气而进入体内，以通利邪气外泄的门户。在病人呼气时拔出针，使针随呼气而出，这样，人的精气就不易受损伤，而邪气就跟着外出。针孔是邪气外出的门户，不应使其闭塞，让邪气尽出，必要时还要把针孔摇大，而通利邪气出来的道路，这就叫作"大泻"。出针要要加重手法，迅速出针，这样亢盛的邪气才能制服。

黄帝说：如何进行补虚呢？岐伯答：医生持针，不要立即刺入，先安定病人情绪，等病人呼气之时，针随着呼气刺入体内，针刺要稳，并且要与周围肌肉紧密接触，精气就不会散失。等到已经得气，针下有实感的时候，就迅速出针。出针时要在吸气时，气入而针出，使病邪不能还内，扪闭其针孔，这样邪气散掉，精气就得以保存了。留针候气需要一定时间，使已至之气不致散失，未至之气能导之使来，这就叫作补法。

（三）针刺调经法的具体应用

【原文】帝曰：夫子言虚实者有十❶，生于五脏，五脏五脉❷耳。夫十二经脉，皆生其病，今夫子独言五脏。夫十二经脉者，皆络三百六十五节，节有病，必被经脉❸，经脉之病，皆有虚实，何以合之❹？

岐伯曰：五脏者，故得六府与为表里，经络支节，各生虚实，其病所居，随而调之❺。病在脉，调之血❻；病在血，调之络❼；病在气，调之卫❽；病在肉，调之分肉❾；病在筋，调之筋❿；病在骨，调之骨⓫；燔针⓬劫刺其下及与急者⓭；病在骨，淬针⓮药熨⓯；病不知所痛，两跷为上⓰；身形有痛，九候莫病⓱，则缪刺⓲之，痛在于左而右脉病者，巨刺⓳之。必谨察其九候，针道备矣⓴。

【注释】❶"虚实者有十"：即上文神、气、血、形、志各有虚实。❷"五脏五脉"：即每一个脏都有一条经脉。❸"必被经脉"：被，及也，波及的意思。张隐庵说："节有病，必被及于经脉，盖言筋骨血脉外内之相通耳。"❹"何以合之"：指经脉虚实的病证，怎样与五脏虚实相合。❺"其病所居，随而调之"：《太素》"其"上有"视"。

杨上善注："视三百六十五节所生病处，量其虚实，随而调之。调于脏所主脉卫分肉筋骨也。"❻"病在脉，调之血"：脉者，血之府，所以脉实则血结不通，则络脉血结不通，调之络，即刺络放血。❼"病在血，调之络"：病在血，则络脉血结不通，调之络，即刺络放血。❽"病在气，调之卫"：卫，即阳气，所以病在气，则调之卫。❾"病在肉，调之分肉"：马莳注："在肉则调之分肉，以分肉为之部也。"谓肌肉有病则可随其所在而取之分肉之间。❿"病在筋，调之筋"：指病邪在筋，则当针刺调治筋。张介宾注："察其缓急，熨刺之也。"⓫"病在骨，调之骨"：指病邪在骨，则当针调治骨。⓬"燔针"：燔，烧的意思。燔针，即针刺后，以火烧柄，也就是现在所说的温针法。⓭"劫刺其下及与急者"：其下，指筋会穴阳陵泉。急，指筋急的部位。劫刺其下及与急者，即针刺筋会穴和筋脉拘急的部位。⓮"淬针"：淬，音 cui 粹，烧的意

思。淬针，即用火先烧红其针而后刺之，亦即《千金翼方》所谓火针。⓯"药熨"：用辛热之药熨而散之，即药熨法。⓰"病不知所痛，两跷为上"：病不知所痛，指"湿痹为患而无寒也。"两跷，即阴阳跷脉。阳跷脉出足太阳之申脉，阴跷出足少阴之照海。为上，即为胜的意思。⓱"九候莫病"：九候，即三部九候脉象。莫病，即无病。⓲"缪刺"：刺络脉，左痛刺右，右痛刺左的刺法，叫缪刺。⓳"巨刺"以长针深刺，刺其大经，以左取右，以右取左，叫巨刺。⓴"备"：完备、齐备的意思。

【语译】黄帝说：先生谈到虚证与实证有十种，都是产生于五脏，五脏共有五条经脉，而人身十二经脉，每经都能病变，现在先生为什么单单说五脏呢？而且十二经脉，联络着人体三百六十五节，节有病变，必定波及经脉，经脉之病，又都有虚实，这与五脏之虚实怎样相合呢？岐伯说：五脏和六腑相表里的经络和支节，又各有虚实的病证，根据他的病变所在，而给以适当的调治。如病在经脉的，可调治其血；病在血的，可以调治其络；病在气分的，可以调治其卫气；病在肌肉的，可以调治分肉间；病在筋的，则应调治筋，病在骨的，则应调治骨；用燔针劫刺筋会穴和筋脉拘急的部位，可治筋病。如病在骨，可以用淬针或用药物温熨病处；如病人不知疼痛的，以针刺阳跷阴跷二脉；如果肢体疼痛，而九候脉象没有异常变化的，就运用缪刺法；如疼痛在左侧，而右脉见病象，就要用巨刺的方法治疗。所以针刺必须要谨慎审察病人的脉象，然后进行刺治，这样，针刺的技术就完备了。

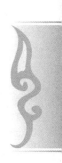

【讨论】本段主要阐述了调治经脉虚实证候原则、方法及其补泻手法，同时指出了正确的诊断是进行针刺治疗疾病的重要前提。文中还强调了针刺治病必须注意病人的形体和四时气候的变化，这也是十分正确的，至于文中提出的缪刺、巨刺、温熨、燔针、淬针、放血、按摩等，这些都是值得重视和今后进一步探讨的具体治疗方法。

1. 根据病之虚实，采用针刺补泻 补与泻是针灸施治的基本法则，本段原文主要论述了针刺的呼吸补泻与开合补泻的操作方法，以及留针候气的意义。所谓呼吸补泻法是根据病人的呼吸，掌握针刺的进退。泻法是气盛乃内针，即等病人

吸气时进针，呼气将尽快出针，即针与气俱出。补法是候呼内针，气出针入，在病人呼气将尽时进针，吸气时出针，即气入针出。所谓开合补泻法，是以出针后是否按闭针孔来区分补泻的。若紧闭针孔为补法，不闭针孔为泻法。以上二法在临床治疗中，大多是互相配合使用的，也可单独应用。本段提出的"动气候时"，即留针气之意，这在针刺治疗时也是很常用的。

2. 提出因人、因时、因病位实施针刺的原则　因人、因时、因病位的不同，而选取不同部位的穴位和不同的治疗方法，是中医治疗学的重要思想。所谓"用形哉"是根据形有肥瘦之分，体有强弱之别，年有长幼之差，性有男女之异，因此在针灸处方配穴时，对此种种不同情况，均应仔细诊察来选用不同的治法。所谓"因四时"，是因人与天地相应，与四时相序，所以，天时的演变，气候的寒温，对人体是有很大影响的，在临床处方配穴时，既要根据病情，又要结合时令，特别是对于危重病人尤为重要。所谓"取血于营，取气于卫"以及"其病所居，随而调之"。病在脉，调之血；病在血，调之络；病在肉，调之分肉；在气，调之卫；病在筋，调之筋；病在骨，调之骨等，都是因病位不同，治疗亦不同。疾病有的在脏、在腑、在经、在络、在气、在血者；有在肌肤、在筋脉、在骨髓者。处方配穴者，应依此为准则。

此外，本段还提出根据病性的不同而采用不同的刺法，这也是十分正确的。临床上只有通过三部九候仔细观察病人的脉象，做出正确的诊断，掌握各种刺法的适应证，然后选择补泻手法和针刺部位，同时注意病人的体质和气候特点，才算真正具备了针刺的技术。

小　　结

本文是《黄帝内经》中的论述经脉学说的重要文献，其中心内容就是调理经脉气血在疾病治疗中的重要意义。为了达到这个目的，采取了层层深入的论述方法。首先阐述了经脉气血在人体构成，生理活动和病理变化中的作用，在此基础上提出了调理经脉气血的重要意义作为论题，然后分步讨论。

1. 因经脉气血不调导致五脏虚实病变，用针刺调经法治疗。

2. 因经脉气血不调导致阴阳偏盛偏衰的病变证候及病因、病机。

3. 针刺及其他方法调理经脉气血的原则，补泻手法的具体应用。

正如高世栻总结指出的："十二经脉，内通五脏、六腑，外络三百六十五节；相并为实，相失为虚，寒热阴阳，血气虚实，随其病之所在而调之，是为调经论也。"

复习思考题

1. "守经隧"在临床有何重要意义？为什么？

2. 通过"血并""气并"的论述，如何体会阴阳气血的相互关系？

3. 分析神、气、血、形、志有余不足的病机病证。

4.《内经》中关于外因、内因致病机制的论述对后世病因学说的发展有何指导意义？

5. 本篇所论"阳虚则外寒，阴虚则内热，阳盛则外热，阴盛则内寒"，与现在临床理论有何不同？

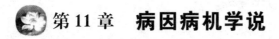

第11章　病因病机学说

　　由于中医学的特点之一是"治病求本"，而这个本就是疾病发生的原因，所以在《黄帝内经》中有大量关于病因的论述，病因学说亦是中医理论的组成部分，疾病发生发展变化的机制，是正确治疗疾病的前（提），若不明确疾病变化的机制，又怎能治好病呢？而在疾病机制探讨方面，《黄帝内经》亦有许多篇章论述。

第一节　生气通天论篇第三　　（57～64日）

一、概说

　　生气，生命之气，这里是指人体的阳气。姚止庵说："生气者何？生生之气，阳气也。"天，指自然界。通，即人体阳气与自然界通应、相互贯通的意思。气，是物质世界的本原，也是生命的本原。构成生命的气，来源于自然界，所以在生命活动过程中，人体的气必然同自然界的气相互贯通，这就是本篇的主题思想，也就是篇名"生气通天"的意义所在。正如吴崑说："凡人有生，受气于天，一呼一吸，与阴阳运气相流贯，故云生气通天也。"

　　本篇的主要内容如下。

　　1. 首先以阴阳的理论，从生理、病理两个方面阐明人体阳气通乎天的道理，并列举多种阳气失常后的病变，说明阳气在人体内的重要作用。

　　2. 根据阴阳互根的理论，阐发阳气与阴精相互为用，相互依存的关系，提出了"阴平阳秘，精神乃治"的论点。

　　3. 根据气通乎天，味本于地的理论，从气和味两方面论证人与自然的统一性。

　　4. 从"阴之所生，本在五味"，阐明五味与阴精的关系。

　　所以吴崑说："此篇首言气，末言味，气王外，味王内，气以通天，养阳也，味本乎地，养阴也，人之生气，通于天地，本于阴阳，于此见之矣。"

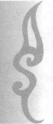

二、生命的本元禀受于天气

【原文】黄帝曰：夫自古通天者，生之本，本于阴阳❶。天地之间，六合❷之内，其气九州❸、九窍❹、五脏❺、十二节❻，皆通乎❼天气。其生五，其气三❽，数犯此者❾，则邪气伤人，此寿命之本也❿。

【注释】❶"生之本，本于阴阳"：本，根本。生之本，即生命的根本。阴阳，指天之阴阳和人身之阴阳两个方面。所以张隐庵注："凡人之有生，受气于天，故通乎天者，乃所生之本。天以阴阳五行，化生万物，故生之本，本乎阴阳也。"高世栻注："自古通天者，乃有生之本，本于人身之阴阳。"前者认为本于天之阴阳，后者则谓本人身之阴阳，二说合参，即是"本于阴阳"之义。由于天人之阴阳，本自通应，所以这是生命的根本。❷"六合"：指天地六方，即东、南、西、北、上、下。这里泛指自然空间。又，古代历法用语，《淮南子·时则训》："六合：孟春与孟秋为合，仲春与仲秋为合，季春与季秋为合，孟夏与孟冬为合，仲夏与仲冬为合，季夏与季冬为合。"前说指空间，后说有四时阴阳变化的时间含义，两说文义皆通，但与上文"天地之间"的空间相对来说，那么后说则别有深义。❸"九州"：古代地名。王冰注："九州，谓冀、兖、青、徐、扬、荆、豫、梁、雍也。"❹"九窍"：《新校正》引郑康成云：

"九窍者，阳窍七，阴窍二也。"阳窍七，即头面七窍：眼二、耳二、鼻孔二、口一；阴窍二，指前后二阴。王冰注云："外有九州而内应九窍，故云九州九窍也。"❺"五脏"：即指心、肝、脾、肺、肾五脏。张隐庵云："五脏乃阴阳乃二气之所舍脏，故皆通乎天气。"❻"节"：关节。十二节，指手足四肢十二大关节。张隐庵注："十二节者，骨节也。两手两足各三大节。"高世栻注云："十二节，两手（腕）两肘、两臂（肩）、两足（踝）、两腘（膝）、两髀（股）皆神气之游行出入也。"一说节为节气。王冰注云："十二节，即十二气也。天之十二节气，人之十二经脉而外应之，咸同天纪，故云皆通乎天气。"二说义虽都通，然上文九窍、五脏皆指人体组织结构，故此当作关节解为是。❼"乎"：应作"于"字解。乎、于古通用，如《孟子》："莫大乎尊亲。"❽"其生五，其气三"：五，指五行之气。三，此指三阴三阳之气。❾"数犯此者"：数，多次、屡次。犯，侵犯、违背。此，这里指"生气通天"的理论原则。❿"此寿

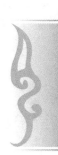

命之本"：寿命，即人体生命活动的限数。意谓多次违背"生气通天"的

理论原则是影响人体寿命的根本。

【语译】黄帝说：自古以来，人体阳气与自然界就是息息相通的，所以生命的本源，本于天地阴阳的变化。凡是天地之间，四方上下之内，其之九州，人之九窍，五脏，十二节，其气都是与天气相通应的。天之阴阳，化生地之五行，地之五行之气，又上应天之三阴三阳，如果多次违逆天地阴阳五行以及三阴三阳的变化规律，那么邪气就会伤害人体，故这是影响人体寿命的根本。

三、顺时序邪不能害

【原文】苍天❶之气清净❷，则志意治❸，顺之则阳气固❹，虽有贼邪，弗能害也。此因时之序❺。故圣人抟精神❻，服❼天气，而通神明❽。失之，则内闭九窍，外壅肌肉，卫气散解❾。此谓自伤，气之削也❿。

【注释】❶"苍天"：即指自然界。张介宾注："天色深玄，故曰苍天。"《诗经·王风》："悠悠苍天。"《传》："据远视之苍苍然，则称苍天。"❷"清净"：杨上善注云："天地之和气，清而不浊，静而不乱，能令人志意皆清净也。"清净，即天气正常的意思。❸"治"：不乱，亦即正常。志意治，指意志平和调畅。❹"阳气固"：吴考槃注："所谓志意治，言人得天之清净之空气而意志舒畅也；阳气固者，言人有阳气能卫外为固也。"故阳气固，是说阳气固守于外的功能正常。❺"因时之序"：因，因循、遵循。序，顺序、次第。因时之序，即遵循春夏秋冬四时次序而养生。张介宾说："因四时之序，如四气调神之谓是也。"❻"抟精神"：《太素》"传"作"抟"。古抟精神，即精神专一

的意思。❼"服"：服、服从，即顺从的意思。服天气，即顺应天气的变化。一说服，即餐服，张隐庵云："餐服苍天之清气，以通吾之神明。"餐服指古代养生家吐纳的方法，服天气，即餐服苍天之清气也。❽"通神明"：神明，指阴阳的变化。《素问·阴阳应象大论》："阴阳者……神明之府也。"通，贯通。通神明，即人的阴阳，天的阴阳，相互贯通，也就是保持体内外环境的统一平衡，正如吴崑注云："通神明，则与天为一矣。"❾"卫气散解"：散解，即涣散不收，姚止庵注云："凡人之气，周流一身，内而九窍，外而肌肉，清净则安和，烦扰则溃乱，安和则内外调达，溃乱则壅闭不通，卫气因之亦疾病，《灵枢经》曰：'卫气者，所以温分肉而充皮肤，肥腠理而司开阖者也。'

内闭外壅，气以溃乱，而涣散不收矣。"
按"卫气散解"，为倒叙笔法，意即由于
卫气散解难，所以内闭九窍，外壅肌肉。

至其具体病情，则详于二文。❿ "削"：
消耗、削夺，气之削，阳气耗夺的意思。

【语译】自然界的气候，清静光明，则人的意志也清爽而不乱，人能顺应天气
的清静，阳气就能固密，虽然有贼风邪气，也不能为害，这就是因为能顺应四时季
节变化而养生的缘故。所以圣人能使精神专一，抟聚不散，顺应天气的变化，而使
人气与天气的阴阳变化统一起来。如果不是这样，就会使在内的九窍之气闭塞不
通，在外的肌肉之气壅塞不行，卫气涣散不收，这是自己造成的伤害，是阳气被消
耗的结果。

【讨论】其生五，其气三。这是古人运用阴阳五行学说对自然界由万物组成的
一种认识，这种认识把有机界同无机界统一了起来，这对当时盛行着的万物为神创
造的神权迷信思想无疑是个十分沉重的打击。这里也反映了人与自然相通这个中医
理论的原则。

四、阳气的重要性

（一）阳气失常外邪侵袭的病变

【原文】阳气者，若天与❶日，失其所❷则折寿而不彰❸。故天运当以日光
明，是故阳因而上❹，卫外者也。因❺于寒❻，欲如运枢❼，起居如惊，神气
乃浮❽。因于暑，汗❾，烦则喘喝❿，静则多言⓫，体若燔炭，汗出而散⓬。
因于湿，首如裹⓭，湿热不攘⓮，大筋緛短，小筋弛长⓯，緛短为拘，弛长为
痿⓰。因于气⓱，为肿，四维相代⓲，阳气乃竭。

【注释】❶ "与"：《玉篇》："用
也"。若天与日，指人体的阳气好比天
空中太阳的作用一样。❷ "失其所"：
所，处所、位置。失其所，即失常。这
里是承上文，指人体阳气运行规律失
常。❸ "折寿而不彰"：彰，著也、明
也。不彰，即不明、昏暗。折寿不彰，
即寿命夭折，不彰著于人世。王冰注

云："此明前阳气之用也。谕人之有阳，
若天之日，天失其所则日不明，人失其
所则阳不固，日不明则天境暝昧，阳不
固则人寿夭折。"❹ "阳因而上"：因。
依、顺着的意思。此承上文阳气作用强
大而言。马莳注："故天运当有此日为
之光明，人当有此阳气，以为之外卫。
是故阳气因而上行于皮肤分肉之间，所

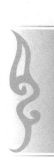

183

以卫外者也"。❺"因"：姚止庵注："因者，乘虚而入之谓。"张介宾注："此下言阳气不固者，四时之邪，皆得以伤之也。"所以因于寒，即受到寒邪的侵袭。❻"因于寒"：张琦说："因于寒句误，次当在体若燔炭之上。"吴崑本移于"体若燔炭"之上。❼欲如运枢"运"，转动也。"枢"，《说文》："户枢也"，俗称门臼，为门开关所系。欲如运枢，指阳气像户枢那样运动于肌表，司开合以卫外。张隐庵注云："夫阳气生于至阴，由运枢而外出，风寒之邪，皆始伤皮毛气分，是故因于寒，而吾身之阳气，当如运枢以外应。"❽"起居如惊，神气乃浮"：张介宾注云："若起居不节，则神气外浮，无复中存，邪乃易入矣。"又张隐庵注云："阳气司表，邪客在门，故起居如惊，而神气乃浮出以应之。神气，神藏之阳气也。"前者是说阳气浮越于外则里虚，里虚则邪气乘虚而入客。后者是说邪已客于表，所以阳气外出以邪争。两说虽义皆可通，然如从吴崑将"因于寒"移于下，即以张介宾注为顺。❾"汗"：于鬯云："汗字益衍。下文云'汗出而散，则因于暑者，正取于汗，何得云汗烦则喘喝乎？盖即涉彼而衍也。"周学海认为"汗字"下，脱"不出"二字。❿"烦则喘喝"：喘喝，呼吸急促气粗，喝喝而有声。暑邪伤人阳气，邪在气分，所以出汗多，邪热迫及心肺，心主血，故心烦，肺为心之盖，故烦而喘喝。⓫"静者多言"：静，与上文烦对待而言，即不烦躁之

时。张介宾注："若其静者，亦不免于多言。盖邪热伤阴，精神内乱，故言无伦次也。"烦则喘喝为阳实，静则多言为阴虚，《伤寒论》有"实则（谵）语，虚则郑声"，与此同义。⓬"体若燔炭，汗出而散"：《玉篇》："燔，烧也。"体若燔炭，指发高烧时身热如烧炭一样。汗出而散，谓出汗后邪热消散。⓭"首如裹"：即形容头部沉重不爽，好像有物蒙裹。张介宾注："湿在上则首如裹，谓若以物蒙裹然者。凡人行瘴雾之中及饮酒多之后，觉胀壅头面，即其状。"朱震亨云："湿者土浊之气，首为诸阳之会，其位高而气清，其体虚，故聪明得而系焉。浊气熏蒸，清道不通，沉重而不爽利，似乎有物之蒙冒之。"前说言其状，后说言其理，相互发明。⓮"湿热不攘"：攘，除也，退也。湿热不攘，即湿热不消除的意思。⓯"大筋软短，小筋弛长"：软，ruan，收缩。弛，同弛，松弛、放纵的意思。朱震亨云："大筋短者，热伤血不能养筋，故为拘挛。小筋弛长者，湿伤筋不能束骨，故为痿弱。"高世栻注："大筋连于骨肉，软短则屈而不伸，小筋络于骨外，弛长则伸不屈。"这里所说的大筋小筋，仅是相对待语，故大筋亦可弛长，小筋亦可软短。⓰"软短为拘，弛长为痿"：拘，指拘挛不能伸展。痿，痿废，失去功能而松弛不用。⓱"因于气"："气"，这里当指风气。高世栻注："气，犹风也。《素问·阴阳应象大论》云：'阳之气，以天地之疾风名之'，故不言风而言气。

因于气为肿者，风浮末疾，四肢肿也。"⑱"四维相代"：四维，本意是指东南、西南、东北、西北四隅。《小学绀珠》卷二："四维，东南，巽；东北，艮；西南，坤；西北，乾。"这里既可指代四时，也可指代人体的四肢。相代，相互更替的意思。若指代四时，四维相代，即上述因于暑，因于寒，因于湿，因于风，四时之气，更替伤人的意思。如指代四肢，即四肢交替性浮肿，正如张介宾云："四维，四肢也。相代，更迭为病也。"

【语译】人身的阳气，好像天体中太阳的作用一样，如果阳气运行失其场所，人的寿命就要夭折。所以天体的运动，应当有太阳才能显出光明，人体的阳气也像太阳的强大作用一样，上行而起着卫外的作用，卫外的阳气像户枢一样主司开合。如果生活起居突然变动，阳气就要浮出于外，在内的阳气不足，就易受邪气的侵袭。因此，受到暑邪的侵袭，阴阳亢盛外泄则多汗，烦躁时可见热邪迫肺所致的喘喝；安静时，可见气伤神虚所致的多言多语。受寒邪侵袭时，阳气被遏郁则发高烧。必须发汗，则邪热随汗而散。受到湿邪侵袭时，湿邪上蒙，则头沉胀而如物裹，倘若湿邪化热，久久不能消除，就要伤及筋膜，出现大筋收缩而短，肢节屈而不伸；小筋松弛而长，肢节伸而不屈的拘挛或痿废的病证。受到风邪侵袭时可见到浮肿。上述四时之气，更相侵犯人体，导致人体阳气的衰竭。

（二）阳气失常所致厥证的病机

【原文】阳气者，烦劳则张❶，精绝❷，辟积❸于夏，使人煎厥❹；目盲不可以视，耳闭不可以听，溃溃乎坏都，汩汩乎不可止❺。阳气者，大怒则形气绝❻，而血菀❼于上，使人薄厥❽。有❾伤于筋，纵❿，其若不容⓫。汗出偏沮⓬，使人偏枯⓭。汗出见湿⓮，乃生痤痱⓯。高粱⓰之变，足生大丁⓱，受如持虚⓲。劳汗当风，寒薄为皶⓳，郁乃痤。

【注释】❶"张"：鸱张、亢盛的意思。王安道《溯洄集》云："张，谓亢极也。"❷"精绝"：绝，作衰竭讲。精绝，即阴精衰竭。❸"辟积"：辟通襞，即裙褶。师古注："襞积，即今裙褶。"这里是反复重叠，日积月累的意思。❹"煎厥"：古病名。是阳气亢极煎熬阴精，阴精竭绝而致昏厥的一种病证。吴崑注："烦扰乎阳，则阳气张大而劳火炎矣。火炎则水干，故令精绝。是以迁延辟积，至于夏月，内外皆热，则火益盛而精益亏，孤阳厥逆，如煎如熬。"可见这种厥证是由于阳亢煎熬阴精所致，所以叫煎厥。❺"溃溃乎若坏都，汩汩乎不可止"：溃，溃决。即堤岸被水冲开缺口。溃溃，水奔流貌。

都、渚、潴，古通用，蓄水之所。郦道元《水经注》："水泽所聚，谓之者，亦曰潴。"张介宾释"溃溃"为"坏貌"；"都"为"城郭之谓"；吴崑释"都"为"防水堤也"，介宾、吴崑之注义不切。汩汩，《方言注》："水波涌出之声"。王安道《溯洄集》云："火炎逆，故目盲耳闭而无所用，此阳极欲绝，故其精去神败，不可复生，若堤防之崩坏，而所储之水弃散滂流，莫能遏之矣。"吴崑注云："良由精绝于内所致。盖肾之精为瞳子，耳为肾窍，故其见证若此。……溃溃乎若坏都，汩汩乎不可止，所以状精绝之弊，不能固其后也。"上二说，前言阳气绝，后言阴精竭，根据"阴者藏精而起亟也，阳者卫外而为固也"的阴阳相互依存的原则，两者意义相通。这两句话是比喻病之险恶，如同决堤之水势不可当。❻ "形气绝"：形，指形体。绝，《说文》："断丝也"。这里可引申为分离的意思。形气分离，则形体无气而失去知觉，称为形气绝。❼ "菀"：音义同郁，即郁结的意思。张介宾注"血逆妄行，菀积于上焦也。"❽ "薄厥"：古病名。薄，迫也。厥，昏厥。因大怒致气血相迫而昏厥，故称薄厥。张介宾注："若大怒伤肝，则气血皆逆，甚致形气俱绝，则经脉不通，故血逆妄行，菀积于上焦也。"❾ "有"：语助词。有伤于筋，即上文薄而伤于筋。❿ "纵"：是紧的反面，即弛缓。此处是指肢体痿废。⓫ "其若不容"：容，受也。不容，即不受我指挥。其若不容，指筋

脉松弛，好像不受我支配，即四肢不能随意运动。一说，容作容物解，如马莳云："然而血不营筋，筋将受伤，纵缓无策，胸膈（膜）胀，真若有不能容物者矣。所谓鼓胀而有粗筋见于腹者是也。"又姚止庵云："筋伤，则纵缓无力能任重，若隘小之器，不能容物也。"这里容物解，义不切。⓬ "汗出偏沮"：指因病而身半侧出汗，半侧不出汗的症状。⓭ "偏枯"：即半身不遂。古人认为是由于风邪偏中于半身所致，故又名偏风。⓮ "见湿"：见，犹感也。见湿，即感受水湿之气，如穿湿衣，涉水淋雨等。⓯ "痤痱"：小疖。痱，汗疹，即暑季的热痱子。痤痱的起因，一是阳热被郁，王冰注："阳气发泄，寒水制之，热怫内余，郁于皮里，甚为痤疖，微为痱疮。"二是水湿留滞，张介宾云："汗方出则玄府开，若见湿气，必留肤腠，甚则为痤，微者为痱。"⓰ "高粱"：高，通膏。粱，通粱，原本指好的粮食，但这里泛指肥甘厚味而言。⓱ "足生大丁"：足，这里作"多"或"能"解。丁，同疔。⓲ "受如持虚"：是比拟得病容易，犹持空虚之器以受物一样。王冰注："外湿既侵，中热相感，如持虚器受此邪毒。"⓳ "寒薄为皶"：皶，面部所生赤色瘰粒。生于面部的名粉刺，生于鼻部的叫酒皶鼻。张介宾注："形劳汗出，坐卧当风，寒气薄之，液凝为皶，即粉刺也。若郁而稍大，乃成小节，是名曰痤。"高世栻："皶，赤鼻也。"

【语译】人身的阳气，倘若过度烦劳就会亢盛，阳亢则阴精衰竭。这种情况延续到了夏季，再受到暑热的熏灼，煎熬阴精，就要发生"煎厥"。它的主要症状是两目昏盲不能视，两耳闭塞不能听，病势像河堤崩决，水流汹涌不能制止一样危急。人身的阳气，若因大怒，会使形气阻绝不通，血随气逆郁结在人体的上部，使人发生"薄厥"。如果阳气被伤，血不养筋，筋膜弛纵，肢体运动就会不受自己的支配。如果汗出偏于半身的，日久可以发生半身不遂的"偏枯"。如果出汗之后，遭受湿邪的侵袭，重的发生小的疮疖，轻微的可以出现汗疹。如果过食肥甘厚味，可以发生疔疮，这种人得病就像拿着空的器具盛物一样容易。如果劳动汗出时感受到风寒之邪，风寒迫于皮腠，就会发生粉刺，郁结久了，便成痤疮。

（三）阳气失常所致神、筋的病变

【原文】阳气者，精则养神，柔则养筋❶。开阖不得❷，寒气从之，乃生大偻❸。陷脉为瘘❹，留连肉腠，俞气化薄❺，传为善畏，及为惊骇❻。营气不从，逆于肉理，乃生痈肿❼。魄汗❽未尽，形弱而气烁❾，俞穴以闭，发为风疟❿。故风者，百病之始也⓫，清静⓬则肉腠闭拒，虽有大风苛毒⓭，弗之能害，此因时之序⓮也。故病久则傅化，上下不并⓯，良医弗为。故阳畜⓰积病死，而阳气当隔⓱，隔者当泻，不亟正治，粗乃败之⓲。

故阳气，一日而主外⓳，平旦人气生⓴，日中而阳气隆，日西而阳气已虚，气门㉑乃闭。是故暮而收拒㉒，无扰筋骨，无见雾露，反此三时㉓，形乃困薄㉔。

【注释】❶"精则养神，柔则养筋"：精，神爽也，即精神饱满，神志聪慧的意思。《文选》文赋："精骛八极。"李善注："精爽也。"王冰精作精微解，注云："然阳气者，内化精微，养于神气；外为柔软，以固于筋，动静失宜，则生诸疾。"盖本文为倒装句，所谓精则养神即是养神则精；柔刚养筋，即是养筋则柔。故此精字与《灵枢·营卫生会》所说："昼精而夜瞑"，"昼不精，夜不瞑"，以及《灵枢·神》的

"狂妄不精"的精字同义。王注误高世栻注云："上文烦劳精绝至目盲耳闭，而神气散乱，故曰阳气者，精则养神，所以申明上文阳气不精，而神无所养也。上文大怒气绝，至血菀而伤筋，故曰阳者，柔则养筋，所以申明上文阳气不柔而筋无所养也。"所以下文所论诸病，多是阳气被伤不能养神、柔筋所致，故高注谓承上，而实有启下之义。❷"开阖不得"：王冰说："谓皮腠发泄。阖，谓玄府开封。"杨上善注云：

"腠理有邪，开令邪出，则开谓得也。腠理无邪，闭令不开，即阖为得也。今腠理开邪入，即便闭之，故不得也。"据上下文义，意思是腠理赖阳气的温养，才能开闭及时，若阳气被伤，不能温养腠理，则腠理的开闭功能就会"不得"。所以接下文为"寒气从之。"不得，即失常，失灵的意思。❸ "偻"：曲也。大偻，指形态伛偻而不能直立。这也就是《素问·脉要精微论》所说的"膝者，筋之府，屈不能，行则偻附"一类的病。❹ "陷脉为瘘"：瘘，指瘘管，即因体内疮疡而形成的管道，脓水等由此流出，如鼠瘘之类。陷脉，即邪气内陷深入经脉。张介宾注云："陷脉，寒气自经络而入脉中也。瘘，鼠瘘之属。邪结不散，则留连肉腠，曼延日久矣。"❺ "俞气化薄"：俞，通腧，亦通输，为经脉之气输注出入所，内通五脏。俞气，即是经脉之气。化，本作变化，如寒化为热，热变为寒等，但这里与传同义，即传化的意思。薄，同迫。俞气化薄，即从经俞传化入里而内迫五脏的意思。❻ "传为善畏，及为惊骇"：善畏是畏惧。惊骇是惊慌害怕。两者都是神志失常的表现，是邪气入脏，神不自主的现象。❼ "营气不从，逆于肉理，乃生痈肿"：不从，不顺的意思。肉理，指肌肉腠理。吴崑注："营逆血郁，血郁则热聚而脓，故为痈肿。"又营气不从以下十二字，《楼氏医学纲目》移至"陷脉为瘘"之上，于义亦通。❽ "魄汗"：魄、白古通用。故魄汗亦作白汗。

这里指的是自汗。❾ "形弱而气烁"：形弱，形体虚弱。烁，消烁，阳气消损的意思。❿ "风疟"即感受风邪所发生的一种疟疾。张介宾注云："汗出未止，卫气未固，其时形气正在消弱，而风寒薄之，俞穴随闭，邪气留止，郁而为疟。以所病在风，故名风疟。"⓫ "故风者，百病之始也"：故，承上文之词。自此以下一段经文，连用几个"故"字作开头语，都是有承接上文，小结上文的意思。始，始因，即开始发病的一个动因。张介宾注云："凡邪伤卫气，如上文寒、暑、湿、气、风者，莫不缘风气以入，故风为百病之始。"⓬ "清静"指人的神志安静而无妄念。王冰说："嗜欲不能劳其目，淫邪不能惑其心，不妄作劳，是为清静。"⓭ "大风苛毒"：大，含有厉害的意思。苛，杨上善注："苛，害也。"大风苛毒，这里泛指剧烈的致病因素。⓮ "因时之序"：序，时序。因时之序，即遵循四时阴阳变化的顺序。张介宾注："如《四气调神论》曰，应春气以养生，应夏气而养长，应秋气而养收，应冬气以养藏，逆之则灾害生，从之则苛疾不起。"⓯ "上下不并"：并，是相互交通的意思。上下不并，即地下不相交通，互相阻隔。⓰ "畜"：同蓄，积也、聚也。⓱ "阳气当隔"：隔，是隔塞的意思。阳气蓄积之后，就乖隔不通，所以说阳气当隔。⓲ "隔者当泻，不亟正治，粗乃败之"：亟，急的意思。吴崑注云："是宜急泻者，粗工轻侮，不急正治而泻之，必见败亡也。"阳气当隔是实证，故当泻。泻，指泻实的疗法。粗，指粗工，即技术不高明的医生。王冰、马莳、吴崑、姚止庵等均误入认为隔就是噎膈之膈。丹波元简疑其不对，并注云："隔，非噎膈之膈，王、马并引'三阳结谓之膈'，恐非也。"今查《灵枢·卫气失常》篇有卫气蓄积于胸腹，"使人支胁胃中满，喘呼逆息"以及用针急泻的治法和预后好坏的指征，可作参考。❶⑲"一日而主外"：《灵枢·卫气篇》曰："故卫气之行，一日一夜，五十周于身，昼日行阳二十五周，夜行阴二十五周，周于五藏"。一日而主外，即卫气昼行于阳。所以吴崑注云："一日而主外，卫外行于阳二十五度也。"⑳平旦人气生：平旦，太阳初出地平线之时，一称"平明"。

人气，这里指卫气或阳气。"㉑"气门"：即汗孔，又名玄府。因为汗孔是阳气散泄的门户，所以称为气门。王冰注云："气门，谓玄府也。所以发泄经脉营卫之气，故谓之气门也。"㉒"暮而收拒"：暮，日落之时。收，收敛。拒，指拒邪。王冰注："皆所以顺阳气也。阳出则出，阳藏由藏，暮阳气衰，内行阴分，故宜收敛以拒虚邪。"㉓"三时"：指平旦、日中、日西，一日中的三个时间。㉔"形乃困薄"：困，束缚、围困。薄，侵迫。吴崑注："反此而欲如平旦、日中、日西三时，劳扰阳气，则阳气失养。形乃劳困衰薄矣。"形，形体。形乃困薄，即形体被邪所困迫。

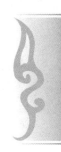

【语译】人身的阳气，能养神则精，养筋则柔。如果玄府的开合功能失常，寒邪乘机入侵，阳气不能柔筋，就可发生形态偻俯的"伛偻"病。如果寒邪深陷脉中，血脉凝涩，可形成瘘管；寒邪滞留肌肉之间，从经输传入而内迫五脏，阳气不能养神，可以见到恐惧和惊骇的症状。如果营气运行不顺，阻逆在肌腠之中，血郁热聚，就可发生痈肿。如果自汗不止，形体虚弱而阳气被消烁，风邪入侵，俞穴随闭，就要发生"风疟"。所以说风邪是各种疾病的始因。只要人体的阳气清静，则腠理固密，虽有害人的风邪毒气，也不能伤害，这是因为时序的变化，阳气能适应的缘故。所以病邪留着久了便会转化，发展到上下阴阳不相交通时，虽然有高明的医生，也无能为力了。阳气蓄积而致死，是因为上下隔塞不通所致。阳气隔塞不通的，就应当用泻法，如果不能迅速给予正确治疗而致败坏甚至死亡的，往往是技术不高明医生所为。

所以，人身的阳气和自然界阳气一样，白天行于阳分。平旦的时候，阳气开始升发，日中的时候，阳气最隆盛，日西的时候，阳渐趋衰虚，汗孔就密闭。因此，人到日暮以后，阳气就应收敛闭拒，不要烦扰筋骨，也不要去冒雾露。如果违反了上述三时阳气消长的规律，形体就要遭受邪气的迫害。

【讨论】本段所论人体阳气与自然界阴阳消长变化相通应的规律，不仅阐发

"生气通天"的理论观点，同时也指出了人体随自然界阴阳变来调节起居，以保持阳气充沛，是防病的重要方面。所以文章用实例说明，外邪侵袭或情志失调，如果影响人体阳气的正常运行，就会导致人体发病，反之，人体阳气本身功能引邪侵入而发病，进而突出人体阳气抗御病邪和维护身体健康的重要作用，以及中医以内因为主的发病观点，给后世临床探求病因，分析病机，辨证治疗等，奠定了理论基础。

五、阳气与阴精的相互关系

（一）阴阳协调是健康的重要保证

【原文】岐伯曰：阴者，藏精而起亟❶也；阳者，卫外而为固❷也。阴不胜其阳，则脉流薄疾❸，并乃狂❹；阳不胜其阴，则五脏气争❺，九窍不通❻。是以圣人陈阴阳❼，筋脉和同，骨髓坚固，气血皆从❽，如是则内外调和，邪不能害，耳目聪明，气立如故❾。风客淫气❿，精乃亡⓫，邪伤肝也。因而⓬饱食，筋脉横解⓭，肠澼⓮为⓯痔。因而大饮，则气逆⓰。因而强力⓱，肾气乃伤，高骨⓲乃坏。

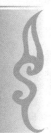

【注释】❶"起亟"：亟，急也，又作频数解。阴精是阳气的物质基础，人体的阴精是急速不断地起而充养卫外阳气的，所以说阴者藏精而起亟也。❷"阳者，卫外而为固"：意为阳气护于外，起着固护内在阴精的作用。张介宾注："谓人有阴阳，阳虽主外而为卫，所以固气也；阴则主内而藏精，所以起亟也。阴内阳外，气欲和平，不和则病如下文矣。"又高世栻注云："阴者藏精而起亟也，精藏于阴而起亟，阴中有阳矣；阳者卫外而为固也，阳卫外而为阴中之固，阳中有阴矣。"阴精与阳气，相互滋生，相互为用，高注从阴阳中又各有阴阳分析，其义亦切。❸"薄疾"：薄，迫也。疾，速也。张介宾注："薄，气相迫也。疾，急数也。"这里指脉中气血流通，被迫而加速。❹"并乃狂"：并，这里是合并、加重的意思。并乃狂，即阳气盛极，可以发生狂证。张介宾注："并者，阳邪入于阳分，谓重阳也。"吴崑注云："若重阳相并，则为狂，如登高而歌，弃衣而走是也。"❺"五脏气争"：争，彼此不和意思。五脏气争，谓五脏之气彼此不和，亦即五脏功能失调的意思。❻"九窍不通"：九窍，即在上的五官七窍和在下的二阴窍。九窍不通，如目视不见，耳闭不闻，鼻塞不闻香臭，口不能进食，舌謇不语，二便癃闭之类。这是因为阳微阴盛，清阳不升，浊阴填塞，五脏之气不相和调，所以上窍不通，下窍闭塞。❼ "陈阴阳"：陈，列也。《吕氏春秋·贵直》："无使齐之大吕陈之廷。"高诱注："陈，列也。"这里可引申为等比，相等的意思。《礼·服问》："上附下附列也"。郑注："列等比也"。是陈阴阳，为承上文"阴不胜其阳"，"阳不胜其阴"，而圣人能等比阴阳，无使偏胜，故下文曰"筋脉和同，骨髓坚固，气血皆从。"一说，陈，顺应，调和的意思。陈阴阳，即顺应阴阳，于义亦通。❽ "气血皆从"：从，顺从。气血皆从，即气血运行都顺的意思。王冰注："从，顺也。"张隐庵云："阳气者养筋，阴气者注脉，少阳主骨，少阴主髓，气为阳，血为阴，圣人能敷陈其阴阳和平，而筋脉骨髓气血，皆和顺坚固矣。"❾ "气立如故"：吴崑注云："气立者，人受天地之气以立命，故生谓之气立。"意谓万物皆依靠天地四时阴阳之气而有此生命。张隐庵注云："本经曰：'根于中者，命曰神机，根于外者，命曰气立'。又曰：'出入废则神机化灭，升降息则气立孤危。'惟圣人敷陈阴阳，使升降出入，外内调和，是以气立如故也。"❿ "风客淫气"：客，邪从外来。《新校正》引全元起云："淫气者，阴阳之乱气也，因其相乱而客之。"高世栻注云："言风邪客于人身，而为淫乱之气也。"前者指阴阳偏胜之气，后者指客于人身的邪气。按《说文》云："淫，浸淫随理也。"徐

锴泽曰："随其脉理而浸渍也。"恽铁樵《群经见智录》云："风客淫气，即谓风客于人身，而浸淫于气分。"此说符合"六气淫胜"之义。按此承上文"气立如故"而言，设若气立不如故，内外失和，阴阳失调，则风邪客而为病，故高世栻注云："气立不如故，不能防御其邪，则风客淫气。"下文食，饮，强力等所致病变，均同此义，并与"筋脉和同，骨髓坚固，气血皆从"相呼应。所以张介宾云："此下四节（指风、食、饮、强力），皆失调和之道，所以为筋、骨、气、血之病。"⓫ "精乃亡"：亡，消亡、损耗。气属阳，精属阴，阳气受侵，终则耗阴，所以说"精乃亡"。高世栻注："风为阳邪，风客淫气，则阴精消烁，故精乃亡。风木之邪，内通于肝，故邪伤肝也。"⓬ "因而"：承接连词。意思是肝伤精虚，而又饱食……所以张介宾注云："此下三节，皆兼上文'风客淫气'而言也。"⓭ "筋脉横解"：横，不顺理、逆乱，这里是放纵的意思。解，同懈，松弛无力。筋脉横解，指胃肠的筋脉，纵缓不收。这主要由于外邪伤了肝木，人又过分摄入食物，影响肠胃气血运行而致。⓮ "肠澼"：肠中澼积，表现为便下脓血一类疾病。肠澼二字，《内经》中凡十见，多指赤白滞痢而言。杨上善云："洩脓血也"。故问《素问校释》说："病名，痢病的古称。澼，指垢腻黏滑似涕似脓的液体，因自肠排出，澼澼有声，故名。"一说

191

澼与癖通，宿舍不消也。⑮ "为"：义同"与"、"或"。痔，亦是下利脓血之证，故丹波元简云："肠澼为痔，盖古肠垢脓血，出之谷道之总称。"⑯ "大饮，则气逆"：气逆，指喘息。饮，注家有主水主酒的两种不同看法。张隐庵云："而复大饮，则水津不能四布，而气反逆矣。"张介宾注云："酒挟风邪，则因辛走肺，故肺布叶举而气逆上奔

也。"从临床来看，饮酒过度，可成气逆喘急之症，《伤寒论》亦有饮入过多的水逆之证，所以两说可并存。⑰ "强力"：强，勉强、过度的意思。强力，有两种解释。一说，强力者，强力入房也。一说，强力，即强用其力，就是超过自己体力的限度而用力。⑱ "高骨"即腰间脊椎骨。肾主骨生髓，肾气伤，所以高骨坏。

【语译】 岐伯说：阴精藏于内，不断充养在外的阳气，阳气护卫于外，起着固守内在阴精的作用。如果阴不能抑制阳，阳气亢盛，就会使血脉运行急疾；如果再感受阳邪，两阳相并，就会发狂。反之，如果阳不能抑制阴，阴气独盛，就会使五脏之气不和，导致九窍闭塞不通。所以圣人能等比阴阳，使之和调，则筋脉和顺，骨髓坚固，气血顺从。这样，内外就能和调。邪气不能侵害，耳聪目明，真气独立如常而不为邪气动摇，身体气机升降出入运转正常。如果风邪侵淫于气分，阳气受侵，阴精会因此而消亡，这是风邪伤肝的缘故。如果饮食过饱，则筋脉气血不顺而致弛缓，也会导致大便脓血或痔疮。如果饮酒过度，就可使肺气上逆。若过度用力或强力行房，则肾气受伤，腰间脊骨就要败坏。

（二）阴阳之要阳密乃固

【原文】 凡阴阳之要，阳密乃固❶。两者不和，若春无秋，若冬无夏。因而和之❷，是谓圣度❸。故阳强不能密，阴气乃绝❹；阴平阳秘，精神乃治❺；阴阳离决❻，精气乃绝。因于露风❼，乃生寒热❽。是以春伤于风，邪气留连，乃为洞泄❾。夏伤于暑，秋为痎疟❿。秋伤于湿，上逆而咳⓫，发为痿厥⓬。冬伤于寒，春必温病⓭。四时之气，更伤五脏⓮。

【注释】 ❶ "阳密乃固"：意为阳气能致密于外，无所妄耗，邪气就不能伤害人体，体内阴精就能固守于内。张介宾注云："阳为阴之卫，阴为阳之宅。必阳气闭密于外，无所妄耗，则邪不能

害，而阴气完固于内，此培养阴阳之要，即生气通于之道也。"❷ "因而和之"：即因不和而和之。❸ "圣度"：度，此指法度。圣度，指圣人的养生法度，此与上文"若春无秋，若冬无夏"

相应。❹ "阳强不能密，阴气乃绝"：阳强，指阳气亢盛。张介宾云："强，亢也。孤阳独用，不能固密，则阴气耗而竭绝矣。"一说阳强为房事，如王冰云："阳自强而不能闭密，则阴泄泻而精气竭绝矣。"此承上文"凡阴阳之要，阳密乃固"而言，并与上"阳气者，烦劳则张，精绝"相呼应，故当从张注。王冰乃本男女交会之义，恐非。❺ "阴平阳秘，精神乃治"：平，和也。秘，密也。阴平阳秘，即阴气和平，阳气固密，阴阳和平协调。张介宾注："人生所赖，惟精与神，精以阴生，神从阳化，故阴平阳秘，则精神治矣。"❻ "离决"：分离决绝的意思。张介宾注："有阳无阴则精绝，有阴无阳则气绝，两相离绝，非病则亡，正以见阴阳不可偏废也"人生本为阴阳的对立统一体，因而今人常将上句用来概括说明人体的生理常态，将本句来概括说明病理的变态。❼ "因于露风"：露风，泛指一般外感病的致病因素，概括风寒之邪而言。❽ "乃生寒热"：吴崑注："露，阴邪也。风，阳邪也。阴邪生寒，阳邪生热，故令寒热。"从句首"是以"说明"寒热"是承上文"露风"而产生的病

变，所以这里的"寒热"是感受风寒之邪后病变的总称，概括了下列洞泄、痎疟、咳嗽、痿厥等诸病。❾ "洞泄"：水谷不化，利下无度，胃肠空洞无底，故称洞泄。《灵枢·邪气藏府病形》篇云："洞者，食不化。"《巢源》云："洞泄者，痢无度也。"❿ "痎疟"：疟疾的总称。吴崑注："夏伤热邪即病者为暑病，若不即而延于秋，秋凉外束，金火相战，则往来寒热，是谓痎疟。"张隐庵谓："夏伤于暑，暑汗不泄，炎气伏藏，秋时阴气外出，与热相遇，发为痎疟。"二说均言暑邪内伏，不同的仅在于秋季的诱因，二者并不相悖。⓫ "上逆而咳"：上，《类说》卷三十七引作"冬"。《阴阳应象大论》"秋伤于湿，冬生咳嗽"与此义同。⓬ "痿厥"：病名，即一般所称的"痿症。这里的"厥"不一定是指四肢逆冷。⓭ "温病"：就是温热病。张隐庵注："冬伤于寒，邪不即发，寒气伏藏，春时阳气外出，邪随气而化热，发为温病。"⓮ "四时之气，更伤五脏"：更，更迭、变更。这是总结上文，意思是说，四时的不同邪气，能更迭伤害五脏。

【语译】大凡和调阴阳的要领，在于外在的阳气致密，才能固护在内的阴精。如果阴阳不相和调，就像一年中只有春天而没有秋天，或者只有冬天没有夏天一样。因此，能使阴阳和调，是圣人养生的法度。所以阳气过于亢盛而不能固密，在内的阴精就要竭绝。只有阴阳和平固密，精神才能治而不乱。如果阴阳分离决绝，人的精气也就竭绝了。若是阴阳不能固密，风寒之邪入侵，就要发生寒热的病症。所以，春季伤于风邪，邪气留着不去，可以成为洞泄。夏

季伤于暑邪，到了秋季，往往发生疟疾。秋季感受了湿邪，上逆犯肺，可以引起咳嗽；湿邪侵犯经脉，肢体可以发生痿厥。冬季感受寒邪，寒邪内伏，到春季可发为温病。因此，四时的邪气，是能更替伤害五脏的。

【讨论】

1. "阴平阳秘，精神乃治；阴阳离决，精气乃绝"　本文提出阴阳二气的平衡状态，是生命活动的必要条件。这是完全符合科学原理的结论。它既是中医基础理论的一个重要观点，也是中医临床诊治的根本准则。恩格斯在《自然辩证法》一书中，早就指出："物体相对静止的可能性，暂时平衡状态的可能性，是物质分化的主要条件，因而也是生命的主要条件。"有的人不懂得这个道理，就武断地认为中医讲阴阳平衡是反辩证法的。这种片面的看法，对真正理解中医阴阳平衡的含义是有反作用的。

2. **本段的主要精神**　本段承上文阳气的重要性，进一步阐述了阳气与阴精之间的相互关系。指出了阴为阳之基，阳为阴之用。也就是说在正常情况下，人体的阴精与阳气是处在不停地相互消长而又相互制约的状态中。阴精与阳气双方如果因某种原因一方偏盛或偏衰，即成为病理状态。因此，阴阳协调，内外调和是使人"气立如故"的基本条件。文中还进一步强调的关键在于阳气的致密于外，这样，阴气才能固守于内，从而做出了"阴平阳秘，精神乃治"以及"阴阳离决，精气乃绝"的对于生理，病理的概括。说明调和阴阳在保持人体健康，防止疾病的发生方面有着重要的意义。最后所论阴阳不能固密引起的四时病变，不仅说明了季节的多发病与上一季节的养生有关，而且还提示出外邪致病有潜伏期的论点。其中"冬伤于寒，春必温病"的理论，已成为后世"伏气温病"说的理论要据。

六、阴精的来源化生于五味

【原文】阴之所生❶，本在五味❷；阴之五宫❸，伤在五味。是故味过于酸，肝气以津❹，脾气乃绝。味过于（咸），大骨气劳❺，短肌，心气抑❻。味过于甘，心气喘满❼，色黑肾气不衡❽。味过于苦，脾气不濡，胃气乃厚❾，味过于辛，筋脉沮（弛）❿，精神乃央⓫。是故谨和五味⓬，骨正筋柔，气血以流，腠理以密，如是则骨气以精⓭。谨道如法，长有命天。

【注释】❶ "阴之所生"：阴，指阴精。阴之所生，即产生阴精的本源。　❷ "本在五味"：五味，即酸、苦、甘、辛、咸。高世栻说："五味所生，如酸生肝、苦生心、甘生脾、辛生肺、咸生肾之类。"❸"五宫"：宫，居室。五宫，这里是指五脏。因为五脏为藏精之所，故称"五宫。"❹"肝气以津"：津，浸溢、过盛的意思。马莳注："味过于酸，则肝气浸淫，而木盛土亏，脾气从滋而绝矣。"一说津作津液，张琦注云："肝性升散，酸入肝而主敛，肝气过敛，津液停滞则木气转郁，必乘脾土也。"马注认为是肝气亢盛，张注认为肝气抑郁，这两种情况，都能遏抑土气，故二说可并存。❺"大骨气劳"：大骨，张介宾谓"大骨大肉皆以通身而言，如肩、脊、腰、膝，皆大骨也。"劳，张介宾注："困剧也"。气劳，即疲劳不堪，无力运动。又云："咸入肾，肾主骨，过于咸则伤肾，故大骨气劳。"❻"短肌，心气抑"：短肌，指肌肉瘦削、萎缩。抑，不舒畅的意思。心气抑，即心气抑郁而不畅。张志聪注云："水邪胜则侮土，故肌肉短缩。水上凌心，故心气抑郁也。"❼"味过于甘，心气喘满"：满，同懑；烦闷，愤郁也。张介宾注："甘入脾，过于甘则滞缓上焦，故心气喘满。"《太素》将"甘"作"苦"。❽"色"，面色。黑为肾病之色。"衡"，平也。张介宾注："甘从土化，土胜则水病，故黑色见于外而肾气不衡

于内也。"又马莳云："味过于甘，则脾邪有余，子来乘母，以前来者为实邪，而心气喘满；且土往克水，传其所胜，黑色外见，肾气不得其平矣。"于义亦通。❾"脾气不濡，胃气乃厚"：濡，湿润也。厚，胀满。胃气得不到脾气的濡润，谷食不降，燥结于内，则为腹胀便闭等证。此即为脾弱胃强的脾约证，《伤寒论》麻子仁丸证是其例。❿"筋脉沮（弛）"沮，坏也。沮（弛），即弛纵不收，不能活动的意思。张介宾注："辛入肺，过于辛，则肺气乘肝，肝主筋，故筋脉沮（弛）。"⓫"精神乃央"：央，同殃，祸害的意思。张介宾注："辛散气，则精神耗伤，故曰乃央。"又俞樾云："央者尽也。《楚辞离骚》：'时亦犹其未央兮。'王逸注曰：'央，已也。'已与尽同义。精神乃央，言精神尽也。"义亦通。⓬"谨和五味"：谨，慎也、专也。和，调和。杨上善云："调五味各得其所者，则咸能资骨，故骨正也；酸能资筋，故筋柔也；辛能资气，故气流也；苦能资血，故血流也；甘能资肉，故腠理密也。"⓭"骨气以精"：精，精粹，这里是强健的意思。骨气以精，即在五味精华的滋养下则筋骨强健。

【语译】阴精的产生，本源于五味，然而五脏，却又因五味太过而受伤。所以过食酸味，肝气偏盛就会克伐脾土而导致脾气竭绝。过食咸味，能使大骨劳伤，肌肉瘦削萎缩，水脏克火，使心气被抑郁。过食甘味，滞缓上焦，可见心气烦闷，喘满，土胜克水，则见面色黑，肾气不平。过食苦味，心阳受伤，火不生

土，使脾气不能濡润，胃气壅滞而胀满。过食辛味，肺气乘肝，能使筋脉败坏弛纵，气耗则精神也要遭到损害。因此，慎重认真地调和饮食五味，不使太过。就能使骨骼正直，筋脉柔和，气血流畅，腠理固密。如果这样，骨、气就能强健了。所以，必须慎重地遵守保养的法则，才能享有天赋的寿命。

【讨论】饮食五味是生命体得以存在的营养物质。五脏、筋骨、血气是构成人体的组织器官和基本物质，它们有赖于饮食五味的营养。但是只有五味调和恰到好处，才能滋养人体。反之五味失调，反能为害。这就从另一个侧面，即是从饮食五味方面进一步说明了"生气通天"的论点，并非出自人们的主观想象或无原则的推导，而是建立在大量客观事实之上的，是合乎科学的。

小　　结

本篇从人体的生命活动与自然息息相关这一论点起述，重点阐发了阳气的重要性。并从列举阳气失常后导致的种种病证的论述中，进一步说明保养人身的阳气，是协调阴阳，保证人体健康，抵御病邪侵袭的关键。文章指出的"阴平阳秘"是人体的生理常态。"阴阳离决"则生命夭折这一观点，丰富了中医学阴阳互根的理论。最后文章又通过对五味化生阴精，太过伤害五脏的论述，提出"谨和五味"，调节饮食的摄生方法，来进一步证明人体和自然界相应这一中医学的基本理论，突出了本文的主题思想。

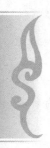

复习思考题

1. 为什么说"其生五，其气三"是寿命之本？

2. "故天运当以日光明，是故阳因而上，卫外者也"的含义是什么？

3. 联系临床实际，分析"煎厥"和"薄厥"的病因、病机、病证。

4. 解释"阴者，藏精而起亟也；阳者卫外而为固也"，"阴之所生，本在五味，阴之五官，伤在五味"两段原文，并说明它们在本篇中的意义。

第二节　百病始生第六十六　（65～70日）

一、概说

百病，泛指多种疾病。始生，指疾病发生的始因。

本篇的主题思想，是通过病邪伤害人体的途径，病邪的传变及其一般见证等方面，阐明了内伤及外感因素及一般的发病规律。由于本篇所论的疾病较为广泛，所以篇名叫"百病始生"。

本篇的主要内容如下。

1. 叙述了风雨寒暑、清湿喜怒等，是百病发生的因素，而发病部位，有阴阳内外上中下三部的区别。内伤喜怒，则病起于阴；外感风雨，则病起于上；外感清湿，则病起于下。

2. 论述了外邪致病的内因是人体正气之虚，因而提出"两虚相得，乃客其形"的论点。

3. 分别叙述了外邪侵入人体，由表及里的传变过程，及邪气留着在内，形成积、胀、痛等病变。

4. 最后提出"当补则补，当泻则泻"和"毋逆天时"的治疗原则。

二、外感、内伤的病因及病位

【原文】黄帝问于岐伯曰：夫百病之始生也，皆生于风雨寒暑，清湿❶喜怒。喜怒不节则伤脏❷，风雨则伤上❸，清湿则伤下❹，三部之气❺，所伤异类，愿闻其会❻。岐伯曰：三部之气各不同，或起于阴，或起于阳❼，请言其方❽。喜怒不节则伤脏，脏伤则病起于阴也；清湿袭虚，则病起于下，风雨袭虚，则病起于上，是谓三部。至于其淫泆❾，不可胜数。

【注释】❶"清湿"：清，阴冷。清湿，即阴冷潮湿之气。❷"喜怒不节则伤脏"：喜怒，概括七情而言，这里泛指精神情绪等因素。脏，五脏。喜怒不节，病发于内，故伤脏。❸"上"：上，指人体的上部。"伤于风者，上先受之"，所以风雨侵袭人体，先侵犯人体的上部。❹"清湿则伤下"：下，指人体的下部。"伤于湿者，下先受之"，所以，寒湿邪气伤人，多从足部始。

❺ "三部之气": 气, 指邪气。伤上部的风雨, 伤下部的清湿, 伤内脏的喜怒等为三部之气。❻ "会": 聚会、结合的意思。❼ "阳": 指肌表皮毛。起于阳, 是说病先发于肌表皮毛。❽ "方": 道也, 即规律的意思。❾ "淫泆": 淫, 是满溢或过分。泆, 是放恣不收。淫泆, 是形容邪元盛, 变化复杂的意思。

【语译】黄帝问岐伯说: 许多病的开始发生, 大多是由于感受了风雨寒暑、清湿之气或精神受到刺激。精神过激则伤害内脏, 风雨则伤害人体的上部, 阴冷潮湿则伤害人体的下部。以上三种邪气, 伤害到人体的部位是不同的, 愿听你讲讲它们是怎样结合起来的。岐伯答: 三种邪气的性质各不相同, 所以开始发病的部位也不一样, 有的先从人体内脏开始, 有的先从肌表开始。让我谈谈其中的规律。精神刺激易伤害内脏, 内脏被伤则病起于里; 清湿乘虚侵袭人体, 其病多起于下部; 风雨乘虚侵袭人体, 则病多起于上部, 这就是疾病开始发生的三个部位。至于病邪在人体的浸淫变化, 这是难以数清的。

【讨论】

本段论述病因及其所伤部位, 提出风雨寒暑、居住环境阴冷潮湿伤外, 情志喜怒伤内, 从而将疾病分为内伤、外感两大类, 奠定了中医病因学的基础。关于病邪所伤部位, 是从病邪和病位的阴阳属性相同, 有特殊的收受关系分析确定的。

三、外感发病的机制

【原文】黄帝曰: 余固不能数, 故问先师❶, 愿卒❷闻其道。岐伯曰: 风雨寒热不得虚❸, 邪不能独伤人。卒❹然逢疾风暴雨而不病者, 盖无虚, 故邪不能独伤人。此必因虚邪之风与其身形❺, 两虚❻相得, 乃客其形。两实❼相逢, 众人肉坚, 不中于虚邪也, 因于天时, 与其身形, 参以虚实❽, 大病乃成。气有定舍❾, 因处为名, 上下中外, 分为三员❿。

【注释】❶ "先师": 是岐伯的官称。❷ "卒": 音 zu 足, 详尽的意思。❸ "虚": 指人体的正气虚。❹ "卒": 音 cu, 同猝, 突然的意思。❺ "身形": 即指人体。❻ "两虚": 指外界的虚邪与人体的正气虚弱。❼ "两实": 一指人体正气充实, 一指四时气候正常。❽ "参以虚实": 参, 合也。虚, 形体虚。实, 指邪气盛。参以虚实, 即虚与邪两者相结, 所以 "大病乃成。" ❾ "气有定舍": 气, 指邪气。舍, 这里是指部位。气有定舍, 是病邪伤人有一定的部位。❿ "三员"：即三部。

【语译】黄帝说：我的确搞不清楚，希望能听您详尽地谈谈疾病发生的规律。岐伯答：风雨寒热等外邪，不遇到正气虚的人，邪气是不能伤害人体的。突然遇到疾风暴雨而不发病的，这是由于他的正气不虚，所以，外邪是不能单独伤人的。外感发病，必定是既有虚邪又有人体的正气不足，两虚遇到一起，邪气才能侵入人体。如果气候正常，正气充足，人的肌肉坚实，就不为邪气侵犯。之所以能为虚邪所中，是因为天气和人体两方面的因素，也就是因人体正气虚弱，又遇到强烈的外邪，虚实相合，这样，严重的疾病就会发生。病邪伤人有一定的部位，根据部位的不同而决定病名。可按上下中外，分为三部分。

【讨论】本段论述了外感发病的机制，指出风雨寒热等致病因素，是外感发病的外在条件，而人体正气虚弱，是外感发病的内在因素。这种"两虚相得，乃客其形"的理论与《素问·评热病论》所说的"邪之所凑，其气必虚"一样，阐明了中医学以内因为主的发病观点。

四、外感病入内的传变规律

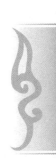

【原文】是故虚邪之中人也，始于皮肤，皮肤缓❶，则腠理开，开则邪从毛发入，入则抵深❷，深则毛发立❸，毛发立则淅然❹，故皮肤痛❺。留而不去❻，则傅舍于络脉。在络之时，痛于肌肉❼，其痛之时息❽，大经乃代❾。留而不去，傅舍于经，在经之时，洒淅喜惊❿。留而不去，傅舍于输⓫，在输之时，六经不通四肢⓬，则肢节痛，腰脊乃强⓭。留而不去，傅舍于伏冲之脉⓮，在伏冲之时，体重身痛⓯。留而不去，傅舍于肠胃，在肠胃之时，贲响⓰腹胀，多寒则肠鸣飧泄，食不化；多热则溏出糜⓱。留而不去，傅舍于肠胃之外，募原之间⓲，留著于脉，稽留而不去，息而成积⓳。或著⓴孙脉，或著络脉，或著经脉，或著输脉，或著于伏冲之脉，或著于膂筋㉑，或著于肠胃之募原，上连于缓筋㉒，邪气淫泆，不可胜论㉓。

【注释】❶ "皮肤缓"：即皮肤弛缓。这里是指外邪侵袭体表，表虚卫外功能不足的意思。❷ "抵深"：抵，到达的意思。抵深，是说邪气深入了一步。❸ "毛发立"：立，竖立。毛发竖立，是指肌表急剧收缩。❹ "淅然"：怕冷的样子。❺ "皮肤痛"：是因寒邪伤卫，血气凝滞不通的缘故。❻ "留而不去"：是指因失治或误治，邪气停留未出。❼"痛于肌肉"：较上述皮肤痛又深入了一步。这是由于邪气内传到络脉，而络脉分布于皮肤肌肉之间的缘故。❽"其痛之时息"：指疼痛时作时息，故《甲乙经》作"其病时痛时息"。❾"大经乃代"：大经，指经脉。大经乃代，指经脉代替络脉受邪。❿"洒淅"，即严寒怕冷，如同把冷水突然洒在身上时的样子。"喜惊"，是形容发冷时全身肌肉颤抖的状态，并非是真正的惊恐。⓫"输"：即下文之"输脉"。张隐庵说："转输血气之经脉"。⓬"六经不通四肢"：六经，即手足三阴三阳经。不通四肢，即六经的气血不能畅达到四肢。⓭"腰脊乃强"：即腰和脊背强硬，活动不自如。输脉通于督脉之长强穴，输

脉受邪，即可影响督脉的气血运行，而督脉行于腰和背，所以腰脊乃强。⓮"伏冲之脉"：指冲脉隐行于脊内的部分。⓯"体重身痛"：是因邪在冲脉，致使脉内气血循行不畅所致。⓰"贲响"：即肠鸣。⓱"溏出麋"：溏，指大便稀薄。麋，同糜，指大便糜烂、腐败，恶臭难闻。⓲"募原之间"：募与膜通。张隐庵注："募原者，肠胃外之膏膜。"⓳"息而成积"：息，指病邪停留不去。息而成积，即邪气停留在血脉而形成积块。⓴"著"：留着、附着的意思。㉑"膂筋"：膂（lu）筋，即行于脊柱的筋膜。张隐庵说："膂筋者，附于脊膂之筋。"㉒"缓筋"：即挟脐两旁的筋膜。㉓"不可胜论"：即不可能一一论述。

【语译】所以外来虚邪伤害人体，首先侵袭皮肤，使皮肤弛缓，腠理开泄，邪气从皮毛侵袭并逐步深入，继而皮毛收缩，毫毛竖起，就出现怕冷。由于血凝滞，所以周身皮肤酸困疼痛。邪气留着不去，就向内传注到络脉，在络脉时，因阻碍了络脉气血的运行，就发生肌肉疼痛。若肌肉时痛时止，经脉就有代替络脉受邪的可能。所以在络脉的病邪留着不去，向内传注到经脉，在经脉时，就出现怕冷，甚至全身发抖。再留着不去，就向内传注到输脉，邪在输脉，阻碍六经气血不能通达于四肢，则出现肢节疼痛，腰与脊柱也出现强硬。再留着不去，就向内传注到脊柱内的伏冲脉，邪在伏冲脉时，因脉内气血循行不畅就出现身体沉重疼痛。再留着不去，就向内传注到肠胃，在肠胃时，出现腹中雷鸣和腹胀，若偏寒则肠鸣泄泻完谷不化，饮食也不消化；若偏热则大便稀薄，糜烂，恶臭。再留着不去，就传注到肠胃之外膜原之间，邪留着在该处的血脉之中。若久而不去，邪气停聚就形成积病。病邪侵犯人体，有的停聚在孙脉，有的停聚在络脉，有的停聚在经脉，有的停聚在输脉，有的停聚在脊内的冲脉，有的停聚在脊柱的筋膜，有的停留在肠胃外的膏膜，以至于波及腹壁的筋膜。总之，邪气侵入人体后的变化是极其复杂的，不可能一一论述。

【讨论】这一段总结了外邪由表入里，由浅入深，步步内传，最后至于"肠胃

之外，募原之间"的外感病逐步深入发展的一般规律。其传变之道，常沿着经络由孙络到络脉，由络脉到经脉。进一步说明了病的发生发展的关键是正不胜邪，从而提示了对外感病要做到早期治疗，以杜绝病邪的深入发展。必须指出，本文所论疾病的传变层次，并不是一成不变的，临床所见往往并非如此明显，其原因不外乎与正邪两方面的因素有关。

五、积病的病因、病机和症状

（一）积的形成及形证

【原文】黄帝曰：愿尽闻其所由然❶。岐伯曰：其著孙络之脉而成积者，其积往来上下，臂手孙络之居也❷，浮而缓❸，不能句积而止之，故往来移行肠胃之间❹。水湊渗注灌，濯濯有音❺，有寒则膜膜满雷引，故时切痛❻。其著于阳明之经，则挟脐而居❼，饱食则益大，饥则益小❽，其著于缓筋也，似阳明之积❾，饱食则痛，饥则安❿，其著于肠胃之募原也，痛而外连于缓筋⓫，饱食则安，饥则痛⓬。其著于伏冲之脉者，揣之应手而动⓭，发手⓮则热气下于两股，如汤沃之状⓯，其著于膂筋，在肠后者，饥则积见，饱则积不见，按之不得⓰。其著于输之脉者，闭塞不通，津液不下，孔窍干壅⓱。此邪气之从外入内，从上下也⓲。

【注释】❶ "愿尽闻其所由然"：即黄帝愿意详尽地听岐伯讲一下由于邪气留驻而成积的诸种原因。张隐庵说："引承上文申明留驻而成积者，各有形证也。" ❷ "其著孙络之脉而成积者，其积往来上下，臂手孙络之居也"：孙络，是络脉之细小者。居，著也，即停留的意思。臂手孙络，张介宾说："盖积在大肠小肠之络，皆属手经。"即邪气留驻在许多细小络脉而成为积证的，其所积的癥块，能够往来上下，这些癥块停留的络脉都属于手臂部的孙络。❸ "浮而缓"：浮即浅，缓即不急。此指这里的络脉浮浅而弛缓不急。❹ "不能句积而止之，故往来移行肠胃之间"：句，《甲乙经》作"拘"，义同。句积，谓拘束使之不移动。正因为不能拘束其积而把它留止起来，所以此癥块能够往来移行于肠胃之间。❺ "水湊渗注灌，濯濯有音"：濯濯，音 zhuo 浊，水流声。张介宾注："若有水则湊渗注灌，濯濯有声。" ❻ "有寒则膜膜满雷引，故时切痛"：《甲乙经》膜上有腹字，无引字。膜膜满，是胸腹胀满的意思。雷引，是指肠中雷鸣并有相互牵引作痛。切痛，即剧烈疼痛。张介宾注："若有寒则为胀满，及雷鸣相引，时为切痛。" ❼ "其著于阳明之经，则挟脐而居"：挟脐而居，指积在于脐之两侧。因阳明之脉挟脐下行，故其

201

为积，挟脐而居。❽ "饱食则益大，饥则益小"：阳明属胃，受水谷之气，故饱食则其积益大，饥则谷气衰少，故积益小。❾ "其著于缓筋也，似阳明之积"：因缓筋是经于腹内之筋，故其积好似阳明之积。❿ "饱食则痛，饥则安"：安，即不痛。因饱食则胀，故痛，饥则止，故安。⓫ "其著于肠胃之募原也，痛而外连于缓筋"：即邪气若留驻在肠胃的募原之间，其疼痛会向外牵连到腹内肌肉间的缓筋。⓬ "饱食则安，饥则痛"：张隐庵注："饱则津液渗润于外，故安；饥则干燥，故痛也。"⓭ "其著于伏冲之脉者，揣之应手而动"：张介宾注："伏冲……其上行者，循背里，络于督脉；其下行者，注少阴之大络，出于气街，循阴股内廉入腘中。故揣按于股，则应手而动。"⓮ "发手"：即放手。⓯ "则热气下于两股，如汤沃之

状"：张隐庵注："发手则热者，冲脉之血气充于外也。冲脉下循阴股，出于胫气之街，其气下于两股。如汤沃之状者，因积而成熟也。"⓰ "其著于脊筋，在肠后者，饥则积见，饱则积不见，按之不得"：脊、吕同，脊骨也。脊内之筋曰脊筋，故在肠胃之后。饥则肠空，故积可见。饱则肠满蔽之，故积不可见，按之亦不可得也。⓱ "其著于输之脉者，闭塞不通，津液不下，孔窍干壅"：孔窍，泛指皮毛之汗孔及耳目口鼻，前后二阴诸窍而言。干为津液不足，壅者闭塞之谓。因输脉的功用是通行气血，如果闭塞不通，血气津液就不能运行，诸汗孔、耳目口鼻得不到津液濡润，就干枯闭塞。⓲ "此邪气之从外入内，从上下也"：张景岳注："此总结上文邪气之起于阳者，必自外而内，从上而下也。"

【语译】黄帝说：我愿意详尽地听您讲一下由于邪气留驻而成积的原因、症状。岐伯说：邪气留驻在孙络而形成积证的，若推之，其积可以上下往来活动，这是邪气留结在大肠和小肠的孙络。因为此处络脉浮浅而弛缓不急，不能拘束其积而把它留止起来，所以就往来移行于肠胃之间。若有水的，则渗灌溉于内，会有流水一样的声音。若有寒的，则出现肠鸣胀满，腹痛等症状，甚至痛如刀割。如果邪气留驻在足阳明胃经而成积的，其积则居于脐的两旁。因阳明属胃，胃主受纳水谷，所以饱食后其积块显大，饥时其积块显小。若邪气留驻于腹内之筋而成积的，它的形状和阳明之积相似，吃饱后则感觉胀痛，饥饿时则现安静。如果邪气留驻在肠胃的募原而成积，其疼痛会向外牵连到肌肉间的缓筋，饱食后则不痛，饥饿时疼痛。若邪气留驻于伏冲之脉而成积的，用手按其股内侧时，会有蠕动的感觉。手若离开，会有热气向两股下行，就像热汤浇灌一样。如果邪气留驻于脊内之筋，因为此筋紧靠脊骨，故在肠胃之后，这样饥时肠胃空虚，积形可以见到，饱时肠胃充满，就见不到，也摸不着。输脉是流通气血、转输津液的脉道，若邪气留驻于此，则脉道闭塞气血不能流通，津液不能输布，所以体表的孔窍干燥而壅塞。以上所说的现象，都

是病起于阳，邪气自外而内，从上而下，以次相传的道理。

（二）积病的病因、病机

【原文】黄帝曰：积之始生，至其已成，奈何？岐伯曰：积之始生，得寒乃生，厥乃成积❶也。

黄帝曰：其成积奈何？岐伯曰：厥气生足悗❷，悗生胫寒❸，胫寒则血脉凝涩，血脉凝涩则寒气上入于肠胃，入于肠胃则膜胀❹，膜胀则肠外之汁沫❺迫聚不得散，日以成积❻。

卒然多食饮则肠满，起居不节，用力过度，则络脉伤。阳络❼伤则血外溢，血外溢则衄血，阴络❽伤则血内溢，血内溢则后血❾。肠胃之络伤，则血溢于肠外，肠外有寒汁沫与血相搏，则并合凝聚不得散，而积成矣。

卒然外中于寒，若❿内伤于忧怒，则气上逆，气上逆则六输不通⓫，温气⓬不行，凝血蕴里而不散，津液涩渗⓭，著而不去，而积皆成矣。

【注释】❶ "厥乃成积"：厥，指寒气上逆。此言积的形成，是由于寒气上逆所致。❷ "厥气生足悗"：足悗，这里指足部出现酸困、疼痛、活动不便的症状。张介宾注："厥气，逆气也。寒逆于下，故生足悗，谓肢节痛滞不便利也。"❸ "胫寒"：胫，足胫，即小腿部。胫寒，即小腿部寒冷。❹ "入于肠胃则膜胀"：寒气上逆侵入肠胃，伤及肠胃的阳气，影响饮食精微的运行吸收，因而出现腹部胀满的症状。❺ "汁沫"：此处指肠管外的津液。❻ "日以成积"：即日久便成为积病。按以上一小节是叙述寒邪与血脉相互并结，上入肠胃而形成积病的过程。❼ "阳络"：指在上在表的络脉。❽ "阴络"：指在下在内的络脉。❾ "后血"：即大便出血。❿ "若"：这里作"或"字解。⓫ "六输不通"：即手足六经的俞穴壅滞不通。⓬ "温气"：即阳气。⓭ "津液涩渗"：渗，指渗出、输布。涩，涩滞。津液涩渗：指津液的输布发生涩滞。

【语译】黄帝说：积病从发生到形成是怎样的？岐伯说：积病的发生，是由于感受了寒邪，寒气上逆逐渐形成了积病。

黄帝说：积病形成的过程是怎样的呢？岐伯说：寒邪从下上逆就是发生足部酸困、疼痛、活动不便，以及足与小腿感到寒冷。足胫寒冷则该处血脉运行不畅，致使寒邪向上侵入肠胃。由于寒邪侵入肠胃，则水谷运化不利，就出现腹部胀满，并引起寒邪与肠外的汁沫凝聚不得散，日久就形成积病。

突然饮食过多，肠胃胀满，再加之生活起居不节制，或用力过度等，都能使络脉受伤。若阳络受伤，就会导致血向外溢，血向外溢就发生衄血；如果阴络受伤，就会导致血向内溢，血向内溢就发生大便下血。如果肠胃的络脉受伤，血流溢于肠外，倘若肠外有寒，此处的津液与外溢的血液凝聚，久而不散，逐渐增大，就形成积病了。

又有因突然受到寒邪侵袭，而内又有忧怒等精神刺激，就会使气上逆，气上逆则手足六经的俞穴壅滞不通，以致阳气不能畅行，引起血凝在里不能消散，津液的输布也发生涩滞，停留日久，也就形成积病了。

【讨论】本段扼要说明了积病形成的过程，指出寒邪是基本病因，起居不节、用力过度或忧怒是辅助病因，而气厥逆致使肠外汁沫与寒邪、瘀血相结聚则是积病形成之病机。

六、内伤病的病因、病机

【原文】黄帝曰：其生于阴者❶奈何？岐伯曰：忧思伤心❷；重寒伤肺❸；忿怒伤肝❹；醉以入房，汗出当风伤脾❺；用力过度，若入房，汗出浴，则伤肾❻。此内外三部之所生病者也❼。

【注释】❶ "阴者"：这里指五脏。❷ "忧思伤心"：杨上善注："忧思劳神，故伤心也。"❸ "重寒伤肺"：重，重复。重寒，内外皆受寒，即指《灵枢·邪气脏腑病形》篇所说"形寒寒饮"。形寒则皮毛应之，入而伤肺；寒饮伤胃，从胃循经脉而伤肺。❹ "忿怒伤肝"：肝主疏泄而喜条达，若气愤大怒，会影响肝的疏泄功能，故而伤肝。❺ "醉以入房，汗出当风伤脾"：酒醉则腠理疏松，再以房事汗伤风邪，风木克伤脾土。❻ "用力过度，若入房，汗出浴，则伤肾"：肾主骨藏精，用力过度则伤骨，从而伤肾。入房则汗出，一方面耗精，另一方面腠理疏松，乘此虚而洗澡，则伤于水，水气通于肾，故伤肾。张介宾注："汗出浴水则水邪伤其本脏。"❼ "此内外三部之所生病者也"：张隐庵注："此外因于天之风雨，地之清湿，内因于五脏之情志，而成上中下三部之积也。"

【语译】黄帝问：疾病生于内脏，又是怎样的情况呢？岐伯答：忧愁思虑过度就会伤害心脏；形体有寒，再受饮食寒冷，就会伤害肺脏；忿恨恼怒就会伤害肝脏；酒醉饭饱后入房，出汗后感受风邪就会伤害脾；劳伤太过，入房后汗出又去洗浴，就会伤害肾脏。这就是人体上下及内脏三部分所发生的病证。

七、论治则

【原文】黄帝曰：善。治之奈何？岐伯答曰：察其所痛，以知其应❶，有余不足，当补则补，当泻则泻，毋逆天时❷，是谓至治❸。

【注释】❶"察其所痛，以知其应"：应，相应，这里指部位。即检查其病痛所在，就可知疾病发生的部位及病因。❷"毋逆天时"：毋逆，是不要违背的意思。天时，指自然界四时阴阳变化的规律。毋逆天时，即在治疗疾病时，不要违背自然界四时气候变化的规律。❸"至治"：即最好的治疗措施。

【语译】黄帝说：讲得好。那么治疗这些病的原则是什么呢？岐伯回答说：只要观察其病痛所在之处，就能知道疾病发生在上、中、下三部的某一部位，以及产生疾病的原因。对邪盛有余和正气不足的病证，当补的就补，当泻的就泻，同时不要违背自然界的四时气候变化的规律，这些就是最有效的治疗措施。

小　结

1. 论述了风雨、清湿、情志变化在人体的发病情况，指出了病邪不同，伤人的部位也不同，为审证求因提供了理论根据；并指出风雨、清湿，病发于外；情志变化病发于内，这是内伤病和外感病人类的最初记载。

2. 强调"两虚相得，乃客其形"的发病观点，为全篇重点内容。

3. 指出外邪侵入人体的一般传变规律。

4. 论述了积证的病因和病机，其中衄血、便血的机制对后世影响较大。

5. 讨论了内因发病的机制；提出了根据病情，结合时令、体质，适当的采用补泻的治疗原则。

复习思考题

1. 为什么三部之气所伤异类？其临床意义如何？

2. "两虚相得，乃客其形"突出了发病学说的什么观点？为什么？

3. 虚邪中人后的一般发病规律，对临床辨证施治有何指导意义？

4. 分析本文所论积证的病因、病机。

5. 怎样体会本篇所论的病因分类法？

6. 为什么治法要强调"毋逆天时"？它对后世治则的建立有何影响？

第三节　至真要大论篇第七十四（节选）

（71～74日）

一、概说

"至"，极的意思。"真要"，就是切要、纲要。古人认为本篇所述的道理，至尚、至真、至为纲要，故名"至真要大论"。

本篇属于《黄帝内经》论述五运六气学说的七篇大论之一。五运六气说是古代解释自然界变化对宇宙万物，特别是人类有影响的一种学说。认为人的生理活动和病理变化与自然气候密切相关。由于这种学说是用天干、地支作为演绎工具，推演和预测自然气候的变化以及自然气候变化与人体生理病理的关系，因此它涉及天文、地理、历法、物理、数学等知识，其内容甚广，又相当复杂。本篇只节选了病机、治则、制方等部分内容，这些内容不仅可与《黄帝内经》中其他有关篇章相互补充，而且对每一问题论述比较集中，尤其"病机十九条"部分，对临床实践至今仍有着重要的指导意义。

本篇的主题思想，是通过对司天在泉，六气分治的种种变化，以及六气和五脏的病机，治疗原则，药物性能和制方原则等的阐述，揭示自然界存在着人类赖以生存的必要条件，说明自然界的运动变化常常直接或间接地影响着人体，而人体受自然界的影响也必然相应地发生生理或病理上的反应。本篇所说的"天地之大纪，人神之通应"，即是指此而言。所以，欲"长有天命"，就必须能动地改造自然和适应自然，才能达到"无伤天地之至真"（张隐庵）和"气血正平"之目的。此即"人与自然相通应"的理论特点。

本篇节选部分的主要内容如下。

1. 论病机，提出病机十九条，指出论治必须以病机作依据，求其所属之有无真假和盛衰虚实。

2. 指出治寒以热，治热以寒，是治疗方法上的一个原则。但在某种条件下，尚有治寒以热而寒更甚，治热以寒而热更剧的，因此在临床上决不能公式化地生搬硬套，要根据实际情况，分析病情的阴阳虚实，灵活决定治疗法则。

3. 指出药物是用来补偏救弊的，补不能太过，泻亦应该适当，长期服用某种性味的药物，会引起藏气偏盛，造成疾病，甚至死亡。

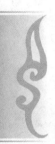

4. 强调了辨证与论治的统一性。只有在正确辨证的同时，采取相应治疗措施，才能取得预期的疗效。

二、病机十九条

（一）掌握病机的重要性

【原文】帝曰：善。夫百病❶之生也，皆生于风寒暑湿燥火，以之化之变❷也。经言❸盛者写❹之，虚者补之，余锡以方士❺，而方士用之，尚未能十全，余欲令要道❻必行，桴❼鼓相应，犹拔刺雪汙❽，工巧神圣❾，可得闻乎？岐伯曰：审察病机❿，无失气宜⓫，此之谓也。

【注释】❶"百病"：百，指不定的多数，即大多数疾病的意思。❷"之化之变"：张介宾说："风寒暑湿燥火，天之六气也。气之正者为化，气之邪者为变，故曰之化之变也。"吴崐也说："六气静而顺者为化，动而逆者为变。"❸"经言"：经，指上古时代的经书。经言，即上古经书说。❹"写"：古与"泻"意义同。❺"锡以方士"："锡"，音义同赐，赐给的意思。"方士"，指医生。❻"要道"：要，切要。道，理论、技术。要道，这里指医学中重要的理论与技术。❼"桴"：即鼓槌。❽"雪汙"：雪，名词活用作动词，洗的意思。汙，同污。雪汙，即洗雪污垢。❾"工巧神圣"：《难经·六十一难》："望而知之谓之神，闻而知之谓之圣，问而知之谓之工，切而知之谓之巧"。这里指高超的医疗技术而言。❿"审察病机"：审察，仔细地分析、研究。病机，病之机要，就是疾病发生、发展和变化的机制。张介宾说："机者，要也，变也，病变所由出也。"王冰强调指出："病机，病之机要也。得其机要，则动小而功大，用浅而功深也。"说明掌握病机是非常重要的。⓫"气宜"：六气主时之所宜。也就是六气主时的客观规律。张介宾注："病随气动，必察其机，治之得其要，是无失气宜也。"

【语译】黄帝说：大多数疾病的发生，都由于风、寒、暑、湿、燥、火六气的变幻和转化所致。上古经书中说：邪气盛的适合用泻法治疗，正气虚的适合用补法治疗，我把这些道理告诉医生们，但是他们用它治病时，还不能收到十全的效果。我想让这些重要的医学理论能够切实地推广，使治疗效果像槌击鼓一样的声响相应，好像拨刺洗污一样的效果显著，使医疗技术达到神圣工巧的程度，这种道理你能讲给我听吗？岐伯说：这种道理，就是要详细地审察疾病的机制，治疗时不要违背六气主时的规律，这就是问题的关键所在。

（二）五脏六气病机十九条

【原文】帝曰：愿闻病机何如？岐伯曰：诸风掉眩，皆属于肝❶；诸寒收引，皆属于肾❷；诸气膹郁，皆属于肺❸；诸湿肿满，皆属于脾❹；诸热瞀瘈，皆属于火❺；诸痛痒疮，皆属于心❻；诸厥固泄，皆属于下❼；诸痿喘呕，皆属于上❽；诸禁鼓栗，如丧神守，皆属于火❾；诸痉项强，皆属于湿❿；诸逆冲上，皆属于火⓫；诸胀腹大，皆属于热⓬；诸躁狂越，皆属于火⓭；诸暴强直，皆属于风⓮；诸病有声，鼓之如鼓，皆属于热⓯；诸病胕肿，疼酸惊骇，皆属于火⓰；诸转反戾，水液浑浊，皆属于热⓱；诸病水液，澄澈清冷，皆属于寒⓲；诸呕吐酸，暴注下迫，皆属于热⓳。故大要⓴曰：谨守病机，各司其属㉑，有者求之，无者求之，盛者责㉒之，虚者责之。必先五胜㉓，疏其血气，令其条达，而致和平，此之谓也。

【注释】❶ "诸风掉眩，皆属于肝"：诸，不定多数之词，并非"凡"或"一切"的意思，下同。掉，摇也、振也，震摇不定的意思。眩，眩晕，目发黑叫作眩，视物旋转叫作晕，眩与晕多同时存在，相提并称。皆，作"同"字解。如《说文》："皆，俱词也"，王冰在注《素问·三部九候论》时说："俱，犹同也。"下同。属，《说文》："连也"，犹言关系，下同。意谓很多种因风而致的震摇眩晕的病证，大都与肝有密切关系。肝藏血，主筋，开窍于目，其经脉上通于巅顶，当某种因素导致肝病之后，累及肝之所属时，就会出现血不荣目，扰动清阳的眩晕证和筋脉失于濡养的抽搐震摇症状。但就内风而导致的眩晕和震摇症状而言，还有虚实的不同。如眩晕证中，虚者有肝气虚，升发之气不足的，有肝血虚，头目失养的；实者

有肝阳上亢，肝胆湿热，上扰清窍等等。震摇证亦同样如此，故在临床实践中，要根据具体症状全面分析才能得出正确的诊断。因使人掉眩的原因是多方面的。如《伤寒论》第八十二条的"头眩，身𬌗动，振振欲擗地者"的"头眩"、"身𬌗动"就不属于肝的范围，故不可机械地认定一切眩晕震摇都属于肝，这也是正确对待病机十九条中的"诸"与"皆"字的重要问题。❷ "诸寒收引，皆属于肾"：收，收敛、收缩。引，牵引拘急。收引，就是筋脉拘挛，形体蜷缩，关节屈伸不利的一类症状。意谓多种因寒所致的收缩拘急，形体蜷缩，关节屈伸不利的症状，大都与肾有关。《素问·阴阳应象大论》说："肾生骨髓，……其在天为寒，在地为水，在体为骨，在藏为肾。"由此可知肾和骨有所关联，所以关节的收引属于肾。肾

为水火之宅，人体元阴元阳的根本。肾阳有温煦气血经脉形体百骸的作用，肾阳虚衰则温化无权，寒邪乘之，寒主收引，气血因寒而凝涩，则筋骨失养而拘挛，关节屈伸不便，形体畏寒肢冷而踡缩。如《素问·调经论》云："血气者，喜温而恶寒，寒则泣而不流，温则消而去之。"故寒邪侵袭经脉以及肾阳不足，经脉失于温煦，筋骨失养，便造成收引的病证。因寒而属肾的收引当伴有形寒、肢冷、二便清利、面色㿠白、口淡白、口淡不渴、喜暖、舌淡苔而润滑、脉迟或紧等症状。❸ "诸气膹郁，皆属于肺"：膹 fen，喘促气急。鬱，郁之繁体字，即滞塞不畅的意思。张介宾注："膹，喘急也。郁，痞闷也。肺属金，其化燥，燥金盛则清邪在肺而肺病有余，如岁金太过，甚则喘咳逆气之类是也。金气衰则火邪胜之而肺病不足，如从革之纪其发喘咳之类是也。肺主气，故诸气膹郁者，其虚其实，皆属于肺。"肺主气，司呼吸，《素问·阴阳应象大论》云："天气通于肺"。《素问·五脏生成篇》云："诸气者，皆属于肺。"是说肺主呼吸之气，能吐故纳新，又主一身之气，在外通过皮毛宣发，在内主肃降，通调水道，又开窍于鼻。故凡影响肺的气机宣降的皆可导致喘急胸闷不适等症状，但结合临床实际还有虚实之分。实证如风寒外束，肺失宣发；肺热喘咳，痰浊阴肺。虚证如脾肺气虚者可见气短而喘，语声低微等；肺肾气虚，可见呼多吸少，气不接续，动则更甚

等。但亦有不属于肺者，如暴怒之后，发生呼吸喘急，胸部痞闷，乃属于肝气上逆，而不属于肺。❹ "诸湿肿满，皆属于脾"：肿，皮肤四肢浮肿。满，脘腹胀满。肿满，指形体浮肿脘腹胀满的症状。脾主运化水湿，同肺、肾两脏协调合作，共同完成人体内的水液代谢。如李士材所说："脾土主运行，肺主化气，肾主五液。凡五气所化之液，悉属于肾；五液所行之气，悉属于肺；转输二脏，以制水生金，悉属于脾。"本文重点强调脾运化水湿，脾的水运作用和转输作用失调后，水湿不得运化，潴留于体内，溢于皮下则为四肢皮肤浮肿，停于肠胃则为腹中胀满。如张介宾注："脾属土，其化湿，土气实则湿邪盛行，……土气虚则风木乘之，寒水侮之。"外湿侵袭，先伤营卫皮肉，久则困遏脾阳，使运化水湿的功能减弱，而致湿邪泛溢。内湿乃脾虚所生，脾运不健，不能化湿，每多造成肿满。所以说"诸湿肿满，皆属于脾。"湿邪能致肿满，而肿满不一定皆由于湿。如《素问·阴阳应象大论》就指出了"热盛则肿"，本经文第十二条亦指出："诸胀腹大，皆属于热"，此类病机就与属湿者不同，故当区别。❺ "诸热瞀瘈，皆属于火"：瞀 mao，亦读 wu，心中昏闷神志不清的意思。瘈 chi，筋脉拘急、抽掣。火为阳邪，其性炎上，能耗伤阴津，生风动血。《素问·阴阳应象大论》说"阳盛则热"。火热伤人，致人体阳热亢奋，故见高热、恶热等热象。风火上冲，扰

乱神明，可出现狂躁妄动、神昏谵语等昏瞀之证。火热伤津，燔灼肝经，耗竭阴液，使筋脉失养而致肝风内动的瘛疭证，如张介宾说："邪热伤神则瞀，亢阳伤血则瘛，故皆属于火。"但火亦有虚实之别，如温病后期，高热久留，耗竭肝肾之阴，则见神志昏愦，手足蠕动瘛疭，就属于虚证温病后期范畴。热邪逆传心包的至宝丹、牛黄丸证等又属实证一类。但并非所有的瘛疭瞀冒都属于火。如中风证的中脏之无热而瞀以及慢脾风的瘛疭、肢厥就不属于火一类。❻"诸痛痒疮，皆属于心"：痛，疼痛。痒，瘙痒。疮，即疮疡，是痈、疽、疖的总称。心属火、主血、其充在血脉，若心经火热炽盛郁于肌肤，则血热腐肉而为疮疡。如临床上多见心火盛的人，口舌生疮或疮疖多发，治以清心泻火。一般认为，痛是火盛而血热不通的反映，疮疡说明大热已去。张介宾注云："热甚则疮痛，热微则疮痒。心属火，其化热，故疮疡皆属于心也。"由此可见，属于心的一类应不包括阴疽。又王冰注与众不同，注云："心寂则痛微，心躁则痛甚，百端之起，皆自心生，痛痒疮疡，生于心也。"认为神志作用与痛证是有着密切关系的，这在现代生物学、生理学研究已得到了充分的证明。❼"诸厥固泄，皆属于下"：厥，逆也。一指四肢逆冷；二指昏厥。固，大小便不通。泄，二便不固。下，下焦，泛指下部而言，肾居下焦，是元阴元阳之根，开窍于二阴，有主司二便的功能，不管是肾

阴或肾阳虚衰都可导致"厥固泄"的病证。如肾阳虚，脾失元阳的温煦则可见脾肾阳虚，封藏失职的大便泻泄，即"五更泻"；腰脚乏力，小便肾阳虚无以气化使出可见小便癃闭；亦可见小便失禁或频数。肾阳虚，四肢失温可见手足厥冷；肾阴虚，阴不制阳又可见手足发热，《黄帝内经》称为热厥。此外，肝藏血，主疏泄，经脉上通巅顶，肝气逆可出现昏厥之证。所以说"诸厥固泄，皆属于下。""厥固泄"属下的较多，但并不完全属下，如"上焦不通，则下焦不泄"的肺气失宣的小便不利，宣通肺气则小便可通。这是由于肺气不利，不能通调水道下输膀胱的缘故，这就不属下而反属上。还有肺移热于大肠引起的便秘，湿热、伤食引起的腹泻等，故不可一概而论。❽"诸痿喘呕，皆属于上"：痿，四肢痿弱无力，不能举动，手不能握，足不能行。喘，呼吸急迫困难。呕，有声无物曰呕，有物无声曰吐，有物有声曰呕吐。上，指上焦，即胃上脘至咽的部位。喘，因某种病因导致肺气上逆所致。呕，因胃气上逆所致，故喘呕属上，但喘呕并不都属上，如肾虚不能纳气的喘息则属于下，治以补在下之肾为主。❾"诸禁鼓栗，如丧神守，皆属于火"：禁，同噤，口噤不开也。鼓栗，鼓颌战栗，即寒战发抖，牙颌颤动。如丧神守，健康人精神内守，可以自持而神能御形，此则如失去神识而不能自主，即神志不安。禁、鼓栗、如丧神守属火的有多种情况：如热

极似寒证，因火热之邪盛于内，郁遏阳气不能外达，则外似寒极之象而出现口噤寒战，不自主如丧神志之证，当温热清里，发散郁火。如温热病，火邪郁而内攻的前期往往出现卒然寒战、口噤，并见昏迷、身热此类症状，这属真热假寒，治疗就当清里、发散郁火。当与噤虚寒证战汗之寒战鉴别。❿"诸痉项强，皆属于湿"：痉，指痉病，以身体强直而为背反张，摇头吊眼，口噤肢挛为主证。项强，颈项强直，环顾不利。颈项为三阳经所循部位，寒湿或风湿滞于三阳经脉，都可以使其经气不舒，而发生强直的病变。如《素问·生气通天论》说："湿热不攘，大筋緛短，小筋弛张，緛短为拘，弛长为痿。"痉证的致病原因很多，仅病机十九条内就有属湿、属热、属风的不同。故湿邪致痉，只是各种发痉原因中的一种。在临床实践中当审证求因，分辨所属。⓫"诸逆冲上，皆属于火"：逆，顺之反，凡是气机本应向下，因病而反向上叫作逆，如胃气上逆，肝气横逆等。冲上，是气逆而出现的上冲症状。如呕、吐、哕、呃等证。火性炎上，胃气以下降为顺，肝气以条达为顺，火邪客于肝胃，则胃气不降而上逆，肝气化火而上冲，出现呕吐、呃逆、噫气、气上冲胸等证。但有虚实之分，如胃热、食积化热、肝火犯胃等就属实证一类；胃阴虚、虚火上逆亦可导致冲上呕吐。而久病胃虚寒的呃逆，又当以理中汤温中散寒，此又非火邪所致。⓬"诸胀腹大，皆属于热"：

胀，气滞不通所致的胀满。刘河间将胀解为腹大，因气滞或停水而腹满外形变大。热邪郁于肠胃，气机滞塞，受纳、运化与传送功能失职，或无形之气滞于中，或有形之物积于内，都可导致腹大胀满之症，当然腹大胀满又当与其他原因所致的区别开，如《素问·异法方宜论》指出的"脏寒生胀满"，《伤寒论》中"发汗后，腹胀满者，厚朴生姜半夏甘草人参汤主之"的胀满则不属热。此外，湿滞、瘀血等亦可导致腹胀大的病证。⓭"诸躁狂越，皆属于火"：躁，躁动不安。狂，狂妄、狂乱。越，超越正常。狂越，表现为异常惊怒，胡言乱语，不避亲疏，神识不能自主的症状，火为热之极，火热之邪亢盛，扰动神明，则神志失常，狂乱不安；火热内盛，又常炼液为痰，痰火蒙闭心窍亦可引起狂越诸证。张介宾注："热盛于外，则肢体躁扰，热盛于内，则神志躁烦"。但躁狂有虚有实，阳明热结，上扰神明的大承气汤证；心火亢盛，扰乱神明的三黄泻心汤证；痰火蒙蔽心窍的礞石滚痰丸证都属实证一类。⓮"诸暴强直，皆属于风"：暴，猝也，突然的意思。强直，筋膜强劲而不柔和，关节拘急不能随意运动。风性主动，善行而数变，常入肝而伤筋，筋连骨而牵制关节，引起肢体强直的病变。如果因内因引起的肢体抽搐动摇的病变称为内风，多为热盛或津竭，伤及肝筋、筋脉拘急抽搐所致。外感风邪入肝伤筋所致的疾病称外风，就病机十九条而言，导致强直一证的就有因湿、因热及属肝的分别，所以在临床上应细心体会。❶❺"诸病有声，鼓之如鼓，皆属于热"：病有声，因病而发出声响，如肠鸣，干呕呃逆等。鼓之如鼓，前一个鼓字是动词，敲打的意思，后一个鼓字是名词。鼓之如鼓，就是用叩诊的方法检查，好像敲鼓一样的空响，表明充满了气体。临床中常见因积热壅滞而致的腹胀，如小儿疳证初起的腹部膨胀就属于此类疾病。《医宗金鉴》儿科疳证门说："乳食过饱或因肥甘无节，停滞中脘，传化迟滞，肠胃渐伤，则生积热。"如气膨病，腹大鼓，青筋突起，多为无移动性浊音（无水），气机郁结者不少，在化痛理气基础上，兼治郁热。单凭鼓之如鼓断定属热是不够全面的，还当结合舌苔、舌质、脉象和其他兼证方能做出正确辨证。❶❻"诸病胕肿，疼酸惊骇，皆属于火"：胕，《集韵》："足也"，《医经精义》："胕同跗，即足背"，胕肿，即足肿。张介宾注云："胕肿，浮肿也"，认为"胕同浮"，此为一说，但与临床不符，疼酸，疼不甚酸楚。惊骇，惊恐不安。肿，由于火热毒邪郁于足部，使气血壅滞不通，从而导致局部红肿灼热，疼痛酸楚，如湿热阻滞经络，可导致关节红肿酸痛，即所谓的热痹证，如邪热炽盛或痰火内郁，扰乱神明，心神失守，又可见惊恐不安的病证。在临床上，多见踝跗部红肿灼热的患者，由于严重疼痛导致被动体位，且常因疼痛而从梦中惊醒，或疼痛难忍而惊叫呻吟。此类疾病

多以苦寒泻火的药物治疗。❶❼"诸转反戾，水液浑浊，皆属于热"：《医经精义》："转，左右扭转"，这里指腰身转侧不利的病证。《医经精义》："反，角弓反张"。戾，指身屈曲，《说文》："戾，曲也，从犬出户下，其身曲戾。"转、反、戾三者，虽症状不同，但总括起来，是筋脉拘挛的现象。水液，指体内排出的各种水液，如小便、涕、泪、唾以及带脉液等，这里主要指尿液。水液浑浊，多为热邪蒸灼津液所致，故临床上常把尿、涕等黄赤浑浊，特别是尿黄，作为诊断热证的指标之一。其理论依据就渊源于此。大凡属热的水液浑浊，伴有色黄赤，便时有灼热感以及舌质、舌苔、脉象等有热的征兆。❶❽"诸病水液，澄澈清冷，皆属于寒"：澄澈清冷，即澄清、透彻、清薄、寒冷。为排泄物寒冷性质的表现。寒为阴邪，易伤阳气，若阳气受损，失去了正常温煦气化作用，则出现功能减退的寒证，排出的各种代谢产物都清稀的，这又是诊断寒证的重要标志。张介宾注："水液者，上下所出皆是也。水体清，其气寒，故凡或吐或利，水谷不化而澄沏清冷者，皆得寒水之化，如秋冬寒冷，水必澄清也。"❶❾"诸呕吐酸，暴注下迫，皆属于热"：呕吐酸，呕吐酸腐或酸水。暴，急暴。注，泄注，形容腹泻皆水，一泻如注。下，指下利。迫，急迫，形容大便时直肠及肛门部发生窘迫下坠的感觉，也就是里急后重。胃热，气不降而上逆则呕吐。肝气不好，横逆犯胃则

呕吐酸水。饮食不洁、不节而伤食化热，则胃热冲逆，呕吐酸腐和不消化的食物。邪热使肠胃消化吸收、泌别清浊，传糟粕的功能失常，阑门不能约束，热邪乘之，并入大肠，阳热性急行速，故热性泄泻多倾注而下，迅疾味臭，如兼湿浊积滞，则里急后重，泄而不畅。呕吐酸腐，暴注下迫二者可以同时出，也可单独出现。暴注下迫，一般都属于热，呕吐酸水则有寒有热，又当予以辨别。⑳“大要”：古医书名，今已佚。㉑“各司其属”：司，主管。属，所属、属于。各司其属，即各有所司，各有所属的意思。㉒“责”：作“求”字解，追究、探求之义。㉓“五胜”：指五脏、五气的偏盛偏衰。

【语译】黄帝说：请问疾病的机制是怎样的？岐伯说：“很多种因风而致的震摇眩晕的病证，大都与肝有密切关系；很多因寒所致的收缩拘急形体踡缩的症状，大都与肾有关系；很多气病出现的喘息胸满，呼吸迫促的病证，大都同肺有关；很多由于湿邪导致的浮肿、腹满的病证，大都与脾有关；很多热病，神志昏乱，筋脉瘛疭的病证，大都由于火邪造成；很多疼痛瘙痒疮疡的病证，大都与心有关；多种厥逆，二便不通或失禁的病证，病变多在下焦；多种痿证、喘逆、呕吐的病证，病变多在上焦；多种口噤不开，鼓颔战慄，神志不安的病证，多是火邪造成；很多痉病，颈项强直的病证，大都是湿邪造成；很多气逆上冲的病证，大都与火有关系；多种胀满腹大的病证，多由热邪造成；很多躁动不安，狂乱失常的病证，多是火邪造成；多种突发的强直病证，大都由风邪造成；一般的肠鸣有声或叩之如鼓的病证，多是热邪造成；一般足肿（浮肿），疼痛酸楚、惊骇不宁的病证，多因火邪造成；多种转侧不利，脊背反张以及身曲不能直立，排出的水液性质浑浊的病证，大都与热邪有关；多种排泄稀薄清冷水液的病证，大都是由于寒造成的；多种呕吐酸水，急暴腹泻，里急后重的病证，大都因热邪造成的，所以大要中说：谨慎地审察和掌握病机，根据各种症状的所属关系，有此症状的要追究它所发生的原因；应有此症状而反不表现于外的，也要追究它的原因。表现为盛实的病证，要推求它为什么盛实，表现为不足的病证，要推求它为什么不足。必须先辨五脏五气的偏胜偏衰，然后疏通其血气，使之调和畅达，恢复正常，这就是所谓病机的道理。

【讨论】

1. 本段就是一般所说的“病机十九条”，它将临床常见的一些病证，按五脏六气归类，贯彻了以五脏为中心的理论原则；指出了在内的脏腑失调可导致种种疾病，在外的六气失常，人体的内外环境的平衡遭到破坏亦同样可以导致种种病变。

这种以五脏为中心，外应四时气候，内系六腑六经及五官五体五华的整体观念，是各种辨证方法的理论基础。通过十九条的病理分析，深刻反映出了中医辨证的基本方法，在临床辨证中有着执简驭繁的作用。

2. 十九条共列：掉、眩、收引、哮喘、水肿、胀满、瞀、瘛、痞、厥逆、秘、泄、痿、呕、噤、鼓栗、痉、项强、冲逆、躁、狂、强直、病有声、惊骇、痛酸、反戾、水液浑浊、水液清冷、吐酸、暴注、下迫等 30 多种病证，其中属五脏的各一条，属火的 5 条，属热的 4 条，属寒、湿、风以及属上、属下的各 1 条。在六气病机中，尚缺少燥气一条，所以金元时代的刘元素又补充了"诸涩枯涸，干劲皴揭，皆属于燥"一条。所以这十九条仅是举例而言，并不完整，而且相互之间的联系亦不紧密，仅供我们临床分析证候探求病机参考，在学习中要领会它的精神实质，不可拘泥。

3. 末节"谨守病机，各司其属，……令其条达，而致和平"几句甚为重要，用求责无虚实的方法来分析各个证候的病理机制，去粗取精，去伪存真，这在临床上有着重要的指导意义。

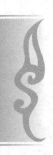

4. 运气学说目前受到很多学者的关注，有的从物候学的角度论述，认为古代的运气学说与现代的物候学极其相似，因为物候学研究气候及生物生态一年一度的循环规律，运气学说研究五运六气一年四季的变化规律，而且研究五年一度乃至六十年一度的大循环规律。亦有的学者用现代生物钟学说来进行探索，发现内经中所论述的生命节律很类似所谓的年生物钟、日生物钟等现象。还有的学者认为，运气学说包含着现代的医学气象学内容，并做了大量的统计数据予以有力地证明，这些都充分说明运气学说虽是一种古老的学说，但确有着一定的科学价值和内容，属于边缘科学，深入研究将对医学理论有着极为重要的指导意义。

第 12 章　病　　证

《黄帝内经》所论病证，主要是证，即证候，而不是病，当然，也不能完全排除有少数疾病在其所论之内。同一种证候，可能出现在不同病中，而不同的病，也可能出现同一个证。人类的死亡大多数是由病所致，因此，尽管《黄帝内经》中还没有提到辨证论治，但迄今为止，《黄帝内经》中有关疾病的论述，亦是值得我们认真探讨的内容。

第一节　热论篇第三十一　　（75～78 日）

一、概说

热，指热病，也就是以发热为主的外感病。本篇对热病的成因、主证、传变规律、治疗大法以及预后禁忌等，作了系统的论述，是一篇对热病讨论比较全面的文献，所以称为"热论"。正如张隐庵说："此论热病，故篇曰《热论》。"

本篇的主题思想，是通过外感热病由表入里的过程，阐发了六经分证的方法，从而为后世的六经辨证奠定了基础。同时，指出了一切外感热病都是伤于寒邪，但由于发病季节的不同，又有伤寒、温病、暑病之异，这就阐明了"伤寒"的概念，有狭义广义之分。

本篇的主要内容如下。

1. 指出寒邪是外感热病的主要致病因素，但由于发病的季节不同，又可分为伤寒、温病、暑病等病证。

2. 指出伤寒疾病由表入里的六经传变及其症状变化。

3. 讨论了表里受邪的两感伤寒、传变次第及其主证。

4. 阐述热病汗、下两大法的一般治疗原则。

5. 论述了病遗、食复的原因、症状、治疗以及热病的禁忌。

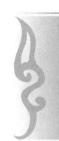

二、热病的成因、症状、传变及治法

（一）热病的成因及其预后

【原文】黄帝问曰：今夫热病者，皆伤寒之类也❶，或愈或死，其死皆以六七日之间，其愈皆以十日以上者，何也？不知其解，愿闻其故。岐伯对曰：巨阳者，诸阳之属也❷，其脉连于风府❸，故为诸阳主气❹也。人之伤于寒也，则为病热，热虽甚不死❺，其两感于寒❻而病者，必不免于死。

【注释】❶ "今夫热病者，皆伤寒之类也"：热病，指因外感六淫之邪侵袭而出现的以发热为主的疾病。伤寒，有广义和狭义之分。狭义指单纯伤于风寒之邪而发生的发热性疾病，广义是泛指外感热病，如《难经·五十八难》说："伤寒有几？其脉变不？然伤寒有五，有中风，有伤寒，有湿温，有热病，有温病，其所苦各不同。"本句似指广义伤寒而言。❷ "巨阳者，诸阳之属也"：王冰注："巨，大也。"大、太古通。巨阳，即太阳，这里指太阳经。太阳经是六经之长，统摄阳分，诸阳经都隶属于太阳经，所以谓诸阳之属也。

❸ "风府"：穴名，在项后入发际一寸，属督脉经，为足太阳、督脉、阳维之会。❹ "为诸阳主气"：督脉，总督一身之阳，太阳之脉连于督脉的风府，故太阳统主诸阳之气。❺ "热虽甚不死"：感受寒邪，阳气积极抗邪，证见发热，但正气未衰，所以热虽甚不死。李念莪说："寒郁于内，皮肤闭而为热，寒散即愈，故曰不死。"❻ "两感于寒"：指表里两经同时受寒，如太阳、少阴同病；阳明、太阴同病；少阳、厥阴同病。两感于寒，正气已衰，预后较差，所以不免于死，这是与"热虽盛不死"相对而言的。

【语译】黄帝问道：现在所说的热病，都是属于伤寒一类。其中有的痊愈，有的死亡，而死亡的日期大多在六七天之间，痊愈的日期，大多在十天以上，这是什么缘故呢？我不知道该怎样解释，很想听听它的道理。岐伯回答说：足太阳经主一身之表，是诸阳的统帅，它的经脉上连风府，与督脉相通。督脉总督全身的阳气，所以太阳为诸阳主气。人体受寒邪侵袭后，就会发热，这种发热尽管很厉害，一般都不会发生死亡。但如果表里两经同时受寒而发病，就不免有死亡的危险。

【讨论】

1. 对"今夫热病者，皆伤寒之类"的注释。《甲乙经》无'今'字。①杨上善认为是："寒极为热，三阴三阳之脉，五脏六腑受热为病，名曰热病。斯之热病，

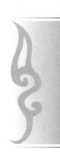

本因受寒，伤多，亦为寒气所伤，得此热病，以本为名，故称此热病，伤寒类也。"这是从病机上分析了热病的成因。②王冰认为："其伤于四时之气皆能为病，以伤寒为毒者，最乘杀厉之气，中而即病，名曰伤寒，不即病者，寒毒藏于肌肤，至夏至前变为温病，夏至后变为热病。然其发起，皆为伤寒致之，故曰热病者皆伤寒之类也。"他是从病因分析热病的形成，是伤于寒毒之邪，并对热病进行了分类。③张隐庵认为："太阳之气主表，阳明之气主肌。凡外淫之邪，始伤表阳，皆得阳气以化热，故曰凡热者，皆伤寒之类也。"这是说外邪侵入肌表后，皆可得阳气化热。④张介宾综合王冰、张隐庵二家的看法，认为："伤寒者，中阴寒杀厉之气也。寒盛于冬，中而即病者，是为伤寒，其不即病者，至春则名温病，至夏则名为暑病。然有四时不正之气，随感随发者，亦曰伤寒。寒邪束于肌表，则玄府闭，阳气不得散越，乃郁而为热，故凡系外感发热者，皆伤寒之类。"⑤吴崑认为："热病始于伤寒，证治大同小异，故曰皆伤寒之类。"这又从证、治的角度来分析热病为什么属伤寒之类。⑥丹波元简认为："五十八难云，伤寒有几，其脉有变否，然伤寒有五，有中风，有伤寒，有湿温，有热病，有温病。其所苦各不同，知是中风、伤寒、湿温、热病、温病，古总称之伤寒。"本讲义从《难经》之说。

2. "两感于寒而病者，必不免于死"注家主要是对"两感"的认识不同：一说"两感"是重复感受寒邪的侵袭，如张琦说："两感者寒水伤而又伤，故一日藏府俱病，此以两感热病之可生。伤寒不死，两感必死。"一说"两感"是阴脉阳脉俱受寒，如高世栻说："热病皆伤寒之类，故人之伤于寒也，则为病热。热者，人身阳热之气，阳常有余，故热虽甚不死；其两感于寒而病者，阳脉受寒，阴脉亦受寒，阴阳皆伤，府藏俱伤，故必不免于死，所以或愈或死也。"一说表里两经俱受邪谓之"两感"，如吴崑说："寒毒薄于肌肤，阳气不得发越，而反怫郁，故为病热。一藏一府，表里俱受寒邪，谓之两感。"然下文明言"两感于寒者，病一日则巨阳与少阴俱病……。"据此，则吴注似是。

（二）热病传变次第及六经证候

【原文】帝曰：愿闻其状。岐伯曰：伤寒一日，巨阳受之❶，故头项痛，腰脊强❷。二日阳明受之，阳明主肉，其脉挟鼻络于目，故身热目疼而鼻干❸，不得卧也❹。三日少阳受之，少阳主胆❺，其脉胁络于耳，故胸胁痛而耳聋。三阳经络皆受其病，而未入于藏❻者，故可汗而已。四日，太阴受之❼，太阴脉布胃中，络于嗌，故腹满而嗌干❽。五日少阴受之，少阴脉贯肾，络于肺，系舌本，故口燥舌干而渴❾。六日厥阴受之，厥阴脉，循阴器而络于肝，故烦满❿而囊缩⓫。三阴三阳，五脏六府皆受病，荣卫不行，五藏不通，则死矣⓬。

【注释】 ❶ "伤寒一日，巨阳受之"：一日、二日、三日……是指疾病传变次第，并非计日限病。伤寒一日，巨阳受之，即寒邪侵袭人体，首先由太阳经受病。如张介宾说："人身经络，三阳为表，三阴为里。三阳之序，则太阳为三阳，阳中之阳；阳明为二阳，居太阳之次；少阳为一阳，居阳明之次；此三阳为表也。三阴之序，则太阴为三阴，居少阳之次；少阴为二阴，居太阴之次；厥阴为一阴，居少阴之次；此三阴为里。其次序之数，则自内而外，故各有一二三之先后者如此。又如邪之中人，必自外而内……此所以邪必先于皮毛，经必始于太阳。而后三阴三阳五脏六腑皆受病，如下文之谓也。" ❷ "头项痛，腰脊强"：足太阳膀胱经脉，起于目背，上额交巅，下脑后，挟脊抵腰入络肾，下属膀胱，循髀外，下至踝，络足小趾。所以头项、腰脊部都是足太阳膀胱经脉循行之处，太阳经受邪，使经气运行受阻，所以见头项部疼痛，腰脊强硬等症状。《新校正》云："按《甲乙经》及《太素》作'头项与腰脊皆痛'。"但查今本《甲乙经》与本论同。 ❸ "身热目疼而鼻干"：阳明为二阳，所以二日阳明受之。脾与胃以膜相连，互为表里，所以阳明主肌肉，阳明受邪可见按之烙手，久按更甚的身热。张介

宾说："伤寒多发热，而独此云身热者，盖阳明主肌肉，身热尤甚也。"身热与发热有浅深之别，发热多在皮表，身热则在肌肉，所以发热，摸之烙手，久之亦然，身热则有愈按愈热之感。由于阳明经挟鼻络于目。故热邪壅滞阳明经，经脉不利，可见目痛而鼻干。 ❹ "不得卧"：阳明胃经起于目下，入齿环唇，循喉咙，下膈属胃，络脾下挟脐，至膝下，入足中趾，其经气以下行为顺。今受寒邪干扰，经气不能下行而郁积，热邪扰乱神明，则卧不安。因此张介宾说："邪热在胃则烦，故不得卧"。《素问·逆调论》说："阳明者，胃脉也，胃者，五藏六腑之海，其气亦下行。阳明逆不得从其道，故不得卧也。" ❺ "少阳主胆"：《新校正》云："全元起本胆作骨。"《太素》《甲乙经》作"骨。丹波元简："盖太阳主皮肤，阳明主肉，少阳主骨，从外而内，始是半表半里之部分，故改胆作骨，于义为长。"顾尚之亦说："以上文'阳明主肉'证之，'骨'字是也，若此句作'胆'，则上文当作'胃'。"原本"少阳主胆"可改为"少阳主骨"。 ❻ "未入于藏"：《新校正》云："按全元起云：藏作府，元起注云：'伤寒之病，始入于皮肤腠理，渐胜于诸阳，而未入府，故须汗，发其寒热而散之。'《太素》亦作府。"按

《甲乙经》《伤寒例》并作'府'。但马莳云："此所谓藏者，非内藏也，以三阴属五藏，故以'藏'字言。"所以作"藏"亦可，马莳之说，是说三阳经络皆受其病，但还没有传入三阴经，病邪在表，故可发汗而解。❼ "四日，太阴受之"：太阴，指脾太阴经，张介宾说："邪在三阳，失于汗解，则入三阴，自太阴始。"❽ "太阴脉布胃中，络于嗌，故腹满而嗌干"：太阴脾经之脉，布胃中，络于嗌。腹满而嗌干，是脾经受邪的症状表现。❾ "口燥舌干而渴"：少阴肾经从肾上贯肝膈，入肺中，循喉咙，挟舌本。邪在少阴而热，水火不相既济，证见口燥舌干而渴。所以张介宾说："肾经属水而邪热涸之，故口舌为之干渴。"❿ "烦满"：满，同懑。说文："懑，烦也。"《史记·仓公传》："使人烦懑食不下"。烦懑即烦闷。张介宾说：

"六经传遍，乃至厥阴，邪热甚于阴分，故为烦满。"⓫ "囊缩"：囊，指阴囊。厥阴肝经绕阴器，所以厥阴受病可见阴囊缩。囊缩，即睾丸上缩。缪存济《伤寒撮要》云："女子亦有囊缩可辨，但其乳头缩者即是也。"李梴《医学入门》云："在女子则阴户急痛引少腹。"⓬ "三阴三阳……荣卫不行，五藏不通，则死矣"：六日，三阴三阳五脏六腑都受病，邪气盛于外，则营卫不通，病邪陷于内，则五脏之气不通达，精气内竭，病情就有恶化的可能。正如张介宾说："伤寒邪在经络，本为表证，经尽气复，自当渐解。若六经传遍而邪不退，则深入于府，府不退则深至于脏，故五脏六腑皆受病矣。邪盛于外，则荣卫不行，气竭于内，则五脏不通，故六七日间致死也。"《伤寒例》将此二十字，属于两感之下。

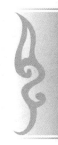

【语译】黄帝说：希望听听伤于寒邪以后的症状。岐伯说：人伤于寒邪，是太阳经首先受病。太阳主表，它的经脉受到寒邪的阻滞，所以发生头项疼痛、腰脊发僵不舒的症状；太阳不愈，循序二传，传入阳明，阳明主肌肉，它的经脉挟鼻而络于目，所以出现身热、目痛、鼻干、不能安卧等证；循序三传，邪气传入少阳，少阳主骨，它的经脉循行两胁，上络于耳，邪气循经上犯，所以出现胸胁痛、耳聋等证。三阳经脉皆受病，病邪尚在表，还未侵犯阴经，所以可用发汗的方法而治愈。如果病邪在表未解，四传就会传入太阴。足太阴经脉散布胃中，上络于咽，所以出现腹部胀满，咽喉干燥等证；五传，传入少阴，足少阴经脉连贯于肾，络于肺，上连舌根，所以发生口燥舌干而渴的症状；六传，传入厥阴，厥阴经脉绕阴器，上络于肝，所以发生烦闷，以及阴囊收缩等证。如果病邪传遍三阴三阳，五脏六腑皆受病，致使营卫不能运行，五脏脏气不通，就会发生死亡。

（三）伤寒热病的转归

【原文】 其不两感于寒者，七日巨阳病衰❶，头痛少愈；八日阳明病衰，身热少愈；九日少阳病衰，耳聋微闻；十日太阴病衰，腹减如故，则思饮食；十一日少阴病衰，渴止不满❷，舌干已而嚏❸；十二日厥阴病衰，囊纵，少腹微下❹，大气❺皆去，病日已❻矣。

【注释】 ❶ "七日巨阳病衰"：承上文，不是两感于寒的，到第七天太阳经脉的病就是衰退。王冰说："邪气渐退，经气自和，故少愈。"❷ "不满"：《甲乙经》无"不满"二字。丹波元简说："按上文不言腹满，此必衍文。"喜多村直宽云："按下文两感条云：巨阳与少阴俱病，则头痛口干而烦满。此不满谓烦满，非腹满也。"不满，即不烦满。❸ "嚏"：《灵枢·口问篇》曰：阳气和利，满于心，出于鼻，故为嚏。故大病得嚏是病情将愈之兆。❹ "囊纵，少腹微下"：纵，弛缓也，囊纵为上文囊缩之恢复，宗筋之拘急缓解，所以少腹拘紧也缓解。❺ "大气"：沈祖系谓"大"疑"戾"之脱写，云："若大气去则人精气全竭，如何能活。"按此"大气"非"大气积于胸中名曰气海"之大气。《灵枢·五色篇》说："大气入于藏府者，不病而卒死矣。"《素问·调经论》曰："必切而出，大气乃屈"所以此处"大气"是指邪气。❻ "病日已"：日，一天天的意思。已，即病愈。

【语译】 如果不是表里同时感受寒邪的，到第七天，太阳病就逐渐减退，头痛稍有好转；八天阳明病衰减，身热稍退；九天少阳病衰减，听觉稍有恢复；十天太阴病衰减，腹部胀满已消，想吃饮食；十一天少阴病衰减，口不渴，舌不干，也不烦闷，而且能打喷嚏了；十二天时厥阴病衰减，阴囊松弛，少腹拘急减轻。由于邪气的消退，病也就逐渐好转了。

（四）伤寒热病的治疗法则

【原文】 帝曰：治之奈何？岐伯曰：治之各通其脏脉❶，病日衰已矣。其未满三日者，可汗而已；其满三日者，可泄❷而已。

【注释】 ❶ "脏脉"：指手足三阴三阳之经脉。治之各通其脏脉，是说治疗热病可用针刺之法，通利经髓，使有病的经脉气血通达而调和。所以张隐庵说："脏脉同，谓手足三阴三阳之经脉。病传六气，故当调其六经，经气相调，则荣卫运行，而不内干脏腑矣。"张介宾亦认为："各通脏脉，谓当随经分治也。"❷"可汗""可泄"：此指治疗方法。张琦云："泄谓泄越其热，非攻下之谓。"顾尚之引程郊倩云："汗泄二字，俱是刺法，刺法有浅有深，故云可汗可泄。"盖《黄帝内经》所言治法，很多是指针刺而说的，此篇可汗可泄即指针刺疗法。由于三日以前病在三阳，在表，所以可用汗法。三日以后，病在三阴，在里，所以可用泄法，使热泄越。

【语译】黄帝说：怎样进行治疗呢？岐伯说：治疗原则是根据六经的证候，分别通调各脏腑的经脉，这样病就会日渐消退。一般来说，发病未满三日的，病在表，可以发汗而愈；已满三天的，病入里，可以泄越其热而愈。

【讨论】

1. 本段对外感热的分析　本段经文指一切外感热病都属于伤寒的范畴。伤寒病有其自己的传变规律，即由表及里顺三阴三阳经脉的排列次第传变，所以其主要症状和经络循行部位有密切关系，这为后世用六经辨证对热病进行分类归纳有着重要的指导作用。同时文章认为，疾病的转归与经络的循行次第有关，还指出热病总的治则是通达脏腑经脉之气，而病在表，在三阳经，可用汗法；病在里，在三阴经，可用泄法。

2. 外感热病传变与转归自愈日期　文章说："伤寒一日，巨阳受之，……二日阳明受之，……三日少阳受之……"又说："七日巨阳病衰……八日阳明病衰……九日少阳病衰……"这是说热病的传变有一定的时间局限，自愈有一定的日期。这只能视为外感热病有由表入里，由浅入深的发病特点，可形成疾病发展的不同阶段。

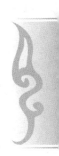

不能将文中的"一日"看作是二十四小时，也不能机械地认为病邪只能从太阳至阳明，至少阳，至太阴、少阴、厥阴，然后又复出于太阳这样一成不变的发展。汉代张仲景所著的《伤寒论》是以本篇为基础发展起来的，其对热病的循经、越经、直中等不同的传变特点，以及对合病、并病、六经的证候，都有一定的研究，并做了进一步的发挥，为中医学对外感病的研究做出了贡献，这说明学习《黄帝内经》要理解其精神实质，不能单纯着眼于字面。正如《正理伤寒论》说："须审脉辨证，不可拘夫日数也。"

3. "其未满三日者，可汗而已；其满三日者，可泄而已"　这是本段经文提出的治疗热病的具体原则，但是各注家有不同的看法。一是认为此"汗""泄"即是《伤寒论》的发汗与攻下两法。如杨上善说："未满三日，热在三阳之脉，皮肉之间，故可汗而已也。三日以外，热入脏腑之中，可服汤药泄而去也。"马莳亦认为："此言治之法也。言三日未满之前，邪犹在表，故可发汗，三日已满之后，邪已入里，故可下泄，此乃所以通其脏腑之脉，而病之所以日衰已也。"张隐庵亦说："前三日在阳分，故当从汗解。后三日在阴分，故当从下解。此言六气相传，表里阴阳之大概耳。然伤寒有病传者，有不传者，有八九日仍在表阳而当汗者，有二三日邪中于里阴而当急下者，此又不在阴阳六气之常法也。"张介宾、王冰等均以此说解之。二是认为此"汗""泄"是指针刺法而言。如张琦注："经言刺法，故曰通其脏脉，三日以前，病在三阳，故可汗。三日以后，病在三阴，故可泄。泄，谓泄越其热，非攻下之谓也。"顾尚之引程郊倩云："汗泄二字，俱是刺法，刺法有浅有深，故云可汗可泄。"

三、热遗和食复的病机及治法

【原文】帝曰：热病已愈，时有所遗❶者，何也？岐伯曰：诸遗者，热甚而强食之❷，故有所遗也。若此者，皆病已衰，而热有所藏❸，因其谷气相薄❹，两热相合❺，故有所遗也。帝曰：善。治遗奈何？岐伯曰：视其虚实，调其逆从❻，可使必已矣。帝曰：病热当何禁之？岐伯曰：病热少愈，食肉则复，多食则遗❼，此其禁也。

【注释】❶"遗"：遗留、残留之意。杨上善注："遗，余也。大气虽去，犹有残热在脏腑之内外，因多食，以谷气热与故热相薄，重发热病，名曰余热病也。"所以"有时所遗"，系指伤寒热病稍愈后，由于邪未尽去，余热稽留未尽的意思。❷"热甚而强食之"：热甚，余热尚甚，未全尽。强食，勉强多食。❸"热有所藏"：藏，存的意思。苏轼《后赤壁赋》："我有斗酒，藏之久矣。"热有所藏，即热未散尽而余热尚有所存于体内。❹"薄"：音义通搏。吴崑说："薄，两物摩荡之名。"❺"两热相合"：是指病之余热与新谷气之热相合名。❻"调其逆从"：逆从，偏义复词。调其逆从，即调其逆。高世栻说："视其经脉之虚实，调其阴阳之逆从。"张介宾认为："食滞于中者病之实，脾弱不能运者病之虚，实则泻之，虚则补之，虚实勿失，则逆从可调，病必已矣。"❼"食肉则复，多食则遗"：复，病复发；遗，则病期拖延日久。当热病稍有好转，邪未除尽时，脾胃气虚，再吃肥甘厚味，容易使病重新发作，多食还能使病期拖延日久。由此可见，食复、遗热皆因病后消化力不强，饮食停滞化热所致。其食肉等说法，只是举例，谓不易消化之物不宜食，即是易消化之物亦不 宜多也。

【语译】黄帝说：热病已经痊愈，但有时余热还稽留未尽，这是为什么呢？岐伯说：一般余热稽留的原因，是由于热还未完全除尽就勉强多进饮食所造成的。像这种情况，大都是外热已减，但还有余热蕴藏在内，因食物的谷气与余热交迫，两热相合，所以余热才会稽留不退。黄帝说：说得对。那么余热又怎样治疗呢？岐伯说：要观察病情的虚实，调治其逆，就一定能治好。黄帝说：热病应该注意禁忌什么呢？岐伯说：热病刚有好转，就吃肥甘厚味，便会助长热邪，使疾病复发；如果过多进食，也可使病邪稽留不退，这就是热病的禁忌。

【讨论】病遗、食复的形成与饮食调养　病遗和食复都是外感热病后食饮失节所形成的后遗证，正如经文所说："食肉则复，多食则遗。"指出了对热病应注意饮食护理的重要性，从而说明了疾病与饮食调摄有着密切的联系，如《素问·脏气法时论》说："毒药攻邪，五谷为养，五果为助，五畜为益，五菜为充，气味合而服之，以补益精气。"都说明了饮食调节在治疗疾病中的重要性，这类记载在《黄帝内经》原文中不胜枚举。后世医家张仲景在《伤寒论》中对劳复、食复的阐述，就是在此基础上的发展。饮食与健康的关系在科学技术发达的现今，也日益被人们所重视，这也充分体现了中医学的科学内涵。

四、两感病的症状和预后

【原文】帝曰：其病两感于寒者，其脉应与其病形如何？岐伯曰：两感于寒者，病一日，则巨阳与少阴俱病，则头痛口干而烦满❶。二日，则阳明与太阴俱病，则腹满身热，不欲食，谵言❷。三日，则少阳与厥阴俱病，则耳聋囊缩而厥❸；水浆不入，不知人，六日死❹。帝曰：五脏已伤，六府不通，荣卫不行，如是之后，三日乃死，何也？岐伯曰：阳明者，十二经脉之长也，其血气盛，故不知人❺，三日其气乃尽❻，故死矣。

【注释】❶"头痛口干而烦满"：足太阳与少阴表里两经同病，所以既有太阳经的头痛，又有少阴经的口干、烦满。杨上善说："冬感寒时，阴阳共感，至其发时，还同时发也。故至春发，一日则太阳少阴俱病也。足太阳上头，故头痛也。手少阴上挟咽，足少阴挟舌本，手太阳络心循咽，故令口干。手少阴起于心中，足少阴络心，手太阳络心，故令烦满。"❷"谵言"：即语无伦次之谵语，是神志不清的表现。张介宾说："谵言，妄言也。阳明病则身热谵言。太阳病则腹满欲食。"❸"耳聋囊缩而厥"：厥，手足厥冷。张介宾说："少阳厥阴表里同病也。少阳病则为耳聋，厥阴病则为囊缩而厥。"❹"六日死"张介宾说："三阴三阳俱受病，故水浆不入，昏不知人，于六日之际当死也。"杨上善亦认为："三阴三阳俱病，气分更经三日皆极，故六日死也。"高世栻认为："夫三阳以胃气为本，三阴以神气为先。水浆不入，胃气绝矣。不知人，神气亡矣。至六日则不能环复而死。"又滑伯仁说："六日当作三日。"可参。❺"阳明者……故不知人"：阳明为水谷之海，五脏六腑之大源，所以是十二经脉之长。阳明为多气多血之经，所以其血气盛。血气盛抗邪有力故热亦盛，热扰心神则神志昏迷而不知人事。❻"三日其气乃尽"：当病情发展到五脏已伤，六腑不通，荣卫不行以后，胃经的气血三天后才会竭尽，所以说三日其气乃尽，故死。

【语译】黄帝说："两感于寒的病人，所病的经脉和相应症状怎样？"岐伯说：两感于寒的患者，表里同时受邪，发病的第一天，是太阳与少阴同病，所以即见太阳经的头痛，又有少阴经的口干、烦闷；第二天，是阳明与太阴两经同病，所以既见太阴经的腹满，又见阳明经的身热，不欲食，谵语；第三天，是少阳与厥阴俱病，既有少阳经的耳聋，又见厥阴经的阴囊收缩和手足厥冷。这时病情已很严重，如出现不能吃东西，神志昏迷而不醒人事，就会在第六天死去。黄帝说：病情发展到五脏已伤，六腑不通，荣卫不行以后，为什么还能活三天才死亡呢？岐伯说：阳明为水谷之海，五脏六腑之大源，是十二经脉之长。由于本经多血多气，所以发病不知人，三天以后，阳明胃经的气血才会竭尽。因此，到了这时才会死亡。

【讨论】

1. "阳明者，十二经脉之长也，其血气盛，故不知人，三日，其气乃尽，故死矣。"此句对两感病的死期进行了推论。注家对"三日"而死的机制看法不一，杨上善说："胃脉足阳明主谷，血气强盛，十二经脉之主，余经虽极，此气未穷，虽不知人，其气未尽，故更得三日方死也。"姚止庵说："当不知人之时，五脏六腑已伤而不通，营卫已不行，宜即死矣，必又三日乃何也？盖阳明为十二经脉之长，其气血俱盛，诸经受气于阳明，其气散入诸经，各随其经而尽，故必死于六日。当三日之时，虽剧不死者，正以气血未尽故也。"高世栻、张介宾都同此看法，认为三日死是指邪气传遍六经，胃气败竭后乃死。但是，张志聪认为是胃气先绝，三日即死。他说："此言荣卫血气，脏腑精神，皆阳明之所资生，如胃气先绝者，不待六气之终，三日乃即死矣。"马莳则认为此句是指阳明感邪，三日便死。他说："其等三日而死者，正以阳明者为十二经脉之长也。阳明多气多血，故感邪则热愈盛，病愈甚。而三日之际，元气已尽，所以速于死也。"按文义当是三日传遍阴阳诸经，又三日阳明之气尽而死。亦即上文"不知人，六日死"之意。故当从杨上善、姚止庵注。

2. 对两感的认识本文认为是表里两经同时受邪，后世又有人加以扩大，将内伤及表里两经者，亦称为两感，可资参考。如张介宾录其学生的见解云："门人钱祯曰：'两感者，本表里之同病。似若皆以外邪为言，而实有未必尽然者，正以内外俱伤，便是两感。今见少阴先溃于内，而太阳继之于外者，即纵情肆欲之两感也；太阴受伤于里，而阳明重感于表者，即劳倦竭力，饮食失调之两感也；厥阴气逆于脏，少阳复病于脏者，必七情不慎，疲筋败血之两感也。人知两感为伤寒，而不知伤寒之两感。内外俱困，病斯剧矣。但伤有重轻，医有贤不肖，则死生系之。或谓两感之证不多见者，盖亦见之不广，而义有未达耳。'此言最切此病，诚发人之未发，深足指迷，不可不录也。"

3. 本节经文的意义：本节所论两感病是指表里两经同时感受寒邪，是外感中最为严重之证。由于邪气充斥，营卫气血不通，正气濒于衰竭，所以不免于死。但又指出"阳明"之气的盛衰对本病的发展转归又有十分重要的影响，这一点很有意义，且对后世启发颇多。如《伤寒论》制方处处注意"保胃气，存津液"，即是对这个观点的发展。

五、以夏至日划分温病与暑病

【原文】凡病伤寒而成温者❶，先夏至日者为病温，后夏至日者为病暑❷，暑当与汗皆出，勿止❸。

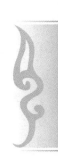

【注释】❶"温"：指温热病。❷"先夏至日者为病温，后夏至日者为病暑"：夏至后为夏，春气温，夏气暑，故前者为病温，后者为病暑。❸"暑当与汗皆出，勿止"：暑为阳邪，所以暑邪在表，腠理开泄，使人汗出。在汗出的时候，暑邪就随汗而解。所以在患暑病时，不要止汗。因而张介宾说："暑气侵入，当今有汗，则暑随汗出，故曰勿止。"滑伯仁认为："此病暑与病暍不同，病暑即热病也，宜发汗，病暍则不宜汗矣。"此指汗法于义亦通。又张琦说："暑当与汗皆出勿止八字有脱误。"《太素》作"病者当与汗皆出，勿止，所谓玄府汗空也。"《甲乙经》亦有"所　　谓玄府者，汗孔也"句。

【语译】 凡是伤于寒邪而成为温热病的，可根据发病的时间进行大致的分类。夏至以前发病的称为温病，夏至以后发病的称为暑病。暑病多汗，邪气可随汗外泄，所以治暑不宜止汗。

【讨论】 温热病的病因、病机：《黄帝内经》中对温热的病因、病机有很多的论述。如本篇所说的"今夫热病者，皆伤寒之类"，"凡病伤寒而成温"；《素问·生气通天论》和《素问·阴阳应象大论》都说："冬伤于寒，春必温病"；《素问·金匮真言论》说："藏于精者，春不病温"等。历代医家由于对经文的理解不同，以致学术观点有很大分歧。尤其是王叔和《伤寒例》提出的"寒毒藏于肌肤"说，更直接成为后世温热病学中"伏气温病"的理论根据。"伏气"说在温热病学中占有相当的地位。但是，对于究竟有无"寒毒"藏伏，以及藏伏部位在于何处，又存在着不同意见。如对邪气所伏部位，柳宝诒《温热逢源》提出"邪伏少阴"，《临证指南》也说："春温一证，由冬令收藏未固，昔人以冬寒内伏，藏于少阴，入春发于少阳。"对于是否有"寒毒暑湿之邪，与吾身之营卫，势不两立，一有所中，疾苦作矣。苟或不除，不危即毙"，《伤寒论·伤寒例》言："冬时严寒所伤，中而即病者为伤寒，不即病者至春变为温病，到夏变为暑病。然风寒所伤，轻则感冒，重即伤寒，即感冒一证，风寒所伤之最轻者，尚尔头痛身痛，四肢拘急，鼻塞声重，痰嗽喘急，恶寒发热，当即为病，不能容隐。今冬时严寒所伤，非细事也，反能藏伏过时而发耶？……况风寒所伤，未有不由肌表而入，所伤皆营卫，所感均系风寒，一者何其蒙懵，藏而不知？一者何其灵异，感而即发？"指出了寒邪藏伏说的不圆满性。

因此，我们对"冬伤于寒"与"冬不藏精"等应当参照理解。冬季养生不当，感受寒邪，阴精当藏而不藏，可致阴气虚弱，抵抗力降低。至春夏外受阳热之邪，而可发生温病与暑病。其实不单温、暑如此，如果养生不当，感受外邪，不能及时治愈，迁延时长可以变生多种病证。如《素问·阴阳应象大论》所说："冬伤于寒，春必温病；春伤于风，夏生飧泄；夏伤于暑，秋必痎疟；秋伤于湿，冬生咳嗽。"其中温病、飧泄、痎疟、咳嗽诸证，未必均视为"伏气"所致。据此则张琦等注，从正气为主的观点出发，对"伏气"说提出质疑，并不是毫无道理的。因此本讲义认为，病温、病暑，都是因感受外邪后发生的热性病，只是因为发病时间不同，所以有病温、病暑的区分，以夏至之日作为界线，是大体的分类方法，不可机械地以一日之差作为区分的标志。

小 结

《黄帝内经》中对温热病的病因、病机、症状有很多论述，而本文则以"今夫热病者，皆伤寒之类""凡病伤寒而成温"作为总的概念，论述了外感热病的病因是伤于寒，以及寒邪进入躯体后由外向里的六经传递次序，并指出病理变化与经脉本身的生理功能特点有关，同时列举了各经病证的特点，形成了六经分证的辨证方法。除此之外，本文对外感热病的治疗提出了"未满三日者，可汗而已，其满三日者，可泄而已"的汗下两法，并强调病后的护理及饮食调养。总之，这是论述外感热病较为全面的篇章，也是后世外感热病学的导源。

复习思考题

1. 如何理解"今夫热病者，皆伤寒之类也"的含义？

2. 解释六经病证、病机及其传变次第。

3. 什么叫"两感于寒"？其病机及病证如何？

4. 以本文为依据略述热病的治疗原则和护理方法。

5. 为什么"热病已愈，时有所遗"及"食肉则复"？它对临床及中医的护理学有何意义？

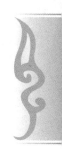

第二节 评热病论第三十三 （79～82日）

一、概说

"评"，评论的意思。本篇对于阴阳交、风厥、劳风、肾风四种属于热病的病证，从病名、治法等方面进行了探讨，而对于这些热病的病理变化和预后吉凶论述尤为详尽，所以名为"评热病论"。高世栻说："《热论》，论热病之在脉，《刺热》，论热病之先见，《评热》，论热病之变证。风厥、劳风、肾风、风水皆热病之变，举而评之，故曰《评热病论》。"

本文列举了阴阳交、风厥、劳风、肾风四种有发热症状的疾病，阐明"发热"仅是一个症状，可以发生在不同的热性疾病中，从而指出了热病的概念及其范围。此外又阐发了邪正斗争病理学说的基本精神，提出了"精胜邪却则病愈，邪胜精衰则病危"以及"邪之所凑，其气必虚"等病理学、发病学的理论观点，从而丰富了热病辨证论治的内容，并为理论运用于临床实际做出了典范。

本篇的主要内容如下。

1. 指出阴阳交、风厥、劳风、肾风是热病中的四种病证，并详细地讨论了相应的病因、病理、治法、预后等。

2. 阐述了正气虚是疾病发生的决定因素，邪正相争是疾病的一个发展过程，疾病的治愈与死亡，取决于邪正斗争的胜负，正气战胜邪气则生，邪气战胜正气则死这个病理学说的基本精神。

二、阴阳交的病机、病证及预后

【原文】黄帝问曰：有病温者，汗出辄❶复热，而脉躁疾❷，不为汗衰，狂言，不能食，病名为何？岐伯对曰：病名阴阳交❸，交者，死也。帝曰：愿闻其说，岐伯曰：人所以汗出者，皆生于谷，谷生于精❹，今邪气交争于骨肉而得汗者，是邪却而精胜❺也。精胜则当能食而不复热。复热者，邪气也。汗者，精气也❻。今汗出而辄复热者，是邪胜也，不能食者，精无俾❼也。病而留者❽，其寿可立而倾❾也。且夫《热论》❿曰：汗出而脉尚躁盛者死。今脉不与汗相应，此不胜其病⓫也，其死明矣⓬。狂言者，是失志，失志者死⓭。今见三死⓮，不见一生，虽愈必死⓯也。

【注释】❶"辄"：音 zhe，哲。总是的意思。《广韵》："专，辄也。"❷"脉躁疾"：指脉象躁乱迅疾。❸"阴阳交"：阴指阴分，阳指阳热邪气，交谓交合不解。这里既是一个病名，也是病机。阳邪入于阴分而交合不解，则邪气不能与汗皆出，故汗出辄复热，而脉躁疾不为汗衰也。❹"人所以汗出者，皆生于谷，谷生于精"：谷，水谷。精，指水谷的精气。是说人之所以出汗，是由于有水谷精气为来源。王冰说："言谷气化为阴精，精气胜乃为汗。"张隐庵说"汗生于水谷之精，水谷之精由精气之所发，故曰谷生于精。"❺"邪却而精胜"：却，去也、退也，有负、败的含义。张隐庵说："得汗，是精气盛而邪当衰而出矣。"所以邪却而精胜是指邪气退却，精气就能正常而不受扰动。❻"汗者，精气也"：汗由精气所化生，所以此句是说邪正交争而汗出，是精气胜邪的表现。❼"精无俾"：俾，念 bi。高世栻注："俾，补益也。"汪机《续素问钞》云："谷气化精，今不能食，则精无所神益。"可见精无俾，即精气不能继续得补益。❽"病而留者"：病，指热而言。《甲乙经》作"热"。《脉经》作"汗而热留者"。❾"其寿可立而倾"：《甲乙经》《脉经》并无"其"

字。倾，覆灭也，即死亡之义。可立而倾，即很快死亡的意思。❿ "热论"：王冰说："谓上古热论也"。张介宾说："指《灵枢·热病》篇也。"按：《灵枢·热病》篇曰："热病已得汗而脉尚躁盛，此阴脉之极也，死。"文虽小异，意义则一。所以此"热论"指《灵枢·热病》篇。⓫ "不胜其病"：即上文精不胜邪之义。病，谓病邪。⓬ "其死明矣"：杨上善说："夫汗出则可脉静，今汗出脉犹躁盛，是为邪胜明矣，知定死也。"这是说汗出了脉仍躁盛，是邪仍未退，那么死亡的征象就很明显了。⓭ "失志者死"：志，指精神

意识。失志，指神志受伤而不能安藏。张介宾说："此总五志为言也，志舍于精，精不胜邪，则五藏之志皆失，故致狂言者多死。"神散则精亡，故失志者死。⓮ "三死"：杨上善说："汗出而热不去，死有三候，一不能食，二脉犹躁盛，三者失志。"⓯ "虽愈必死"：愈，这里指暂时好转。汗出后热不退，又见到不能食，脉躁盛，失神狂言三证，一般都是死候，此时就是病稍有好转，也只是暂时现象，最后一定死亡。正如吴崑说："虽或稍愈，犹必死也。"

【语译】黄帝问道：有些患温热病的人，汗出之后总是复发热，其脉象躁乱疾数，病情没有因为出汗而得到减轻，且又出现语言狂乱，饮食不进等症状，这叫什么病呢？岐伯回答说：此病名叫阴阳交。阴阳交是一种死证。黄帝说：希望听听其中的道理。岐伯说：人体所以能够出汗，是由于有水谷所化生精微之气的支持，精气外达，便是汗液。邪气侵犯骨肉之内处，与精气相交争而有汗液排出的，一般来说是邪气退而精气胜的表现。精气胜就应当能进饮食而不再发热。仍旧发热，说明邪气过盛。汗出，是精气胜邪。现在汗出而仍然发热不退，这里邪胜而精却的征象。邪胜伤胃，故不能进饮食，饮食不进则精气得不到补益而更虚，热邪留存不去，那么患者的寿命就不会长，很快便会发生危险。况且《灵枢·热病》篇早就说过：热病汗出之后，如果脉象仍然躁盛的是死证。现在患者脉象与汗出之后的通常情况不相符合，这是精气衰竭，不能战胜病邪的反映，死亡的征象已经是很明显的了。至于言语狂乱，是神志受伤不能安藏的表现，神志不藏则反映了五脏精气衰败，也是属于死证。现在见到三种死候，却看不到一线生机，所以疾病尽管会出现一时的减轻，但结果还是要死亡的。

【讨论】

1. 关于阴阳交　交，即交合。阴阳交是由于阳邪入于阴分而交结不解所形成

的热病的危重证候。其总的病机是阳热之邪盛，阴液被耗伤，阴阳交结，以致阴精枯竭，故为死证。论中指出热病有汗出而愈者，有汗出而病不衰者，这有精胜邪却或邪胜精衰的反应。所以阴阳交之汗出而辄复热，脉躁疾，狂言失志等证，正是邪气炽盛，精气已竭，精不胜邪的表现。这种从正邪消长的变化以判断疾病之预后吉凶的理论，是很有指导意义的。一般来说温病汗出之后，脉静身凉者，为邪随汗出之佳兆，若汗出热不退，脉象躁盛者，是正不胜邪的凶象。如更见烦躁不安，汗出如豆，气喘，神昏谵语诸症，则有顷刻衰亡之虞，这是由于温邪消烁津液，精气消竭而出现的阴亡的危候。临床中遇此现象，随时应予审察，以免贻误。后世温病学说的治温病宜时时顾其津液之说，其精神与本节反复强调的阳热之邪，须借阴精以制胜的立论是一致的，当然本节所指的阴阳交无疑是一个严重病证，但是否均如文中所说的"虽愈必死"，这须视各种条件而定。吴鞠通说："《经》谓必死之证，谁敢谓生。然药之得法，有可生之理。"实践中用甘凉益阴或太剂而取效者，也是屡见不鲜的。所以《素问直解》于氏按："依现在的临床情况分析，本病实为常见，但此病名常不采用。可否体会为热入血分，邪犯心包，邪气有余，正气不足，反复高烧，神昏谵语，不能食的气血两燔之证。""以生石膏、知母、金银花、连翘、栀子、黄芩、黄连等清解气分热邪，以犀角、生地黄、牡丹皮、大青叶、板蓝根、紫草等凉血清热，其代表方如《疫疹一得》清瘟败毒饮，似可选用。"此按语是有一定参考价值的。

2. "谷生于精"　注家对"谷生于精"的认识不一，总其要如下：①谷生于精即是谷生精。如王冰说："言谷气化为精，精气胜乃为汗。"又如张介宾说："谷气内盛则生精，精气外达则为汗。"②指水谷之精由肾脏精气所化。如张隐庵说："水谷之精，由肾脏精气之所化，所谓谷生于精也。"③认为精即指汗而言，如杨上善说："精者，谷之精液，谓之汗也。"上述诸说不一，然据汗本人体津液所化，而津液又由水谷之气所化的原理，当以第一种解释于义为胜。张隐庵谓"肾脏精气之所化"，从肾精本源于先天，滋生于后天，肾气又主司气化而论，义亦可通，但于本文不切。

三、风厥的病因、病证及治法

【原文】帝曰：有病身热，汗出烦满，烦满不为汗解❶，此属何病？岐伯曰：汗出而身热者，风也；汗出而烦满不解者，厥❷也，病名曰风厥❸。帝曰：愿卒❹闻之。岐伯曰：巨阳主气❺，故先受邪，少阴与其为表里❻也。得热则上从之❼，从之则厥也。帝曰：治之奈何？岐伯曰：表里刺之❽，饮之服汤❾。

【注释】❶"烦满不为汗解"：烦满，即烦闷。此句言为热病虽已出汗，但烦闷不因为出汗而解除。❷"厥"：气逆，这里指肾气上逆。❸"风厥"：马莳说："以其太阳感风，少阴气厥，名谓风厥之证。"张隐庵说："谓因风邪而使肾气之厥逆也。"所以风厥是指太阳经感受了风邪，少阴肾气上逆的病证，与肝胃气逆的风厥意义不同。❹"卒"：尽的意思。❺"巨阳主气"：巨阳指足太阳膀胱经。巨阳主气，即太阳经主宰诸阳之气。❻"少阴与其为表里"：是指少阴肾经与太阳膀胱经互为表里。❼"上从之"：即少阴经气随从太阳之气而上逆。所以马莳说："肾经得膀胱之风热，则气上从之而为厥耳。"❽"表里刺之"：表指太阳，里谓少阴。张介宾注："阳邪盛者，阴必虚，故当泻太阳之热，补少阴之气，合表里而刺之也。""表里刺之，"是说用针刺之法，泻足太阳，补足少阴。❾"饮之服汤"：即给予汤药内服。《太素》无"服"字。杨上善注云："饮之汤液，以疗其内。"马莳亦说："又当饮之以汤济，以止逆上之肾气，则可以治斯疾也。"张介宾说："饮之服汤，即《脉度》篇，即《脉度》篇所谓虚者饮药以补之之意。"

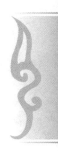

【语译】黄帝说：有患发热，汗出，烦闷证的，汗虽出而烦闷不除，这是什么病？岐伯说：发热出汗是由于感受风邪；汗虽出而烦闷不除，是肾气上逆的缘故，病名叫做"风厥"。黄帝说：希望听听其中详细的道理。岐伯说：太阳经主宰诸阳之气，为一身之表，所以风邪首先侵犯太阳。太阳与少阴相表里，少阴之气受太阳的影响而上逆，便成为风厥之证。黄帝说：怎么治疗？岐伯说：用针刺法泻太阳，补少阴，同时给予汤药内服，进行调理。

【讨论】

1."风厥"　厥，气逆之意。马莳说："以其太阳感风，少阴气厥，名为风厥之证。"张隐庵说："风为阳邪，开发肌腠，腠理之汗，水谷之精也。津液外泄，风热留之，故身热也。风热不去，则伤动其肾气而上逆，逆于上则心烦，乘于脾则中满，病名曰风厥，谓因风邪而使肾气厥也。上节论虽病愈而正气绝者死，此以下论邪病虽留，而根本不坏者不死。邪正虚实，大有死生之关系，而学者不可不审。高士宗说："风为阳性主开发，凡汗出而身发热者，风也。汗乃阴液，外出于阳。今汗出而心烦满不解者，乃阴竭阳虚，不相交济是为厥也，此因风致汗，因汗致厥，病名曰风厥。"杨上善将风厥解作风病与厥病两种，他说："风热开于腠理为汗，非精气为汗，故身热不解名为汗也。烦心满闷不解，名厥病也。有风有厥，名曰风厥也。根据下文"少阴与其为表里也，得热则上从之，从之则厥"则厥为气逆，太阳经感受风邪，少阴肾气上逆，是作风厥，故本讲义从马莳、张隐庵的注释。正如张介宾说："风厥之义不一，如本篇者，言太阳少阴病也。其在《素问·阴阳别论》者，云二阳一阴发病，名曰风厥言胃与肝也。……在《灵枢·五变》篇者，曰人之善病风厥漉汗者，肉不坚，腠理疏也。……俱当详辨其义。"张介宾对本篇风厥的认识与马莳等同，并说明了其他篇章所述的风厥与本篇是不同的。

2."表里刺之，饮之服汤" "表里刺之，饮之服汤"是风厥的具体治法，各注家有不同的看法，张介宾说："阳邪盛者阴必虚，故当泻太阳之热，补少阴之气，合表里而刺之也。饮之服汤，即《脉序》篇，所谓虚者饮药以补之意。"马莳说："治之者，亦惟泻太阳之风，补少阴之气，而合表里以刺之；又当饮之以汤剂，以止逆上之肾气，则可以治斯疾也。"这是说用针刺泻足太阳补足少阴，同时还给予汤药服之。但杨上善认为刺为泻外，汤液为疗内，他说："可刺阴阳表里之脉，以攻其外。饮之汤液，以疗其内，此为疗风厥之法也。"可参。又张隐庵认为，服汤是服开水助汗，他说："表里者，阴阳也。刺表以泻风热之阳邪，刺里以下少阴之逆气。饮之服汤，以助水津之汗。"丹波元简反对张隐庵的说法，他说："药物，古单谓之汤。《华佗传》：为汤下之，果下男形。是也。志云：以助水津之汗。似为白汤之谓，误也。"根据肾经宜补的角度来看，以表指太阳当泻、里指少阴当补为妥，故以张景岳、马莳注于义为胜。对于此"汤药"的药理作用，吴崑认为："服汤所以和营卫"。高士宗认为："饮之服汤，调其阴阳。"姚止庵谓"治之为何？曰：凉解之中，兼滋其阴，是矣。"这些对后世临床都有一定的指导意义。

四、劳风的病证及治疗

【原文】帝曰：劳风❶为病何如？岐伯曰：劳风法在肺下❷。其为病也，使人强上冥视❸，唾出若涕❹，恶风而振寒，此为劳风之病。帝曰：治之奈何？岐伯曰：以救俛仰❺。巨阳引精者三日，中年者五日，不精者七日❻。咳出青黄涕，其状如脓，大如弹丸，从口中若❼鼻中出，不出则伤肺，伤肺则死❽也。

【注释】❶ "劳风"：由于肾精不足，劳动后又感受外风。正如张介宾说："因劳伤风也。"张隐庵说："劳汗当风，而伤其肾也。"❷ "法在肺下"：法，刑罚，这里指病位而言。下，处所。郑玄注："下，谓君所。"所以肺下即肺部。法在肺下，是说病患在于肺部，根据文义也可以说是肺中蕴热不解的意思。❸ "强上冥视"：强上，即头项强。冥同瞑。冥视，即目眩而视物不清楚。王冰说："膀胱气不能上荣，故使人头强项强而不视不明也。"《新校正》说："按杨上善云：'强上，好仰。冥视，谓合眼视不明也。'又《千金方》'冥视'作'目眩'。"❹ "唾出若涕"：古无"痰"字，咳唾浊痰即唾出若涕之意。所以丹波元简说："此云唾出若涕，谓吐黏痰也。"吴崑说："肺中津液，为风热蒸灼稠黏，故唾出若鼻中之涕。"❺ "以救俛仰"：俛，同俯。俯仰，即呼吸困难，腰背屈伸以喘息的样子。所以尤在泾说："肺主气而司呼吸，风热在肺，其液必结，其气必壅，是以俯仰皆不顺利，故曰当救俯仰也。救俯仰者，即利肺气散邪之谓乎。"高世栻说："治之之法，当调和经脉，以救俛仰，就是用利肺气散邪气的救治方法，使喘息得以控制。"❻ "巨阳引精者三日，中年者五日，不精者七日"：巨阳引精是说，肾是精之府，精属阴，不能自引，必须依靠太阳之气的牵引才能疏泄。年少力壮的人阳气充盛，肾精充足，所以得劳风之病3日可愈，谓巨阳引精者3日。中年之人，精虽未竭，但比少壮则弱，所以五日可愈，谓之中年者五日。不精者，是指天癸已竭的老年人，真阴衰败，阳气不足，所以感召劳风之病七日可愈，谓之不精者七日。因此整句意思是说劳风之病，经过治疗，可因年龄大小、体质强弱，精气盛衰的不同，病愈期亦有长短的差异，不能把3日、5日、7日机械地理解为3天、5天、7天。❼ "若"：或也。❽ "不出则伤肺，伤肺则死"：风热蕴于肺中，炼津为痰，热甚则痰浊如脓。经过治疗，浊痰能排出，病就可痊愈。浊痰不能排出，壅滞在肺则伤肺，肺伤失去治节功能，可能导致死亡。

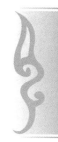

【语译】黄帝说：劳风病是怎样的呢？岐伯说：劳风病是因过分劳累，风邪侵入，其病患在于肺。它的症状是使人颈项牵强，头晕目眩，咳唾有痰，恶风而寒战。这就是劳风病。黄帝说：怎样治疗呢？岐伯说：主要的治法是调和经脉，通利肺气，使呼吸顺畅，俯仰自如。若治疗得当，则精气充足的青壮年患者，3天就可以痊愈；精气渐衰的中年患者，5天也可痊愈；而老年患者，由于真阴衰败，需要7天才能痊愈。病人即将痊愈之前，会咳吐出青黄色的痰涕，像脓一样稠浊，甚至凝聚成如弹丸一样的块状，从口或鼻中排出，这都是好的现象。若痰涕不能排出，便会损伤肺脏，肺伤则可以导致死亡。

【讨论】

1. "强上冥视" 王冰说："膀胱气不能上荣，故使人头项强而视不明也。"张隐庵亦说："强上者，头项强也。阳气张而重感于风，则使人强于上。阴精竭而更受其伤，故目盲不可以视也。"吴崐却认为"冥视"指畏光羞明，他说："强上不能俛首也。盖肺受风热熏蒸，为喘为逆，不能俛首，是以强上。冥，瞑也。冥视者，风热既盛，令人羞明；故瞑目而视也。"杨上善将"强上"解为"好仰"，注云："强上，好仰也。"姚止庵亦认为："勉强仰首，俯则为喘。"从上述注家的论述中可以看到，对于"强上"，王冰等谓邪在太阳，经脉不和，故头项强；吴崐、杨上善则认为是邪在肺而喘促、胸盈仰息、不能俯首。两说义虽皆通，然据下文"以救俛仰"，则此"强上"应为头项强，不能俯仰，故当从王冰等注。对"冥视"或解作视物不清，或解作畏光羞明，两说皆通。

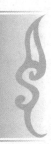

2. "唾出若涕，恶风而振寒" 因古时无"痰"字，所以此唾出若涕，即包括唾出浊稠之痰和浊涕两个方面，即下文"青黄涕，其状如脓"。肺主皮毛，肺气受伤，不足以充皮毛，故恶风振寒。如吴崐说："肺中津液为风热蒸灼稠黏，故唾出若鼻中之涕，肺主皮毛，肺既受伤，则真脏之气不足以充皮毛，故恶风而振寒也。"张琦说："热烁肺津，故稠黏若涕。肺主皮毛，肺虚不能卫外，故恶风振寒。"张隐庵认为，病本在肾，注云："肾之水液，入肺为涕，自入为唾。风动肾水，注在肺下，故唾出若涕。肺主皮毛，肺受风寒，故恶风而振寒。此为勇而劳甚，则肾汗出，肾汗出而逢于风也。"王冰亦认为恶风振寒是因肾气不足，他说："肺被风薄，劳气上熏，故令唾出若鼻涕状。肾气不足，阳气内攻，劳热相合，故恶风而振寒。"从上可见张隐庵、王冰认为，病本于肾，于义虽通，但是从"唾出若涕、恶风振寒"分析，实近似现代医学所说的呼吸系统的严重感染。该证按临床辨证，有属单纯实证者，也有属于肺实而肾虚者，还有肺实而脾病者，病情不一。但若联系下文3日、5日、7日分析，则此处是指急性而病程较短，如此当作病在于肺来理解，且与上文"法在肺下"相一致。故姚止庵说："云唾出若涕，恶风振寒，及咳出青黄涕，其状如脓，未云伤肺则死等语，详求其义，始终则是肺病。……王注谓是肾劳，且将俛仰引精等语，强为之解，甚属支离。"

五、肾风的病证与病机

【原文】帝曰：有病肾风者❶，面胕痝然壅❷，害于言❸，可刺不❹？岐伯曰：虚不当刺，不当刺而刺，后五日其气必至❺。帝曰：其至何如？岐伯曰：至必少气、时热，时热从胸背上至头，汗出手热❻，口干苦渴，小便黄，目下肿❼，腹中鸣，身重难以行❽，月事不来，烦而不能食，不能正偃则咳❾，病名曰风水❿，论在刺法中⓫。

帝曰：原闻其说。岐伯曰：邪之所凑，其气必虚⓬。阴虚者，阳必凑之，故少气时热而汗出。小便黄者。少腹中有热⓭也。不能正偃者，胃中不和⓮也。正偃则咳甚，上迫肺⓯也。诸有水气者⓰，微肿先见于目下也。帝曰：何以言？岐伯曰：水者，阴也；目下，亦阴也⓱。腹者至阴之所居⓲，故水在腹者，必使目下肿也。真气上逆⓳，故口苦、舌干⓴，卧不得正偃，正偃则咳出清水也。诸水病者，故不得卧，卧则惊，惊则咳甚㉑也。腹中鸣者，病本于胃㉒也。薄脾则烦不能食，食不下㉓者，胃脘膈也。身重难以行者，胃脉在足㉔也。月事不来者，胞脉㉕闭也。胞脉者，属心而络于胞中，今气上迫肺，心气不得下通㉖，故月事不来也。帝曰：善。

【注释】❶ "肾风"：指风邪伤肾的病，又名风水。如张隐庵说："肾风者，因风而动肾藏之水，故又名风水。"❷ "面胕痝然壅"：胕（fu），即浮肿。痝（mang）然，肿大貌。杨上善说："痝然者面皮起之貌。"按《甲乙经》"然"下有"肿"字。此句意指肾风颜面浮肿，目下肿如卧蚕之状的症状，如王冰说："壅，目下起如卧蚕形也。"❸ "害于言"：即言语受到妨害，这也是肾风的症状之一。少阴肾脉，从肾上贯膈，入肺侠舌本，风邪伤肾，经脉不利，所以妨害于言语。❹ "不"：不，此作疑问词，与否通。可刺不，即可刺否？❺ "后五日其气

必至"：气，指病气。至，来到。按六经传变的次第，第五日病邪已传到少阴肾。胃虚不足，本不当刺，这时如用大泻的针法治疗，反而会伤肾气，则风邪乘虚而入内，所以刺后五日其邪气必至。张介宾说："虚者，本不当刺，若谓肿为实以针泻之，则真气愈虚，邪必乘虚而至。后五日者，藏气一周而复至其所伤之藏，病之因而甚矣。"❻ "时热从胸背上至头，汗出手热"：足少阴肾经上入胸中，与太阳膀胱相表里，膀胱经项下行肩背；手少阴心经又入掌中，所以当风邪伤肾，肾精亏虚，阳失制约时可见到热从肩背上至头，而又有汗出手热的症状。

❼ "目下肿"：即下眼睑浮肿。❽ "身重难以行"：脾主四肢肌肉，水邪之气盛而侮土，留着于肉中，所以身重而行走困难。❾ "正偃则咳"：偃 yan，仰面倒下。正偃，即仰卧。由于肾水上逆，仰卧更使水气迫肺，所以产生喘咳之证。❿ "风水"：谓由肾风误治而变成水病。⓫ "论在刺法中"：刺法是古代医经名。也有注家认为是指本书的《水热穴论》。喜多村直宽说："《甲乙经》《太素》并无此五字，疑是后人注文。"⓬ "邪之所凑，其气必虚"：凑，凑合，这里作侵犯解。凡是邪气侵犯的地方，必先由于那里的精气亏虚，这是本句的含义。正如丹波元简说："此非邪凑则气虚之谓，言气所虚处，邪必凑之。故下文乘以阴虚者阳必凑之。盖此语足邪气伤人之理矣。"故本处"气"指精气。⓭ "小便黄者，少腹中有热"：热灼津液，故小便色黄。马莳注："小便黄者以肾脉络于少腹，少腹中有热也。"《太素》作"小便黄者，中有热。"这是说凡内热之证，皆可使小便黄，而不必局限于少腹有热。⓮ "胃中不和"：张隐庵说："此申明阳邪伤阴，而动肾藏之水也。水上乘于胃，则胃中不和，故不得正偃。"⓯ "迫肺"：是指正偃则水邪上迫于肺，故咳甚。张介宾说："肾脉贯肝膈入肺中，其支注胸中。肾邪自下而上，则胃气逆而不和，故正偃甚而上迫于肺。"⓰ "水气者"：指以水气为患的病人。⓱ "目下，亦阴也"：脾为至阴，居于腹中，主下眼睑，所以称目下，亦阴也。⓲ "腹者至阴之所居"：至阴指脾，居于腹中。⓳ "真气上逆"：真气，此指心气。肾被风邪气伤，水火不相济而心气挟火上逆。正如张隐庵说："真气者，藏真之心气也。心属火而恶水邪，水气上乘，则迫其心气上逆，是以口苦舌干。"⓴ "口苦、舌干"：苦为火之味，有热而火气上逆，所以口苦，水不化津故舌干。㉑ "卧则惊，惊则咳甚"：仰卧则水气上迫凌心，可见惊悸不安，心气被乘于肺，金畏火，所以咳嗽加重。㉒ "腹中鸣者，病本于胃"：脾胃不能运化水谷，水气留于肠间，则腹中雷鸣，所以说病本于胃。㉓ "薄脾……食不下"：薄，与迫义同。脾胃属土，能运化水湿，寒水之气过盛，逼迫脾土，土弱则食不化，所以说饮食不能下。㉔ "身重难以行者，胃脉在足"：脾主四肢肌肉，脾胃之经脉行于足，脾胃受邪，则生化之源不足，运化之力不强，见身体沉重，行走困难的症状。正如张介宾说："胃主肌肉，其脉行于足，水气居于肉中，故身重不能行。"㉕ "胞脉"：胞即子宫，胞脉即子宫的络脉。㉖ "心气不得下通"：高世栻说："胞脉主冲任之血，月事不来者，乃胞脉闭也。中焦取汁，奉心化赤，血归胞中，故胞脉者属心而络于胞中，今水气上迫，心气不得下通，故月事不来也。"这说明心主血，肺主气，胞脉属心而络胞中，胞得心血成天癸。气行则血行，今水气上迫肺，阴寒

之气阻塞阳道，心气不得借肺气以下通，　　　胞脉闭，胞血失其资源，所以月事不来。

【语译】黄帝说：有患肾风病的，面部瘟然浮肿，言语也受到妨害，这种病可以用刺法治疗吗？岐伯说：肾风病是由于肾虚感受风邪而得，既然是肾虚，就不该用针刺疗法。如果不当刺而误用针刺之法，五日之后病气必加重。黄帝说：病气加重的情况怎样呢？岐伯说：病气加重后，必然会出现少气（乏）力，时时发热，热势从胸背上至头部，出汗，手掌热，口干作渴，小便色黄，目下肿，腹中鸣，身体沉重，行动困难，月经不来，胸中烦闷，不能进食，不能仰卧，仰卧则咳嗽。此病又叫风水，在《刺法》中有详细的论述。

黄帝说：希望听听其中的道理。岐伯说：凡是邪气侵犯的地方，必先由于那里的精气亏虚。肾为阴脏，风属阳邪，今肾脏不足，风阳便乘虚而入，于是就会出现上面所说的少气，时热，出汗等症状。至于小便色黄，是因少腹中有热，不能仰卧，是由于胃中不和；仰卧就咳嗽，是水气上逆迫肺的缘故。凡水气为患的病人，一般先出现目下微肿。黄帝说：为什么呢？岐伯说：水为阴邪，目下是属于阴的部位，腹部又是至阴所在之处，同类相求，所以腹中有水，必使目下浮肿。真脏之气挟火上逆，便会出现口苦舌干；水气上逆于胃，胃中（满）胀不和，便不能仰卧。仰卧时水气上逆，故咳出清水。因此，凡是水气为患的病人，都是不能仰卧的，仰卧时水气上凌于心则惊悸不安，惊悸则水气上迫于肺则咳嗽为剧。至于腹中鸣响，这是水在胃中的关系。如果水气搏于脾，使运化水谷的功能减弱，就会出现烦闷而不思饮食。若饮食不下的，是胃脘为水邪阻隔的表现。身重行动困难，是因为水邪犯胃，阻滞经脉，使胃脉不能正常行于足部所致。妇女月经不来，是因水邪充塞，胞脉受阻。胞脉是（连）属于心而络子宫的，子宫借心血下通而为月经，今水气上逆迫肺，使心气不得借肺气以下通，胞血失其资源，故月经就不来了。黄帝说：讲得好！

【讨论】

关于"风水"　"风水"是由肾风误治而成的水病，一般注家都认为包括于肾风。如张介宾说"肾主水，风在肾经，即名风水。"高世栻说："肾受风邪，风行水涣。"在《素问·水热穴论》《论疾诊尺》亦论"风水"之病，《素问·奇病论》有"肾风"的记载，所述症状虽不尽同，但也颇多相似，可相参互证。

小　结

全文讨论了阴阳交、风厥、劳风、肾风的病因、病理、症状和预后等问题，指出了四证都是由于正气先虚风邪入侵所形成，发热是它们的共有症状，但由于所伤的部位不同，时间又有差异，病人体质又有强弱之别，所以可导致各种病变。文中提出的"邪之所凑，其气必虚"的论点，阐明了有关邪正斗争的发病学的基本观点，正确地反映了在发病学中内外因的相互关系，从而大大充实了中医学的理论宝库。

复习思考题

1. 分析"阴阳交""风厥""劳风""肾风"的病证及其临床意义，理解篇名所以名为"评热"的原因。

2. "邪之所凑，其气必虚，阴虚者阳必凑之"在发病学说中有什么重要意义？

3. 怎样理解"邪正斗争"在病理学中的意义？

第三节　举痛论篇第三十九　（83～85日）

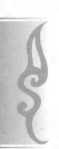

一、概说

举，列举或举例的意思。痛，即疼痛。由于本篇首论疼痛，故名"举痛论"。马莳说："首篇悉举诸痛以为问，故名篇。"又《新校正》说："所以名举痛之义未详，按本篇乃黄帝问五脏卒字之误也。"吴崑据此将篇名改为"卒痛论"，并注："卒痛者，卒然而痛也，旧作举痛，误之矣。"

本篇是从十四种疼痛和九气为病两方面，说明无论是外邪伤人，或情志内伤为病，关键皆在于气机失常，从而突出"百病皆生于气"的理论观点。

本篇的主要内容如下。

1. 指出"寒邪入侵"是痛证的主要原因，而引起疼痛的根本机制在于人体气机壅滞、气血不通。

2. 例举十四种不同类型的疼痛表现，进行对比分析。

3. 强调对痛证的诊断要望诊、问诊、切诊互相参合，做到"言而可知，视而可见，扪而可得，"全面诊察。

4. 论述"九气"致病的病理和症状，进而提出"百病生于气"的重要观点，更进一步说明气机运动于生理、病理的重要意义。

二、疼痛的病因、病机和病证

(一)引言及提出问题

【原文】黄帝问曰:余闻善言天者,必有验于人❶;善言古者,必有合于今❷;善言人者,必有厌于已❸。如此,则道不惑而要数❹极,所谓明也。今余问于夫子,令言而可知❺,视而可见❻,扪而可得❼,令验于已,而发蒙❽解惑,可得而闻乎?岐伯再拜稽首❾对曰:何道之问也?

【注释】❶ "天":指天地阴阳变化的规律。张介宾注:"天与人一理,其阴阳气数,无不相合,故善言天者,必有验于人。"❷ "古"指自古相传的理论知识。"今",指当前的实际情况。张介宾注:"古者今之鉴,欲察将来,须观既往,故善言古者,须有合于今。"❸ "人",指人体的生理、病理变化。"厌",满足的意思。张介宾注:"彼之有善,可以为法,彼之有不善,可以为戒,故善言人者,必有厌于已。"❹ "要数":数,理也。要数,即要理。杨上善注:"得其要理之极,明达故也。"❺ "言而可知":指问诊。谓问而知之。❻ "视而可见":指望诊。谓望而知之。❼ "扪而可得":扪,men,通摸。扪而可得,指切诊。谓切循、按脉而知之。❽ "发蒙":即启发蒙昧。❾ "再拜稽首":稽首,即磕头。再拜稽首,即再一次下拜叩首。这里是表示岐伯对黄帝非常恭敬。

【语译】黄帝问道:我听说,能议论自然界阴阳变化规律的,必然能验证于人体。能议论古代理论经验的,必然有合于现代。能议论人体生理病理的,也必定联系自己的认识。只有这样,才能对一切事物无所疑惑,得其道理,才算是明达事理的人。现在我要向先生请教,能不能把你运用问诊、望诊、切诊方面的知识告诉我,使我有所体验,启发我的疑惑,可以听到你的见解吗?岐伯非常恭敬地回答说:你要了解哪些道理呢?

(二)卒痛的病因、病机

【原文】帝曰:愿闻人之五脏卒痛,何气使然❶?岐伯对曰:经脉流行不止,环周不休❷。寒气入经而稽迟❸,泣而不行,客于脉外则血少,客于脉中则气不通,故卒然而痛❹。

【注释】❶ "愿闻人之五脏卒痛,何气使然":卒,同猝,同音假借,突然的意思。气,指病气,邪气。意谓,我愿听您讲人的五脏突然发生疼痛,这

239

里什么邪气使它这样的呢？❷ "经脉流行不止，环周不休"：不止，即不停止的。❸ "稽迟"：稽，《说文》："留止也"。迟，《说文》："徐行也"。稽迟，即留而不行的意思。❹ "客于脉外则血少，客于脉中则气不通，故卒然而痛"：客，侵犯的意思。张志聪注："客于脉外则脉缩踡而血少，客于脉中则脉满而气不通，故卒然而痛也。"

【语译】黄帝说：我愿听你讲一讲，人的五脏突然疼痛，是什么邪气引起的？岐伯回答说：人体经脉中的气血是运行不止、循环不息的。如果寒邪侵入经脉，留而不去，就会使气血流行涩滞不畅。如寒邪侵袭于脉外，则气病影响于血，使血脉流行不畅而血少；若寒邪侵入脉中，则血病影响及气，脉气不能畅通，所以突然发生疼痛。

（三）十四种疼痛的病机与病证

【原文】帝曰：其痛或卒然而止者，或痛甚不休者，或痛甚不可按者，或按之而痛止者，或按之无益者，或喘动应手❶者，或心与背相引而痛者，或胁肋与少腹相引而痛者，或腹痛引阴股❷者，或痛宿昔❸而成积者，或卒然痛死不知人有少间复生者，或痛而呕者，或腹痛而后泄者，或痛而闭不通者，凡此诸痛，各不同形❹，别之奈何？

岐伯曰：寒气客于脉外，则脉寒，脉寒则缩踡❺，缩踡则脉绌急❻，绌急则外引小络，故卒然而痛，得炅❼则痛立止，因重中❽于寒，则痛久矣。寒气客于经脉之中，与炅气相薄则脉满，满则痛而不可按也❾。寒气稽留，炅气从上，则脉充大而血气乱❿，故痛甚不可按也。寒气客于肠胃之间，膜原⓫之下，血不得散⓬，小络急引故痛，按之则血气散，故按之痛止⓭。寒气客于侠脊之脉⓮，则深按之不能及，故按之无益也。寒气客于冲脉，冲脉起于关元⓯，随腹直上，寒气客则脉不通，脉不通则气因之⓰，故喘动应手矣。寒气客于背俞之脉⓱，则脉泣，脉泣则血虚，血虚则痛，其俞注于心，故相引而痛⓲。按之则热气至则痛止⓳矣。寒气客于厥阴之脉，厥阴之脉者，络阴器，系于肝，寒气客于脉中，则血泣脉急，故胁肋与少腹相引痛⓴矣。寒气㉑客于阴股，寒气上及少腹同，血泣在下相引，故腹痛引阴股。寒气客于小肠膜原之间，络血之中，血泣不得注于大经，血气稽留不得行，故宿昔而成积㉒矣。寒气客于五藏，厥逆上泄，阴气竭，阳气未入，故卒然痛死不知人㉓气复反则生矣。寒气客于肠胃，厥逆上出，故痛而呕也。寒气客于小肠，小肠不得成聚㉔，故后泄腹痛矣。热气留于小肠，肠中痛，瘅热㉕焦渴，则坚干不得出，故痛而闭不通矣。

【注释】 ❶ "喘动应手"：喘，急也。指痛处急剧地跳动。丹波元简注："盖此指腹中筑动而言。《灵枢·百病始生》篇云：其著于伏冲之脉者，揣之应手而动是也。" ❷ "阴股"：即大腿内侧。杨上善说："股外为髀，髀内为股，阴之下，为阴股也。" ❸ "宿昔"：宿，止也。昔，久远也。宿昔，即稽留久远的意思。 ❹ "各不同形"：形，是形证。指疼痛之证各有不同。 ❺ "缩蜷"：即收缩。 ❻ "绌急"：绌，屈曲。急，拘急。 ❼ "炅"：同炯，jiong，热也。 ❽ "重（chong）中（zhong）"：重复感受的意思。 ❾ "满则痛而不可按"：阳气行于脉中而寒邪侵袭，寒热相薄，留而不行，则邪气充实于经，故脉满而痛，不可按。 ❿ "脉充大而血气乱"：炅气从上，寒邪抑遏，则脉充大而血气乱，所以其痛必甚。 ⓫ "膜原"：即联络肉理脏腑之筋膜或脂膜。 ⓬ "血不得散"：《太素》"血"作"而"。 ⓭ "按之痛止"：按之则气流动而血运行，所以按之痛止。 ⓮ "侠脊之脉"：这里指伏冲脉。 ⓯ "关元"：穴名，属任脉，在脐下三寸。 ⓰ "气因之"：即气从之。 ⓱ "背俞之脉"：指背部足太阳膀胱经的心俞脉。 ⓲ "其俞注于心，故相引而痛"：心俞脉，经气通于心，所以寒邪侵袭，则脉泣而血虚，血虚背与心相引作痛。 ⓳ "热气至则痛止"：王冰说："按之则温气入，温气入则心气外发，故痛止。" ⓴ "故胁肋与少腹相引痛"：肝脉布胁肋，寒气侵犯厥阴之脉，使血泣脉急，所以胁肋与少腹相引而痛。 ㉑ "寒"：原文作厥，疑与下文"寒气上及少腹"之寒字互倒，故改。下文寒气当作厥气。 ㉒ "宿昔而成积"：宿昔，即停留日久的意思。寒气侵入小肠，小肠受寒，则内而膜原之间，外而血络之中，血气不相通贯，故血涩则气稽留，血气稽留不得行，不得注于大经，停留日久而成有形的血积。 ㉓ "故卒然痛死不知人"：寒气侵犯五脏，迫使五脏之阳气逆而上越外泄，孤阴于内而竭绝，阴阳之气不相顺接，故痛死不知人。 ㉔ "成聚"：指小肠受盛容留水谷的作用。姚止庵："小肠者，受盛之府，主泻而不藏，更受客寒，不能停蓄，故令大便泄利而腹痛。" ㉕ "瘅热"：瘅，热也。瘅热，即盛热。此热为寒气稽留而化热。

【语译】 黄帝问道：有的疼痛忽然自行停止；有的疼痛剧烈而无休止；有的剧痛不可按；有的按之而痛止；有的按之无效；有的腹痛按之筑动应手；有的心与背牵引作痛；有的胁肋与少腹牵引作痛；有的腹痛持久不愈而成积块；有突然剧痛而致昏厥，少停片刻才苏醒；有的腹痛时作呕吐；有的腹痛大便泄泻；有的腹痛大便闭结不通。以上各种疼痛，症状都不相同，怎样来分辨呢？

岐伯回答说：寒邪侵犯于脉外，可使经脉受寒，脉寒则血行凝滞，经脉收缩，脉收缩则拘急，因此与在外的络脉相互牵引，所以突然疼痛。此时如果受到热气的温暖，则寒凝消散而经脉舒畅，疼痛便可立即停止。如若再重复感受寒邪，内伤阳气，气血瘀滞，疼痛就不易痊愈了。其痛甚不可按的，是寒邪侵入经脉之中，与原有的热气相互交迫，则血行阻滞而脉充满，脉中邪气实，所以痛甚不可按。若寒邪留止于脉中，血脉本身的热气为了抵御寒邪，则上而与寒邪相争，这样经脉充溢满大，气血逆乱，所以痛甚而不可按了。其按而痛止的，是寒邪侵入肠胃之间，膜原之下，以致络脉的血不散行，小络拘急牵引作痛，这时如果揉按则可使气血散，所以按之则痛自止。其按之无益的，是寒邪侵入到侠脊之脉的深处，虽重按也不能达到病所，故按之无益。寒邪侵入冲脉，冲脉起于关元穴，随腹上行，遭受了寒邪的侵犯，则冲脉不能畅通，气也随之而上逆，所以按其腹部，就有搏动应手的感觉；心与背相引而痛的，是因为寒邪侵入背俞之脉，致使血脉凝涩，脉涩则血虚，因为背俞内注于心，所以背与心相互牵引作痛。这种疼痛，如果用手按之，则气血得通而热气至，疼痛就能停止。胁肋与少腹相引而痛的，是寒邪侵入厥阴肝经之脉，厥阴脉绕阴器，抵少腹，上系于肝，寒邪侵入后，则血凝涩而脉紧急，所以胁肋和少腹相互牵引作痛。寒逆气之气侵犯阴股，阴股为厥阴之脉所过之处，所以寒邪由阴股循经而上入少腹，致使血滞于下，相互牵引，所以腹痛时连及阴股。其痛久成积的，是因为寒气侵犯小肠膜原之间，络血之中，使小络血行凝滞，不能流注到大的经脉，由于气血留滞不行，所以日久逐渐形成积块。其卒然痛死的，是寒邪侵犯五脏，使五脏之气逆而上越，此时阴气已竭，而阳气又未能及时入内，因而突然痛死不知人事，若阳气复返，阴阳相济，即可苏醒。其痛而呕吐的，是寒邪侵犯肠胃，使肠胃之气上逆而不降，所以出现腹痛呕吐。其痛而泄下的，是寒气客于小肠，小肠不能容留水谷，进行消化吸收，所以发生腹痛大便泄泻；其痛而闭不通的，是因寒邪化热停留于小肠，由于热盛伤津，致使口舌干燥而渴，大便坚干不能出，所以腹痛而大便不通。

（四）疼痛的诊断

【原文】帝曰：所谓言而可知者也。视而可见，奈何？岐伯曰：五脏六腑，固尽有部❶，视其五色，黄赤为热❷，白为寒❸，青黑为痛❹，此所谓视而可见者也。

帝曰：扪❺而可得，奈何？岐伯曰：视其主病之脉❻，坚而血❼及陷下者❽，皆可扪而得也。帝曰：善。

【注释】❶ "固尽有部"：固，与故通，本然之辞。固尽有部，是说五脏六腑的气色，皆见于面，而各有所主的部位。❷ "黄赤为热"：张介宾说："黄赤色者，火动于经，故为热。"❸ "白为寒"：阳气衰微，血不上荣，则白，所以白为寒。❹ "青黑为痛"：青黑色为血凝气滞，故为痛。❺ "扪"：即按、摸，这里指切诊。❻ "主病之脉"：脉，指经脉。主病之脉，即病邪所在的经脉。❼ "坚而血"：指邪气壅滞，脉络按之坚实或充血怒张。❽ "陷下者"：指血气不足，脉络塌陷空虚。

【语译】黄帝说：以上病情都是可以通过问诊知道的。至于通过望诊去了解是怎样的呢？岐伯说：五脏六腑，在面部各有所主的部位，望面部的五色，可以推测病情。如果面部呈现黄赤色，是为有热；面部呈现出白色，是因为有寒；面部呈现出青黑色，是气血凝滞，常见痛证。这就是可以通过望诊看到的。

黄帝问：通过切诊了解病情是怎样的呢？岐伯说：应诊其主病的经脉，如果坚实有力，是邪气过盛；若络脉充盛而起，是血留不散；如经脉下陷，为气血不足。黄帝说：对。

【讨论】本段主要说明寒邪侵犯经脉脏腑所引起的各种疼痛在临床上的表现。寒为阴邪，性主凝敛收引，侵犯人体后，最易损伤阳气，使气血凝滞，经脉拘急，气机阻碍而发生疼痛。此外，还提出了由于寒邪化热，致使气血运行紊乱引起的疼痛。由于邪气有寒热之不同，侵犯脏器组织有部位和程度的差异，因此临床症状和反应也很不一致。本段通过对十四种痛证的论述，给后世对疼痛的辨证以很大启示。如张介宾对本段的注解、议论颇精，故节录于下，以资参考。他说："凡痛而胀闭者多实；不胀不闭者多虚。痛而拒按多为实；可按者为虚。喜寒者多实；爱热者多虚。饱而甚者多实；饥而甚者多虚。脉实气粗者多实；脉虚气少者多虚。新病壮年者多实；愈攻愈剧者多虚。痛在经者脉多弦大，痛在脏者脉多沉微。必兼脉而察之，则虚实自有明辨。"

三、"九气"为病的病机、病证

【原文】余知百病生于气❶也，怒则气上，喜则气缓，悲则气消，恐则气下，寒则气收，炅则气泄，惊则气乱，劳则气耗，思则气结，九气不同，何病之生？岐伯曰：怒则气逆，甚则呕血飧泄❷，故气上❸矣。喜则气和志达，荣卫通利，故气缓❹矣。悲则心系急❺，肺布叶举❻，而上焦不通❼，荣卫不散，热气在中，故气消❽矣。恐则精却❾，却则上焦闭，闭则气还，还则下焦胀，故气不行❿矣。寒则腠理闭，气不行，故气收⓫矣。炅则腠理开，荣卫通，汗大泄⓬。惊则心无所倚，神无所归，虑无所定，故气乱⓭矣。劳则喘息汗出，外内皆越⓮，故气耗矣。思则心有所存，神有所倚，正气留而不行，故气结⓯矣。

【注释】 ❶ "百病生于气"：百病，是泛指很多疾病。气，这里是指气机紊乱、壅滞失常而言。❷ "怒则气逆，甚则呕血飧泄"：怒是肝志，怒动于肝，则气逆而上，气逼血升，所以甚则呕血。肝木胜脾，所以见飧泄。❸ "气上"：即气上逆。这里是概括上文，谓上述呕血、飧泄，为气上逆所致的病变。❹ "气缓"：即气涣散不收的意思。❺ "心系急"：心系，指以心脏为中心与其他脏腑相联系的脉络。张介宾注："心其系有五，上系联肺，肺下系心，心下三系，连脾、肝、肾。"急，拘急，与缓相对。❻ "肺布叶举"：指肺脏布大，而肺叶上举。❼ "上焦不通"：心肺共居上焦，心系之脉拘急，肺叶上举，所以使上焦之气不得宣通。❽ "热气在中，故气消"：消，通销，销烁的意思。营卫不散，郁于中则内热，热伤

气，所以气消。❾ "恐则精却"：却，退却也，恐则伤肾，所以精气退却而不得上行。❿ "气不行"：王冰注："上焦固禁，下焦气还，各守一处，故气不行也。"⓫ "寒则腠理闭，气不行，故气收"：寒束于外，使玄府闭密，致使阳气不能宣达，故而收敛于中而不得散。⓬ "炅则腠理开，荣卫通，汗大泄"：热则使人的腠理开，腠理开则荣卫之气通行，汗大出，气随汗出而外泄，因而气泄。⓭ "惊则心无所倚，神无所归，虑无所定，故气乱"：心藏神，而为五脏六腑之大主，受惊则心悸动无所依附，神志无所归宿，心中疑虑不定，而致气乱。⓮ "外内皆越"：越，散越的意思。喘则内气越，汗则外气越，所以内外皆越。⓯ "气结"：结，郁结不散。思则神志凝聚，久则气留而不散，因而郁结。

【语译】 黄帝说：好。我知道许多疾病的发生都和气机运行紊乱有关。如大怒则气上逆，大喜则气缓散，悲哀则气消损，恐惧则气下沉，遇寒则气收敛，遇热则气外泄，受惊则气紊乱，过劳则气耗散，思虑太过则气留结。九气的病变各有不同，在临床上各有什么表现呢？岐伯回答说：大怒则使肝气上逆，气逆则血随，血为气所迫，严重时可出现呕血，如果肝气影响到脾胃的变化，还会发生腹泻，所以

说"怒则气上"。喜乐则使心气和顺，志意畅达，营卫之气通利。若过喜则使心气涣散不收，所以说："喜则气缓"。悲哀太过则使心系急，肺叶张大上举，上焦之气不得宣通，荣卫之气不得布散，以至热郁于胸中，消烁正气，所以说"悲则气消"。恐惧则使肾之精气衰退，不能上交于心肺，以至上焦之气闭塞，上焦闭则气还归于下，气郁于下，则下焦胀满，所以说"怒则气下"。寒气能使腠理闭塞，卫气不能宣达而闭于内，所以说"寒则气收"。热气能所依附，神亦失其归宿，思虑也不能决定，心气动荡而散乱，所以说"惊则气乱"。疲劳过度，能使人阳气外张，因此肺气不降而喘息，卫气不固则汗出，外内皆散越，久而使人正气耗损，所以说"劳则气耗"。思虑太过，精神高度集中，就使正气留结而不行。所以说"思则气结"。

【讨论】本段论述了由于情志过激、寒热偏盛、疲劳过度等因素，导致脏腑功能紊乱、气机升降失调，从而发生多种疾病的问题。如由于精神刺激太过引起的：怒则气上、喜则气缓、悲则气消、恐则气下、惊则气乱、思则气结；由外界环境引起的：寒则气收、热则气泄；由过度劳倦引起的：劳则气耗等，这些都由气机运行失调而致，所以说"百病皆生于气"这种理论，不仅是病因学说的重要内容，而且也是临床辨证的重要依据。

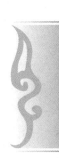

小　结

本篇通过对寒邪致痛的十四种证和九气为病病证的分析，深刻地阐述了无论是六淫邪气为病，还是精神因素、起居过劳等致病，其所引起的最基本的病理变化是气机紊乱。气机，即气的升降出入，是气在人体内运动形式的最基本概括。人体脏腑、经络、腠理、官窍等都是气升降出入的场所。《素问·六微旨大论》说："升降出入无器不有"，说明气机的运动是维持生命活动的根本。若一旦气机运动停止，生命活动也就终止。如气机运动紊乱，则人体健康就要受到损害，这是中医发病的重要观点，本篇所举疼痛、九气为病都是最好的说明。

复习思考题

1. 试述疼痛的病因及其病机。
2. 分析十四种疼痛的不同病机。
3. 分析九气为病的病机。
4. 为什么说气机紊乱是十四种疼痛和九气为病的根本病机？

第四节 痹论篇第四十三   (86～89日)

一、概说

痹，闭也。痹证是指气血为病邪闭阻而引起的疾病。由于本篇是专论的文章，对于痹证的病因、病机、病证、分类以及治法等各方面，都做了系统的论述，所以篇名叫"痹论"。

本篇除了阐明痹病的病因、病机、病证外，还从病因分类、病位分类等方面阐发了《内经》的五脏分证法，为后世的脏腑辨证打下了基础。

本篇的主要内容如下。

1. 论述了风、寒、湿三气是痹证的主要病因，指出由于三气的性质及其致病的偏胜不同，而有行痹、痛痹、着痹的分类。并从其四时受邪及病位的不同，提出了五体痹的分类。

2. 论述了五脏痹及肠痹、胞痹的病证、病机，说明了脏腑之所以成痹，以脏腑自伤为内在因素。

3. 讨论了营卫之气生成及其功能，并申明营卫之气的正常运行，不能产生痹证。

4. 提出了五体痹与五脏痹在治疗上的区别，提出了针刺痹证的治疗大法。

二、痹证的病因及分类

(一)痹证的病因

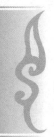

【原文】黄帝问曰：痹之安生❶？岐伯对曰：风寒湿三气杂至❷，合而为痹也。其风气胜者为行痹❸，寒气胜者为痛痹❹，湿气胜者为著痹❺也。

【注释】❶"安生"：安，疑问词，义同何。安生，即怎样生成。❷"风寒湿三气杂至"：杂，混合、混杂。与下文"合"字同义。即混合而侵袭。❸"其风气胜者为行痹"：行痹，即疼痛游走而无定处的痹证。因风性善行数变，风气偏胜，故疼痛游走而无定处。❹"寒气胜者为痛痹"：痛痹，以疼痛为主，固定不移的痹证。寒性收引，寒邪偏盛，血气得寒则凝而不通，不通则痛，故疼痛明显而痛处固定不移。❺"湿气胜者为著痹"：著，重著、留着难去之意。著痹，即以肢体沉重或顽麻不仁为主的痹　　　证。湿邪偏胜故成著痹。

【语译】黄帝问道：痹病是怎样形成的？岐伯回答说：由风、寒、湿三种邪气杂合而侵犯人体，混合而形成为痹证。其中风邪偏胜的，叫作行痹；寒邪偏胜的，叫作痛痹；湿邪偏胜的，叫作著痹。

（二）痹证的分类

【原文】帝曰：其有五者何也❶？岐伯曰：以冬遇此者为骨痹❷；以春遇此者为筋痹；以夏遇此者为脉痹；以至阴❸遇此者为肌痹；以秋遇此者为皮痹。

帝曰：内舍五脏六腑，何气使然❹？岐伯曰：五脏皆有合，病久而不去者，内舍于其合也。故骨痹不已，复感于邪，内舍于肾。筋痹不已，复感于邪，内舍于肝。脉痹不已，复感于邪，内舍于心；肌痹不已，复感于邪，内舍于脾；皮痹不已，复感于邪，内舍于肺。所谓痹者，各以其时重感于风寒湿之气也❺。

【注释】❶ "其有五者何也"：高士宗注："四时合五行，其因时受邪，而有五痹者何也？"即痹证又可分五种，这是为什么？❷ "以冬遇此者为骨痹"：皮脉肌筋骨，是五脏外合的五体，五脏之气，外应四时五行，所以五体各以其脏所主之时而受病，这是同气相感的缘故。马莳注："五痹之生，不外于风寒湿三气也，特以时有五者，而遇此三气，则异病耳，非复有五气以入五脏也。故冬遇此三者，则为骨痹。盖肾主冬，亦主骨，肾气衰则三气入骨，故名之曰骨痹。"楼英也说："皆以所遇之时，所客之处命名，非此行痹、痛痹、著痹之外，又别有骨痹、筋痹、脉痹、肌痹、皮痹也。"❸ "至阴"：这里指长夏。❹ "内舍五脏六腑，何气使然"：舍，居也。这里可作稽留潜藏的意思。王冰注："言皮肉筋脉痹，以五时之外遇，然内居脏腑，何以致之？"❺ "所谓痹者，各以其时重感于风寒湿之气也"：各以其时，指五脏所主的季节，肝主春，心主夏，脾主长夏，肺主长夏，肺主秋，肾主冬。重感，重复感受的意思。意谓五体之痹久而不愈，各以所应之季，重复感受风寒湿之邪，则内传为脏痹。

【语译】黄帝问：为什么痹证又可分为五种？岐伯答：风寒湿三气在侵袭人体的时候，由于伤人的季节不同，痹病的名称也不一样。肾应冬主骨，在冬季遇此三气而成痹病的，叫骨痹；肝应春主筋，在春季遇此三气而所痹病的，叫筋痹；心应夏主脉，在夏季遇此三气而成的痹病，叫肌痹；肺应秋主皮毛，在秋季遇此三气而成的痹病，叫作皮痹。

黄帝问：痹证而进一步累及五脏六腑，是什么道理？岐伯答：五脏与五体是内外相合的，如果病邪久留于体表而不去，便能侵入于其所合内脏。所以骨痹不愈，再重复受邪，就内舍于肾；筋痹不愈，再重复受邪，就内舍于肝；脉痹不愈，再重复受邪，就内舍于脾；皮痹不愈，再重复受邪，就内舍于肺。因此，所谓五脏痹病，是在各个季节里重复感受了风寒湿三气所造成的。

【讨论】

1. 痹的含义　痹，一般是指闭塞不通，气血凝滞的一类病证。在《黄帝内经》中有关痹的论述，除本篇和《灵枢·周痹》为专论外，还有四十余篇涉及有关痹的内容，以痹为名者，竟达五十多种。但总结起来，《黄帝内经》中的痹主要有以下四种含义：①指病在阴分的总称，如《灵枢·寿夭刚柔》篇："病在阳者曰风，病在阴者为痹。"②专做闭塞不通解，如《素问·阴阳别论》："一阴一阳结谓之喉痹"；《素问·至真要大论》："食痹而吐"，皆作闭塞解。③指肌肤麻木不仁的症状，如本篇："痹，不痛不仁者。"④指痛风历节病，如本篇："行痹、痛痹、著痹"。本篇所论痹的含义，是指风寒湿邪侵犯人体所引起的气血凝滞不通的一类证候，包括的内容极其广泛。丹波元简说："经中闭有四义，有为病在阴之总称者，见于《灵枢·寿夭刚柔》；有专为闭塞之义者，如食痹、喉痹是也；有为麻痹之痹也，王注浦（音顽）痹者是也；有痛风历节之义，如本篇行痹、痛痹、著痹之类是也。此总不离乎闭塞之义，学者宜细玩焉。"

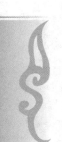

2. 痹证与季节气候变化的关系　致痹的外因为风寒湿邪，六淫致病多与季节气候有关，所以痹的发生、加剧及缓解也多与季节气候的变化有着密切关系。本篇"所谓痹者，各以其时重感于风寒湿气"及"凡痹之类，逢寒则虫，逢热则纵"。都说明了这一点。例如属于痹证范畴的"风湿病"在《实用内科学》中指出："发病多在各地寒冷季节，在我国华北地区比较寒冷，此病较气候温和的华南地区为多见。"实践证明，痹证虽然一年四季都可发病，但在冬季较为多发，而且痹证患者，遇寒冷阴雨天气，往往肢体疼痛加剧，在温暖天气则症状可以缓解。所有这些都说明痹证的发生、加剧、缓解和自然界气候的变化是密切相关的。掌握这些方面，对诊断和防治痹证是有一定实际意义的。

三、诸痹的症状、病机、预后及针治大法

（一）五脏六腑痹的症状

【原文】凡痹之客五脏者❶，肺痹者，烦满，喘而呕❷。心痹者，脉不通，烦则心下鼓，暴上气而喘，嗌干，善噫❸，厥气上则恐❹。肝痹者，夜卧则惊❺，多饮，数小便❻，上为引如怀❼。肾痹者，善胀❽，尻以代踵，脊以代头❾。脾痹者，四肢解墮❿，发咳呕汁，上为大塞⓫。肠痹者，数饮而出不得，中气喘争，时发飧泄⓬。胞痹⓭者，少腹膀胱按之内痛，若沃以汤⓮，涩于小便，上为清涕⓯。

【注释】❶"凡痹之客五脏者"：客，侵犯的意思。痹之客五脏，即当痹病侵入到五脏。❷"肺痹者，烦满，喘而呕"：肺脉起于中焦，为心之盖，所以肺痹者，烦满。肺主呼吸，脉循胃口，肺痹，所以喘而呕。❸"心痹者，脉不通，烦则心下鼓，暴上气而喘，嗌干，善噫"：心下鼓，即心下鼓动。心痹，则脉不通，心虚则烦，所以烦则心下鼓。心脉贯肺，以行呼吸，脉不通，所以上气而喘，嗌干，善噫。嗌干，即咽喉干燥。❹"厥气上则恐"：恐为肾志，心气厥逆于上，不能下交于肾，心虚而水气乘之，故恐。❺"肝痹者，夜卧则惊"：肝藏魂，肝受邪则魂不安静，所以夜卧多惊。❻"多饮，数小便"：肝主疏泄，对人体水液代谢有一定的调节作用。肝病，疏泄失常，所以出现多饮、小便数等水液代谢方面的病变。❼"上为引如怀"：引，作形容词用，即"引满之弓"的引。《说文》："开弓也"徐铉曰："象引弓之形。"引如怀，即腹部膨隆，形如

满弓，像怀孕一样。这是指肝痹之病，气机不畅，水液滞留，而出现腹部胀满的症状。❽"肾痹者，善胀"：肾为胃之关，关门不利，则胃气不转，故善胀。❾"尻以代踵，脊以代头"：尻，kao，脊骨尽处，即尾骨。踵，足跟。尻以代踵，谓能坐不能起。脊以代头，指头俯不能仰。这是因为肾脉起于足下，足不能行，故以尻代之；肾脉贯脊，头反不如脊高，故言脊以代头。❿"脾痹者，四肢解墮"：解墮，倦怠的意思。脾气不达四肢，所以四肢解墮。⓫"发咳呕汁，上为大塞"：大塞，即上焦阻隔不通的意思。脾病不运，聚饮于胃，上通于肺，所以咳而呕吐清水。脾病，中气抑郁，故上焦塞满。⓬"中气喘争，时发飧泄"：中气喘争，指腹中攻冲雷鸣，即肠鸣。邪入大小肠，受盛传道的功能失常，以致肠鸣泄泻。⓭"胞痹"：胞，膀胱。胞痹，即膀胱痹。⓮"若沃以汤"：沃，灌也。指热水。若沃以汤，即好像灌了热水样的感觉。因膀胱气闭，所以按之

则痛。水闭不行，蓄而为热，故若沃以汤。❶ "上为清涕"：上指鼻涕，即鼻流清涕。膀胱经上额交巅，入络脑，故邪气上交于脑而致鼻流清涕。

【语译】凡痹邪侵入到五脏，病变各有不同。肺痹的症状，是烦闷喘息而呕；心痹的症状，是血脉不通畅，烦则心下鼓动，暴气上冲而喘，咽喉部干燥，善嗳气，逆气上乘于心，便产生恐惧；肝痹的症状，是夜眠多惊，好饮水，小便的次数多，向上则腹部膨隆，形似满弓，状如怀孕；肾痹的症状，是腹部容易胀满，骨痿弱，能坐不能走，头不能抬起脊背反高于头部；脾痹的症状，是四肢倦怠无力，咳嗽，呕吐清水，上焦阻塞不通；肠痹的症状，是常欲饮水而小便不畅；肠鸣，时常泻泄，大便混有不消化的食物；膀胱痹的症状，是用手按少腹，内有痛感，好像灌了热水一样，小便涩滞不爽，鼻流清涕。

（二）诸痹证的病机、预后及针治

【原文】阴气❶者，静则神藏，躁则消亡❷。饮食自倍，肠胃乃伤❸。淫气喘息，痹聚在肺❹；淫气忧思，痹聚在心❺；淫气遗溺，痹聚在肾❻；淫气乏竭❼，痹聚在肝；淫气肌绝，痹聚在脾❽。诸痹不已，亦益内❾也。其风气胜者，其人易已❿也。

帝曰：痹，其时有死者，或疼久者，或易已者，其故何也？岐伯曰：其入藏者死，其留连筋骨间者疼久，其留皮肤间者易已⓫。

帝曰：其客于六腑者，何也？岐伯曰：此亦其食饮居处，为其病本也。六腑亦各有俞⓬，风寒湿气中其俞，而食饮应之，循俞而入，各舍其腑也。

帝曰：以针治之奈何？岐伯曰：五脏有俞，六腑有合⓭，循脉之分，各有所发，各随其过则病瘳⓮也。

【注释】❶ "阴气"：这里指五脏之气。因五脏属阴，所以五脏之气，称为阴气。❷ "静则神藏，躁则消亡"：五脏藏神，所以五脏安静时，则神藏，躁动则气耗，所以神气消亡。❸ "饮食自倍，肠胃乃伤"：即饮食过度，就会损害肠胃的功能。❹ "淫气喘息，痹聚在肺"：淫气，即淫乱的邪气，这里指痹邪而言。位于皮肉脉筋骨之痹邪浸淫入里，若见喘息，为邪聚于肺，即为肺痹。❺ "淫气忧思，痹聚在心"：淫邪入里，引起忧愁思虑的，这是痹邪聚在心的心痹。❻ "淫气遗溺，痹聚在肾"：肾司二便，小便失禁，这是痹聚在肾的肾痹。❼ "乏竭"：即血气衰败，疲乏力竭的意思。由于邪气浸淫，阴血乏竭，而肝主血，故说痹聚在肝。❽ "淫气肌绝，痹聚在脾"：脾主肌肉，肌肉消瘦萎缩，是痹聚在脾。❾ "益内"：

指病邪向人体内部发展。❿ "其风气胜者，其人易已"：风为阳邪，伤人皮腠气分，病位浅，易于消散，所以容易痊愈。❶ "其入脏者死，其留连筋骨间者疼久，其留皮肤间者易已"：入脏，则邪深，伤五脏之神，所以死；病在筋骨，邪已深入，所以疼痛久；病在皮肤，邪浮而浅，所以容易治愈。⓬ "六腑亦各有俞"：俞，指俞穴，这里指六腑在体表的俞穴。⓭ "五脏有俞，六腑有合"：俞，指俞穴。合，指合穴。五脏有俞，即指五脏的俞穴。六腑有合，是说六腑不但有俞穴，也有合穴。⓮ "瘳"：音 chou 抽，病愈。

【语译】五脏之气，安静则精神内藏，躁动则易于耗散。假若饮食过量，肠胃就要受到损伤。淫邪入里，出现呼吸喘促的，是痹聚在肺；出现忧愁思虑的，是痹聚在心；引起遗尿的，是痹聚在肾；引起疲乏衰竭的，是痹聚在肝；引起肌肉消瘦的，是痹聚在脾。各种痹病日久不愈，皆可日渐加重而由表入里。凡痹证以风气为主的，易于治疗。

黄帝问：患了痹证，有死亡的，有疼痛经久不消的，有容易痊愈的，是什么缘故呢？岐伯说：痹病而传入五脏的则死；稽留在筋骨间的，疼痛经久不愈；停留在皮肤间的，容易病愈。

黄帝说：痹邪侵入六腑又怎样呢？岐伯说：饮食不节，起居失度，这也是六腑产生痹证的根本原因。六腑各有俞穴，风寒湿气从俞穴自外而入，而内更伤于饮食，外内相应，病邪就循六腑经脉的俞穴分别入侵于本腑。

黄帝问：用针刺治疗怎么样？岐伯答：五脏各有俞穴，六腑各有合穴，循着经脉所行的部分，各有发病的所在，各随其病的所在而刺之，病就可痊愈了。

【讨论】本段自"凡痹之客五脏者"至"淫气肌绝，痹聚在脾"一段，不少诸家认为文义与前后不相合，应当是其他篇的文字移在这里的。例如《新校正》说："从上凡痹之客五脏者至此，全元起本在《阴阳别论》中，此王氏之所移也。"

四、营卫之气与痹证的关系

（一）营卫之气不为痹

【原文】帝曰：荣卫之气，亦令人痹乎❶？岐伯曰：荣者，水谷之精气也，和调于五脏，洒陈❷于六腑，乃能入于脉也，故循脉上下，贯五脏络六腑❸也。卫者，水谷之悍气❹也，其气慓疾滑利，不能入于脉也，故循皮肤之中，分肉之间，熏于肓膜❺，散于胸腹。逆其气则病，从其气则愈❻，不与风寒湿气合，故不为痹❼。帝曰：善。

【注释】 ❶ "荣卫之气，亦令人痹乎"：高世栻注："承上文五脏六腑之痹，复问荣卫之气，亦令人痹乎？" ❷ "洒陈"：洒，即洒水。陈，是布陈。洒陈，即布散的意思。❸ "故循脉上下，贯五脏络六腑"：荣行脉中，所以它依循经脉上下运行，向内则贯注于五脏，向外则联络六腑。❹ "悍气"：慓悍急暴之气。这里指卫气的性质而言，因为卫气行于脉外，不受约束，其行急疾，所以称它是悍气。❺ "肓膜"：即体腔内脏之间的筋膜。张介宾说："肓者，凡腔腹肉理之间，上下空隙之处，皆谓之肓。膜，筋膜也。" ❻ "逆其气则病，从其气则愈"：此指营卫之气在人体内的正常循行对保护人体健康的重要性。即违反营卫循行规律就生病，顺从其循行规律病就会好。❼ "不与风寒湿气合，故不为痹"：张隐庵注："不与风寒湿邪合，而留连于皮肤脉络之间，故不为痹也。盖言痹在皮者，肺气之所主也。痹在肌者，脾气之所主也。痹在脉者，心气之所主也。营卫之气，虽在皮肤络脉之间，行而不留，故不与邪合。"

【语译】 黄帝问：营气和卫气也能使人发生痹病吗？岐伯答：营气是水谷所化生的精气，平和地协调于五脏，布散于六腑，能够入于经脉之中，因而能沿着经脉上下，贯通五脏，联络六腑。卫气是水谷所化生的悍气，它流动急速而滑利，不能入于经脉之中，而沿皮肤之中，腠理之间运行，并熏蒸于体腔内的筋膜，敷布到胸腹部。若营卫二气运行紊乱，就会生病；只要其气顺调，病就会痊愈。营卫之气若不与风寒湿邪相合，是不能形成痹病的。黄帝说：好。

（二）痹证的主要临床表现及机制

【原文】 痹，或痛，或不痛，或不仁，或寒，或热，或燥，或湿，其故何也？岐伯曰：痛者，寒气多也，有寒故痛❶也。其不痛不仁者，病久入深，荣卫之行涩，经络时疏❷，故不通❸，皮肤不荣，故为不仁❹。其寒者，阳气少，阴气多，与病相益❺，故寒也。其热者，阳气多，阴气少，病气胜，阳遭阴❻，故为痹热。其多汗而濡者，此其逢湿甚也，阳气少，阴气盛，两气相感❼，故汗出而濡也。

帝曰：夫痹之为病，不痛何也？岐伯曰：痹在于骨则重，在于脉则血凝而不流，在于筋则屈不伸，在于肉则不仁，在于皮则寒。故具此五者，则不痛也❽。凡痹之类，逢寒则虫❾，逢热则纵❿。帝曰：善。

【注释】 ❶ "有寒故痛"：寒则血气凝泣，故痛。❷ "经络时疏"：疏，空虚的意思。即指经络有时空虚。❸ "不通"：《甲乙经》作 "不痛"。❹ "不仁"：顽麻不知痛痒。❺ "与病相益"：益，增加、助长的意思。因为痹病本属阴寒，如果阳气不足的人，寒从内生，就会益助其寒邪。❻ "阳遭阴"：遭，遭遇。阳盛遭阴，阴气不能胜，所以形成痹热。也就是说，病邪的寒化、热化，常随人体体质为转移。如阳气偏胜的人，阴邪就可从阳而化热。❼ "两气相感"：指人体内阴气盛而与外来湿气相感。❽ "故具此五者，则不痛也"：气伤痛，上述五种情况，病不在气分，所以不痛。❾ "逢寒则虫"：虫，《甲乙经》作 "急" 为是。逢寒则筋挛，故急。❿ "纵"：弛纵，热则筋弛，故纵。

【语译】 痹病有的疼痛，有的不痛，有的肌肤麻木不仁，不知痛痒，有的发寒，有的发热，有的皮肤干燥，有的皮肤湿润，这是什么缘故？岐伯答：痛是寒气偏多，有寒故产生疼痛。痹证不痛而肌肤麻木的，是病久了，邪气深入，营卫运行涩滞，以致经络有时空虚，故不痛；营卫不能营运，所以皮肤失荣而麻木不仁。发寒的，是由于人体阳气少，阴气多，阴气与病气相互助长，所以多寒。发热的，是由于体内阳气盛，阴气虚，邪气侵入，阴不胜阳，故而发热。多汗而湿润的，是感受湿气太重，人体的阳气不足，阴气有余，阴气和湿气相感，所以汗出而湿润。

黄帝说：痹病有不痛的，是什么缘故？岐伯答：痹在骨则身重；痹在脉的则血行不畅；痹在筋的则屈而不伸；痹在肌肉则麻木不仁；痹在皮肤则发寒。如果有这五种症状的痹病，就不会有疼痛的感觉。大凡痹病之害，遇到寒气则拘急，遇到热气则弛缓。黄帝说：讲得好。

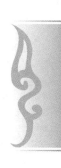

小　结

本篇论述风寒湿邪侵入人体后所形成的痹证，因风寒湿三气各有偏性，因而在病变上有行痹、痛痹、著痹的区别。同时指出，既有邪气侵入皮、肉、脉、筋、骨的五体痹，也有通过脏之俞、腑之合径入五脏六腑的；还有病邪久稽肌表，然后内舍于五脏六腑，终成脏腑之痹。痹证这种以五体五脏分类的方法，是本着以五脏为中心的五个功能活动系统而来的，在今天仍然有其一定的实际意义。例如，文中所述的痹证的发生与季节气候有关，就是以此归类方法提出来的，这对痹证防治很有意义。所以后世在痹证的论治上，皆以本篇的理念为基础，如对常见的行痹、痛痹、著痹的治疗，视其病邪偏胜，在用药上相应地予以侧重。关于脏腑痹，临床虽属少见，但现代临床运用心痹的理论，对心脏病心血瘀阻型来进行治疗，确实收到了一定的效果。说明对脏腑痹亦不容忽视，必须在实践中加以研究。另外，临证所见的身热、关节红肿疼痛的热痹，本篇虽未述及，但该病的病机是风寒湿邪郁久化热所致，其病理仍本源于此。关于痹病还有所谓从痹、周痹之分，当参阅《灵枢·周痹》篇。

此外，本篇对痹证的发病，认为是由于机体内部失调，外邪侵入所致。即所谓"阴气者，静则神藏，躁则消亡"，"饮食自倍，肠胃乃伤"，荣卫之气"不与风寒湿气合，故不为痹。"只有体内气机紊乱，阴阳失调，复受外邪，即"两气相感""与病气相益"，才能发生各种痹证。这种理论体现了中医学发病以内因为主，重视外因的基本思想。

对于预后，文中指出"其风气胜者，其人易已""其留皮肤间者，易已""其留连筋骨间者，疼久""其入脏者死"。同时概括提出了"五脏有俞，六腑有合，循脉之分，各有所发，各随其过"的针刺治疗原则。

复习思考题

1. 行、痛、著痹分类的根据是什么？临床有什么意义？

2. 从本文如何体会中医以内因为主的发病观点？

3. 分析五脏痹的形成及其病证、病机。

4. 什么叫营气和卫气？它们在性质和功能上有何区别？与痹证又有什么关系？

5. 五脏痹的分类方法在中医学理论中有什么意义？

第 13 章　诊　　法

诊法，即诊断疾病的方法，是治疗疾病的前提。众所周知，望、闻、问、切是中医诊病的最基本手段，这在《黄帝内经》中就已有大量的论述，尤以诊脉论述的更为详尽，以至于今天，许多中医大夫还不甚明白，因此，认真研讨《黄帝内经》有关诊法的理论很有必要。

脉要精微论篇第十七　　　（90～95 日）

一、概说

脉要，切脉的纲要。精微，精湛微妙的意思。由于本篇讨论了望、闻、问、切四种诊断方法，其中尤以论脉更为精要深微，故以"脉要精微"名篇。

全文着重讨论了诊脉的时间、部位、方法，察色善恶的要点，以及脉色、脉证互参等诊法的大要，突出了"四诊合参"的诊法原则，以及脉与五脏气血盛衰相关，与四时相应的人体整体观，及与自然界的统一观。这些有关诊法的思想、观点、原则、方法，为中医诊断学的形成、发展，奠定了基础。

本篇的主要内容如下。

1. 指出脉象是气血运行的反映，因而诊脉可以了解五脏气血的盛衰情况。在人与自然相应的思想指导下，阐明了诊脉常以平旦和持脉之法，虚静为宝的原理。

2. 论述了脉应四时的特点、原理、临床运用价值，并指出切脉要结合精明，察五色、脏腑、形体等各方面参伍比较，才能使诊断更加精确。

3. 提出了望诊中辨五色善恶的要点，以及闻诊病人的声音和问诊大小便，各种梦境的变化。

4. 讨论了尺肤诊的临床运用；并举例引述各种脉所主的不同病证，以供临床参考。

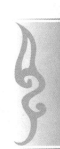

二、诊脉的时间与四诊合参的意义

（一）诊脉以平旦为宜

【原文】黄帝问曰：诊法❶何如？岐伯对曰：诊法常以平旦❷，阴气未动，阳气未散，饮食未进，经脉未盛，络脉调匀，气血未乱❸，故乃可诊有过之脉❹。

【注释】❶"诊法"：诊，诊察。法，方法。诊法，就是诊断疾病的方法，这里主要指切脉的方法。❷"平旦"：即清晨卯时，约早晨五、六点钟。❸"阴气未动……气血未乱"：未动，静也。未散，敛也。未盛，平也。调匀，和也。未乱，治也。本句是说，平旦之时，夜尽方昼，营气未受外来因素干扰而安静，阳气没有因活动而耗散，人没有进饮食，而胃气尚静，经脉也未亢盛，络脉调匀，这些都是气血未乱的表现。因此，这时脉象最能反映体内疾病的真实情况。❹"有过之脉"：就是因病理变化所引起的不正常脉象。马莳："人之有病，如事之有过误，故曰有过之脉。"

【语译】黄帝问道：诊脉的方法怎样？岐伯回答说：诊脉通常清晨为宜。因为这个时候人还没有活动，阴气未被扰动，阳气未曾耗散，也没有进过饮食，所以经脉之气平而未亢，络脉之气和而调匀，气血处在正常状态。所以这时才容易诊察出有病的脉象。

（二）四诊合参的意义

【原文】切脉动静，而视精明❶，察五色❷，观五藏有余不足，六腑强弱，形之盛衰，以此参伍❸，决死生之分。

【注释】❶"精明"：指两目。陈无择《三因方》说："所谓视精明者，盖五藏精明聚于目，精全则目明，神定则视审，审视不了则精明败矣。"吴崑说："精明，目中眸子精神也。"所以在望诊中，望两目主要是观察两目的神气。❷"察五色"：五色，即青、赤、黄、白、黑。察五色，就是观察反映在面部五色荣润和晦暗。❸"参伍"：即彼此相参互证的意思。

【语译】切脉搏的动静变化，望病人两目的精神，察面部的五色表现，了解五脏的有余不足，六腑的强弱，形体的盛衰，将这些诊察所得，进行综合分析，来判断病人的生死。

【讨论】

1. 平旦诊脉的意义：滑伯仁说："平旦未劳于事，是以阴气未扰动，阳气未耗散。"张隐庵说："夫饮食于胃，淫精于脉，脉气流经，经脉盛则络脉虚，是以饮食未进，则经络调匀，血气未乱。"因为人是一个有机体，在不同的环境中可以引起各种不同的反应。不管平人或病人，遇到了某种因素的刺激，整个机体就会产生异常的反应，于是也影响到脉搏的变化，古人深刻体会到机体与环境的密切关系，因此指出诊法要在比较清静的平旦。盖平旦诊脉，"阴气未动，阳气未散"，人体气血正处于相对平定的状态，此时脉搏，正可以反映人体气血盛衰和疾病的真实情况。同时"饮食未进，经脉未盛，络脉调匀，气血未乱"，脉搏没有受到进食的影响，加以平旦环境安静，人体不易受到任何内外因素的刺激，诊脉易于得知体内气血的真实情况。所以《脉学正义》说："平旦之时，天气清宁，人事未扰，万虑俱静，最得气化之正，故以此时诊察，不独可得脉象之真，即望色辨证，皆遁情。"在今天我们诊脉虽然不机械地定在平旦，但是仍应本着平旦诊脉的精神，重视切脉环境，对于行路之后及饮食之后的患者，则必须休息一会，才给予诊察，对于情绪波动的患者，应当使其情绪平静之后，才进行诊脉，这对于提高诊疗水平，无疑有重要作用，应当予以重视。总之我们应掌握这一精神，考虑患者环境的安静，使其尽量减少内外刺激因素，气血不足，来达到准确切脉、正确辨证的目的。

2. 本段提出的综合观察人体各种外在功能状态，来决定发病的轻重缓急、在脏在腑的诊断原则，是后世"四诊合参"的理论导源。

三、切脉、观色、察形、闻声、问病以决死生

（一）诊脉的原理及评脉辨证举例

【原文】夫脉者，血之府也❶。长则气治；短则气病❷；数则烦心❸；大则病进❹；上盛则气高；下盛则气胀❺；代则气衰❻；细则气少❼；涩则心痛❽；浑浑革至如涌泉❾，病进而色弊❿；绵绵其去如弦绝⓫，死。

【注释】❶ "血之府"：府，物聚的地方。血，这里也包括气。李念莪《内经知要》："荣行脉中，故为血府。然行是血者，是气为之司也。《逆顺篇》曰："脉之盛衰者，所以候血气之虚实。则知此举一血而气在其中，即下文气治、气病，义益见矣。"这里的荣指营血，气为之司的"之"是代词，代血。所以血府，是说脉是气血聚合和运行的通道。❷ "长则气治；短则气病"：长和短，都是指脉来搏

动部位而言。长，是指脉体长，上见于寸，下见于尺，寸关尺三部都能摸到。短，指脉体短，与长脉相对而言，亦即上不及寸，下不及尺。长主有余，长而兼实满硬或兼洪大，是为邪气亢盛之候，若正常人见长脉，必长而和缓，是为气血健旺之候。气治，是指气机和畅。所以长则气治的长脉，指长而和缓的正常现象。气病，是指气虚或气滞。气为血之帅，气病则不足引导血行，所以见上不及寸、下不及尺的短脉。❸ "数则烦心"：一息六至以上为数脉。张隐庵说："心主血脉，数乃热迫心所主则烦心。"数脉多属热，亦非绝对属热，张介宾说："滑数洪数者多热，濇数细数者多寒，暴数者多外邪，久数者必虚损。"此说临床可作为参考。❹ "大则病进"：大与小相对，是指脉象满而大。脉大表示邪气方张，故主病进。但大脉有虚证有实证，如《伤寒论》："伤寒三日阳明脉大"，就是邪热炽盛的表现，这是实大。《金匮要略》："夫男子平人脉大为劳"，这便是虚大。因此，"病进"的概念，并不等于实证，只要是病势继续恶化，不论虚实均可称为病进。❺ "上盛则

气高，下盛则气胀"：上，指寸口脉的上部。下，为寸口脉的下部。张介宾："上盛者，邪壅于上也。气高者，喘满之谓"。"下盛者，邪滞于下，故腹为胀满。"❻ "代则气衰"：代，这里指病脉代，即脉来中止，不能自还而后复动的脉象。这是脏气衰微的表现，所以说代则气衰。❼ "细则气少"：细，指细脉。脉体状如发丝，为气血不足之证。❽ "涩则心痛"：涩，是脉搏往来艰涩，血瘀气滞之象。血瘀气滞，心脉不通，不通则痛，所以可见心痛。此"心痛"，仅是举例，因为血瘀气滞的涩脉，也可见于其他部位的疼痛。❾ "浑浑革至如涌泉"：《甲乙经》《脉经》均作："浑浑革革，至如涌泉。"即脉来滚滚而急，好像涌出的泉水一样。也有解释为"釜沸脉"的，可参。❿ "色弊"：色，当是危字之误。危弊，即死亡。⓫ "绵绵其去如弦绝"：绵绵，指用布滤漆时，漆流动下来时那种连绵而断续的情景。此外是形容脉象软弱无力，微微似有而不甚应指的脉象。弦绝，指脉突然中止好像弓弦断绝一样。这是将要死亡的征象。

【语译】脉是血液所归聚的通道，血液依靠气的推动，所以脉长则反映气充足而流行通畅；脉短则反映气不足而流行涩滞；脉数为有热，故心烦；脉大为邪盛，故病势将继续发展；上部脉盛，为气逆于上，故呼吸急促；下部脉盛，为气壅于下，故见腹中气胀；脉代为气衰之征；脉细是气少之象；脉涩主气滞血少，故心痛；脉来滚滚而急，如涌出的泉水，为病势加重而危；脉来细小似有似无，如弓弦之断绝，是将要死亡的征象。

【讨论】

1. "代则气衰"　代，指代脉。代脉在《素问》中有两种不同的含义，一种是指长夏脾脉，另一种是指脉有歇止的病脉，这里所说的代脉是指有歇止之脉。后世

对有歇止之脉又有分别为促、结、代三种。其中，代脉是指缓弱而有规律的歇止，有时间歇时间还比较长，这主要由于脏气衰微，气血亏损，元阳不足，以致脉气不能接续的缘故。但是从临床上来看，出现代脉不一定都是脏气损坏之证。徐灵胎说："代为元气不续不像，经言代则气衰，在病后见之，本为死候，若气血骤损，元神不续，或七情太过，或颠扑重伤，或风家痛家，脉见止代，则为病脉……凡有痛之脉止歇，乃气血阴滞而然，不可以为准则也，若不因痛而脉见止代，是一脏元气，它脏代之，真危亡之兆也。"这是说风证、痛证、七情惊恐、跌扑损伤诸病而见的代脉，多属因病而致脉气不能衔接，不一定都是危候。还有些高年衰老的人，在气血自然减退的情况下，偶亦有之，也不一定便死，所以临床不能一概而论，应当具体问题具体分析。

2. "浑浑革至如涌泉，病进而色弊，绵绵其去如弦绝死" 以上原文，注家有不同解释。王冰说："浑浑，言脉气，浊乱也。革至者，谓脉来弦而大，实而长也。如涌泉者，言脉汩汩，但出而不返也。绵绵，言微微似有而不甚应手也。如弦绝者，言脉卒断，如弦之绝去也。若病候日进而色弊恶，如此之脉，皆必死也。"张琦说："浑浑，浊乱也。革，外实中空如鼓皮也。至如涌泉，汹涌无序，出而不返也。绵绵，如漆之绝，邪气横格之诊。病进色弊，见如此脉，为必死矣。"汪机说："浑浑如脉气浊乱也，革至谓脉来弦实大长也……此血脉受邪，而内乱如涌泉也。"马莳说："革至如涌泉，出而不返，盖六至以上脉也。"林亿《新校正》云："《甲乙经》及《脉经》作浑浑革革，至如涌泉，病进而危；弊弊绰绰，其去如弦绝者死。"为什么历来注家对此解释如此纷纭、莫衷一是呢？无疑，这是原文文义不明的缘故。因此，《新校正》所提出的勘误，是值得进一步探讨的。

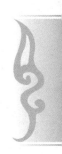

古代"浑"、"溷"（hun）、"混"声同而义别。"混"，《说文》训"丰流也。"即丰盛盈满的流水叫"混"，所以《孟子》："源泉混混"。又《山海经》："东望渤泽，河水所潜也，其源混混泡泡。"郭注："水渍涌也"。"混"字在古代常与"浑"相假借，如《荀子·富国篇》："上得天时，下得地利，中得人和，则财货浑浑如泉源"，这里浑浑即是混混的假借。同此例，本文"浑浑"亦显系"混混"之假借，主要是形容脉来滚滚洪大，故下文说："至如涌泉"，用来承接"浑浑"的词义。由此可见，王冰注"浑浑"为"浊乱"，则与下文"至如涌泉"义不相涉。

"革"，训为"皮革""鼓皮"，纯属望文生义。革之本义虽作皮革解，然在浑浑革至如涌泉句中，它是"急"的假借字。古代"革"与"急"的声母相同，属于双声，故可通假。如《礼记·檀弓上》："夫子之病革矣"，郑玄注："革，急也。"谓此"革"字的音义均与"急"同，所以陆德明《经典译文》云："革，纪力反，又

音极。"可见"浑浑革至如涌泉"之"革"不当妄训为"皮革""鼓革"，而应是
"急"字之假借，所以全句大意是说：脉来滚滚洪大而疾急，其势如源泉之奔涌。
当呈现如此脉，则"病进而危"。

（二）辨五色善恶与望神

【原文】夫精明五色者，气之华也❶。赤欲如白裹朱❷，不欲如赭❸；白欲
如鹅羽，不欲如盐，青欲如苍璧之泽❹，不欲如蓝❺；黄欲如罗裹雄黄❻，不
欲如黄土❼；黑欲如重漆色❽，不欲如地苍❾。五色精微象见❿矣，其寿不久
也。夫精明者，所以视万物，别白黑，审短长⓫。以长为短，以白为黑，如是
则精衰⓬矣。

【注释】❶"气之华"：气，指五
脏之气。华，华彩。五脏的精气皆上注
于目，面部的五色是五脏之气的反映，
所以两目的精明，面部的五色，都是五
脏之气的外华。❷"白裹朱"：白，同
帛，是白色的丝织品。朱，指红色。白
裹朱，即以帛包裹着红色，隐然红润，
含蓄不露。❸"赭"：灰暗的紫红色。
这里指赭石，颜色暗红，没有光泽。❹
"苍璧之泽"：苍，青色苍璧，指碧玉。
苍璧之泽，谓青而明润之色。❺"蓝"：
蓝靛（染料），其色蓝暗而无光泽。❻
"罗裹雄黄"：罗乃很薄的丝织品。雄黄
是药物。李念莪："罗有丝光，罗裹以
明，虽黄而仍有润泽之光也。"张介宾：
"光泽而隐"。❼"黄土"：是枯槁无泽

的黄色。❽"重漆色"：黑而光泽之
色。❾"地苍"：即黑色的土壤，黑而
枯暗无光。❿"五色精微象见"：精
微，即精华。见同现。象见，五脏真
脏色彻底暴露，即上文如赭、如盐、
如蓝、如黄土、如地苍五种既暗滞而
又毫无隐蓄之色。这种真脏之色出现，
为五脏的败象。吴崑说："言真元精微
之气，化作色相，毕现于外，更无藏
蓄，是真气脱矣。"⓫"视万物，别白
黑，审短长"：视，观察。别，分辨。
审，判别。观察万物，分辨黑白，判别
长短，是指眼睛的正常功能。⓬"如是
则精衰"：精，指五脏精气。如果这样
就是五脏精气衰竭了。

【语译】眼睛和面部的神色，是五脏的精华透露在外的象征。若是赤色，就要
像用帛绢裹着朱砂那样隐然红润而不暴露，不要像代赭石那样暗红而无光泽；若是
白色，就要像鹅的羽毛那样白而明润，不要像食盐那样白而灰暗；若是青色，就要
像青玉那样莹润光泽，不要像靛蓝色那样青而滞暗；若是黄色，就要像用罗绢裹着
雄黄那样黄而明润含蓄，不要像黄土那样干枯沉滞；若是黑色，就要像重漆那样黑

而明润，不要像泥土那样枯暗如尘。不论是哪种颜色，如果暴露而不明润含蓄，就是五脏精气外泄的现象，寿命定然不久了。人的两目精明，则能明视万物，辨别黑白，审察长短。如果视觉障碍，以长为短，以白为黑，这表明精气已经衰竭了。

（三）五脏精气得守者生失守者死

【原文】五脏者，中之守❶也。中盛藏满❷，气胜伤恐者❸，声如从室中言❹，是中气之湿❺也；言而微，终日乃复言者❻，此夺气也；衣被不敛，言语善恶不避亲疏者❼，此神明之乱❽也；仓廪❾不藏者，是门户不要❿也；水泉不止⓫者，是膀胱不藏⓬也。得守者生，失守者死⓭。

【注释】❶ "五脏者，中之守"：张介宾说："五脏者各有所藏，藏而勿失，则精神完固，故为中之守也。"五脏的功能特点是藏精气于内，以为生命活动的根本，所以称为中之守。如失守，则为下列诸病变。❷ "中盛藏满"：中，这里指胸腹。盛、满，是互词，胀急的意思。中盛藏满，即胸腹脏气壅塞而胀满，这里是湿邪壅滞气机所致。❸ "气胜伤恐者"：张琦说："气胜五字衍文，湿伤脾土，故中满盛。""者"，丹波元简说："推下文例，者字，当在言下。"据此经文应改作"……气胜、伤恐，声如从室中言者……"❹ "声如从室中言"：指语言重浊而不扬畅。张隐庵说："音不响亮而声不外出也。"❺ "是中气之湿"：意谓上述胸腹胀满、喘息、善恐、语声不扬等症，是水湿之气上逆，胸腹中有湿气之征。❻ "终日乃复言者"：意谓病人整天自言自语，重重复复，断断续续，这是气虚之极，为肺脏"失守"之征。这里与下文"言语善恶不避亲疏"，相对为文，前者叫"郑声"。后者叫"谵语"，

前者属虚，后者属实。这也是《伤寒论》中所说的"实则谵语，虚则郑声。"❼ "衣被不敛，言语善恶不避亲疏者"：衣被不敛，即衣被不知敝体。恶，指骂詈。亲，指亲戚朋友等亲近的人。疏，指疏远或不认识的人。这种衣被不知敝体，妄言骂詈的症状，多属高热扰乱心神或疾浊蒙蔽心窍所致。❽ "此神明之乱"：心主神明，心神被扰，故出现昏狂，这是心脏"失守"之征。❾ "仓廪"：脾胃为仓廪之官。仓廪不藏，是指脾胃容纳、消化、输泄饮食物的功能失常。❿ "门户不要"：门户，指幽门、阑门、魄门等脾胃的门户。要，念yao，约束的意思。不要，即不能约束。这里是说脾脏失守，门户失却约束的能力，以致大便泄利不止。这是脾脏"失守"。⓫ "水泉不止"：水泉，即小便。水泉不止，即小便失禁。张介宾说："膀胱与肾相为表里，所以藏津液，水泉不止而遗溲失禁，肾脏之失守也。"⓬ "膀胱不藏"：指膀胱气化功能失常，小便不能藏蓄，所以水泉不止。⓭ "得

守者生，失守者死"：此句总结上文，并与"中之守"相呼应，也就是说上文所说的都是五脏精气不能内守的重症。但若五脏精气还能内守的话，预后就良好。

【语译】 五脏是藏精气而守于内的。如果脘腹痞闷胀满，说话的声音重浊不扬，好像从密室发出来的一样，这是中焦有湿邪阻遏气机，肺、脾二脏失守的表现；如果语声低微，说话反反复复的，这是肺气耗夺失守的表现；若是病人扬手掷足，衣被不知敝体，言语错乱，不避亲疏的，这是神明紊乱心脏失守的表现；如果肠胃不能贮藏，大便泄泻不止，这是门户不能约束脾藏失守的表现；若是小便失禁的，这是膀胱不能贮藏津液肾脏失守的表现。总之，五脏如能藏守，虽病犹有好转的希望；相反，五脏失藏，就有死亡的可能。

（四）五脏精气得强则生失强则死

【原文】 夫五藏者，身之强❶也。头者，精明之府❷，头倾视深❸，精神将夺矣；背者，胸中之府❹，背曲肩随❺，府将坏❻矣；腰者，肾之府❼，转摇不能，肾将惫矣❽；膝者，筋之府，屈伸不能，行则偻附❾，筋将惫矣；骨者，髓之府❿，不能久立，行则振掉⓫，骨将惫矣⓬。得强则生，失强则死⓭。

【注释】 ❶"身之强"：身，这里指形体。形体的强健，内应于五脏。五脏精气充沛，则形体强健，故五脏为身之强。❷"头者，精明之府"：头为五官所在之处，脏腑精气都上注七窍。故称为"精明之府"。张介宾说："五藏六腑之精气，皆上升于头，以成七窍之用，故头为精明之府。"❸"头倾视深"：低垂不举为头倾，目陷无光为视深。头倾视深，是内脏精气耗夺的表现。所以张介宾说："头倾者，低垂不能举也；视深者，目陷无光也。藏气失强，故精神之夺如此。"❹"背者，胸中之府"：心肺居胸中，其俞在肩背，所以背为胸中之府。❺"背曲肩随"：楼氏《医学纲目》"随"作"垂"。背曲，即背部弯曲不能

直。肩垂，即两肩下垂不能举起。为藏气衰败，不营于肩背之故。❻"府将坏"：府，指心肺。府将坏，即心肺之气行将败坏。❼"腰者，肾之府"：马莳说："肾附于腰十四椎间，两旁相去脊中各一寸半，故腰为'肾之府'。"❽"肾将惫矣"：惫，音 bei。吴崑说："惫与败同，坏也"。腰部转摇不能，运动不利，是肾脏衰败的缘故。❾"偻附"：偻，曲身不能直。附，依附于他物行。《新校正》云："按别本'附'一作'俯'。《太素》作'跗'。"❿"髓之府"：张介宾说："髓充于骨，故骨为髓之府。"⓫"振掉"：振，动也。掉，摇也。振掉，动摇不定的意思，这里指行步不正，摇摇欲倒的体态。⓬"骨将惫"：惫，疲惫，极度疲乏

的意思。髓藏于骨，骨赖髓养，髓空则骨 失养而萎弱疲惫无力。❸"得强则生，失

强则死"；张介宾说："脏强则气强，故得 生，失强则气竭故死。"

【语译】五脏是身体强健的根本。头为精明之府，如果头垂而不能抬起，并且目陷无光，这是精神将要衰竭的表现；背为胸中之府，如果背弯曲，两肩下垂，是胸中之气即将败坏的现象；腰为肾之府，如果腰不能转动，是肾脏将衰败的表现；膝为筋之府，如果屈伸不便，曲身附物行走的，是筋气将绝的反映；骨为髓之府，如果不能久立，行动振摇不稳，是骨气将衰败的征象。所有这些病证，如果五脏之气未至败绝，则形体尚可复强，虽病犹有生机；反之，若脏气败绝，则形体困惫，必将死亡。

【讨论】

1. 体态与五脏的关系 本节讨论了头、背、腰、膝、骨等部在人体正常情况下与五脏的密切关系。张隐庵说："心肺居于胸中，而俞在肩背，故背为胸之府"、"两肾在于腰内，故腰为肾之外府"、"筋会阳陵泉，膝乃筋之府也"、"髓藏于骨，故骨为髓之府"。文章也指出两者在病理情况下是相互影响的，《内经教学参考资料》将本文内容归纳如下。

反常的体态主病 {
头倾视深——精神衰败
背曲肩随——心肺有病
转摇不能——肾脏病变
屈伸不能，行则偻附——肝肾不足
不能久立，行则振掉——骨骼病变（肾主骨）
}

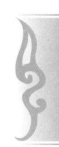

2. 视觉变化在诊断上的运用 这可从两方面来说：从生理方面来看，《素问·阴阳应象大论》有"年五十体重，耳目不聪明矣"，《灵枢·天年》有"五十岁，肝气始衰，目始不明。"从病理方面看，《灵枢·大惑论》有"精散则视歧，视歧见两物"，《灵枢·决气》有"气脱者，目不明"。《素问·脏气法时论》有"肝病者……虚则目䀮䀮无所见"。上述说明内脏精气的衰退，可造成视觉的失常。因此，我们可从病人两目有神或眶陷视深、两目无光的不同征象判断疾病的预后，作为诊断的依据。所以望眼神是望诊中的一个重要内容。

四、脉与四时阴阳相应

（一）脉象变化与四时相反

【原文】岐伯曰：反四时者❶，有余为精❷，不足为消❸。应太过，不足为精❹；应不足，有余为消❺。阴阳不相应，病名曰关格❻。

【注释】 ❶ "反四时者"：指脉与四时阴阳相反者。❷ "有余为精"：有余指脉大。精谓邪甚，《吕氏春秋·勿躬》注："精，甚也。"所以有余为精，为邪气之有余。❸ "不足为消"：不足指脉小。消，指正气消减、衰退。所以不足为消，为正气不足。❹ "应太过，不足为精"：谓阳盛者，阳脉应有余，若反见不足之脉，是邪气太甚气机阻遏，阳盛于内，格阴于外之象。❺ "应不足，有余为消"：谓阴盛者，阳脉不足，若反见有余之象，是正气消损，气虚外浮。❻ "关格"：王冰说："夫反四时者，诸不足皆为血气消损，诸有余皆为邪气胜精也。阴阳之气不相合，不得相营，故曰关格也。"意即阴阳之气不能互相应接为用，故病名关格。

【语译】 岐伯说：脉与四时阴阳相反，若盛大的，是邪气太甚；若微小的，是正气消损。若阳盛脉应有余，而反见不足之象的，是阳邪过盛格阴于外的反映；若阴盛脉应不足，而反见有余之象的，是正气消损而浮越于外的征象。这种阴阳之气不能互相应按接为用的疾病，统称为关格。

【讨论】

1. 关于这段经文的错简问题　此节经文有些注家认为是衍文，或有脱简。如周学海云："此段论脉，与上不接，疑有脱文。"丹波元简亦谓："此一项三十九字，与前后文不相顺承，疑是他篇错简。且精消二字，其义不大明。"新校正云："详此'岐伯曰'前无问。"当属脱漏。吴崑注本补"帝曰，脉反四时，阴阳不相应奈何"十三字。张文虎《舒薮室续笔》谓："岐伯曰以下三十九字与上下文不接，下《素问·玉机真藏论》……'五脏受气'云云，乃岐伯之言，而上无岐伯曰三字，疑此文即彼篇错简。"张琦亦谓："此他经脱文，不可强解。"按此三十九字一下文"帝曰：脉其四时动奈何"所云，联系甚紧，恐非衍文。

2. 关格　张介宾认为是："阴阳相反，气不相营，皆名关格。"王冰说："夫反四时者，诸不足皆为血气消损，诸有余皆为邪气胜精也。阴阳之气不相合，不得相营，故曰关格也。"马莳亦注云："阴经阳经各不相应，病名曰关格。《灵枢·终始》《经脉》《五色》《禁服》《四时气》等篇论关格，而皆指之为死，不治者宜也。"有的注家认为关格，指小便不通，吐逆之证。如《素问集注》莫子晋说："《平脉篇》曰'下微本大者，则为关格不通，不得尿。'又曰：'跗阳脉伏而涩，伏则吐逆，水谷不化。涩则食不得入，名曰关格'。是不得小便者，病名关格。吐逆者，亦名关格也。"根据本文的上下内容，此处的关格不是单指小便不通等某一种病，而是阴阳之气不能相接为用的统称。

（二）脉象变化与四时相应

【原文】帝曰：脉其四时动❶奈何？知病之所在奈何？知病之所变奈何？知病乍❷在内奈何？知病乍在外奈何？请问此五者，可得闻乎？岐伯曰：请言其与天运转大也❸。万物之外，六合❹之内，天地之变，阴阳之应，彼春之暖，为夏之暑，彼秋之忿，为冬之怒❺，四变之动，脉与之上下❻，以春应中规❼，夏应中矩❽，秋应中衡❾，冬应中权❿。是故冬至四十五日⓫，阳气微上，阴气微下；夏至四十五日⓬，阴气微上，阳气微下⓭。阴阳有时⓮，与脉为期⓯，期而相失，知脉所分⓰，分之有期，故知死时⓱。微妙在脉，不可不察，察之有纪，从阴阳始⓲，始之有经⓳，从五行生，生之有度⓴，四时为宜㉑。补泻勿失，与天地如一㉒，得一之情㉓，以知死生。是故声合五音㉔，色合五行，脉合阴阳。

【注释】❶ "脉其四时动"：其，语助词。《甲乙经》作"有"。四时，指春、夏、秋、冬四季。四时动，即脉象有随四季而变动的特点。❷ "乍"：突然、骤然之意。乍在内，乍在外，是说病变忽见于内，忽发于外。❸ "请言其与天运转大也"：其，指脉而言。大，广大微妙的意思。其与天运转大，是说脉象的变化与天地运转相合的道理是广大而微妙的。所以张介宾说："凡此五者，即阴阳五行之理，而阴阳五行之理，即天地之道，故岐伯以天运转大相对，则五者之变动，尽乎其中矣。"❹ "六合"：即东、南、西、北四方及上、下。引申为宇宙世界。❺ "彼秋之忿，为冬之怒"：彼，指称之词，为此之对面。以冬言秋，故称"彼秋"。忿，王冰说："忿一为急，言秋气劲急也。"怒，气势充盈、不可遏抑曰怒，如言怒涛，怒马。成无己说："秋忿为冬怒，从肃而至杀也。"所以怒在此指冬气严寒。忿、怒与上文温暑一样，是指四时气候转变的不

同特性。❻ "四变之动，脉与之上下"：四变之动，指一年四时有春温、夏热、秋凉、冬寒的气候变动。脉象随气候寒温相应有不同变化，称为脉与之上下。马莳说："上下者，浮沉也。"杨上善说："春夏之脉，人迎大于寸口，故为上也；寸口小于人迎，故为下也。秋冬之脉，寸口大于人迎，故为上也；人迎小于寸口，故为下也。此乃盛衰为上下也。"❼ "春应中规"：中，是合的意思，下同。规，是制圆之器。春季阳气生发，人体气血也逐渐充盛于外，所以脉象如规之象，圆活而动。❽ "夏应中矩"：矩，制方之器。夏季阳气盛长，人体气血充盛于外，所以脉象，如矩之象，方正盛大。❾ "秋应中衡"：衡，是秤杆。秋主收敛，人体气血由盛转入平稳而趋向于里，所以脉象由夏之洪大渐向里收，所以如衡之平，轻虚似浮。❿ "冬应中权"：权，秤锤。冬主闭藏，人体阳气也闭藏于体内，气血内藏，所以脉象如权，深沉内伏。⓫ "冬至四十

五日"：指立春。农历每年分成二十四个节气，每个节气十五天多一点。冬至四十五日，由冬至经过小寒、大寒到立春节，共计四十五日。⓬"夏至四十五日"：指立秋节。由夏至经过小暑、大暑到立秋节，共计四十五日。⓭"阴气微上，阳气微下"：微上、微下，指天地阴阳气的升降，阴气微微上升之时，也是阳气微微下降之际。⓮"阴阳有时"：张介宾注："冬至一阳生，故冬至后四十五日以至立春，阳气渐而微上，阳微上则阴微下矣。夏至一阴生，故夏至后四十五日以至立秋，阴气以渐而微上，阴微上则阳微下矣。此所谓阴阳有时也。"⓯"与脉为期"：期，时也、会也，即脉随阴阳四时之变而相期合应的意思。⓰"知脉所分"：谓不同的脉象，各有所属的脏器与时令。⓱"分之有期，故知死时"：脉与四时相应，随季节变化，脉象随之而改变，因而可根据季节和脉象判断在何脏，而知其死亡的时节。⓲"察之有纪，从阴阳始"：察，诊察。纪，纲纪。诊察脉象的纲纪，是以分辨阴阳作为起点。《素问•阴阳应象大论》说："善诊者，察色按脉，先别阴阳。"即是此理，故吴崑说："言脉不可泛察，自有统纪，先别何者为阴，何者为阳，是从阴阳

始矣。"⓳"始之有经"：经，此指规律。吴崑说："经常之道也"，本句是承上文，说明辨别阴阳有一定的规律。⓴"从五行生，生之有度"：张隐庵说："从五行而生，如春木生夏火，火生长夏土，土生秋金，金生冬水，水生春木。生之有度，而四时为五行相生之宜。"这是说诊脉论病应结合五行的生克规律，是因为五行生克演变是与四时相合，而且有一定的限度的。㉑"四时为宜"：一说宜为适宜、相合的意思。即脉与四时适宜，就是无病的脉象。另外《太素》"宜"作"数"。丹波元坚说："盖四时为数者，言从五行衰王而准度者，必就四时为计数。"此说亦通。按自"始之有经"以下至"四时为宜"《甲乙经》无。㉒"与天地如一"：张介宾说："天地之道，损有余而补不足……故不足则当补，有余则当泻，补泻不失其宜，则与天地之道如一矣。"谓治疗应顺应天地之气的变化而采用补泻不同之法。㉓"得一之情"：一，即上文"天地如一"，指天地阴阳变化与人体阴阳变化相应合。得一之情，即是掌握天地变化与人体相应的情理。就能知道病变的规律。所以下文说"以知死生"。㉔"五音"：指宫、商、角、徵、羽五音。

【语译】 黄帝说：四时脉象有什么不同变动？如何知道疾病所在部位？如何知道疾病的变化？如何知道疾病在内，在外的不同？请问这五个问题，可以讲给我听吗？岐伯说：请让我讲一下脉象与天体运转相应的广大微妙的道理。万物之外，六合之内，天地间的一切变化，都是与阴阳的变化规律相应的。如从春天的温暖，发展为夏天的暑热；从秋天的凉风劲急，演变为冬天的寒风怒号。四时的气候是这样变化的，人的脉象也随之而上下浮沉。所以春季的脉象如规之圆滑，夏季的脉象如

矩之方盛，秋季的脉象如衡之平浮，冬季的脉象如权之沉下。四时阴阳变化的情况，是冬至后四十五天，阳气微升，阴气微降；夏至后四十五天，阴气微升，阳气微降。阴阳之气的升降有一定的时期，脉象的变化也相应地有一定的时期。假如脉象变化和这个时期不一致，就可从它的变化上知道病在何脏，再根据五行和四时的关系，运用生克规律来推求，便可以知道病的死亡日期了。脉象的这些微妙变化，不可不细心的体察。察脉的大法，是先从辨别阴阳开始，辨别阴阳有一定的规律，进一步根据五行相生的规律来分析，测度脉象的虚实盛衰，看它与四时是否合宜。若是属于不及的，用补法；属于太过的，用泻法。补泻之法不要用错，使人体的阴阳和自然界的阴阳变化相一致。掌握了这些情况，就能预知病人的死生了。所以诊病时，听声音要合五音，分析病在何脏；看气色要合五行，以知生克；切脉象要合阴阳，辨别浮沉。

【讨论】此段经文归纳图解见图 13-1。

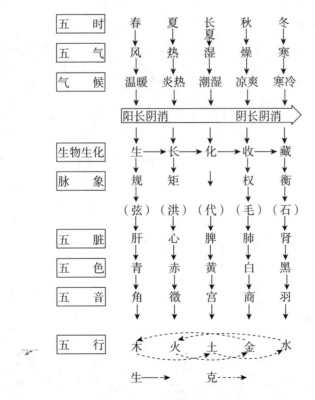

图 13-1 脉象变化与四时相应图解

（三）梦象与阴阳盛衰的关系

【原文】是知❶阴盛则梦涉大水恐惧❷，阳盛则梦大火燔灼❸，阴阳俱盛则梦相杀毁伤❹，上盛则梦飞，下盛则梦堕❺，甚饱则梦予，甚饿则梦取，肝气盛则梦怒，肺气盛则梦哭❻，短虫❼多则梦聚，长虫❽多则梦相击毁伤。

【注释】❶ "是知"：马莳说："此承上文而言人身之有梦，亦不外乎阴阳而已。"是知，即上文的意思。❷ "阴盛则梦涉大水恐惧"：阴为水，所以阴盛则梦渡大水而恐惧。张介宾："以阴胜阳，故梦多阴象。"❸ "阳盛则梦大火燔灼"：阳为火，所以阳盛则梦见大火烧灼。张介宾："以阳胜阴，故梦多阳象。"❹ "阴阳俱盛则梦相杀毁伤"：阴阳俱盛则交争于内，所以梦见相互残杀毁伤。王冰："亦类交争之气象也。"高世栻说："阴阳俱盛，则水火亢害，故梦相杀毁伤。相杀，争战也。毁伤，俱败也。"❺ "上盛则梦飞，下盛则梦堕"：高世栻说："上盛则气并于上，故梦飞，飞者，肝藏魂而上升也。下盛则

气并于下，故梦堕。堕者，肺藏魄而下降也。此水阴火阳，木浮金沉之义。"马莳说："邪气盛于上则梦飞，邪气盛于下则梦堕。"❻ "梦哭"：肺在志悲，所以肺气盛则梦哭。王冰说："肝在志为怒。肺声哀，故为哭。"高世栻说："肝气盛则梦怒，怒则气上也。肺气盛则梦哭，哭则气下也。"又新校正云："详是知阴盛则梦涉大水恐惧至此，乃《灵枢》之文，误置于斯，仍少心脾肾气盛所梦，今具《甲乙经》中。"❼ "短虫"：即蛲虫。《说文》："蛲，腹中短虫也。"❽ "长虫"：即蛔虫。《说文》："蛕，腹中长虫也。"蛕，即蛔或作蛕。又《新校正》云："详此二句亦不当出此，应他经脱简文也。"

【语译】所以知道阴气过盛则梦见涉渡大水而恐惧，阳气过盛则梦见大火烧灼，阴阳俱盛则梦见相互残杀毁伤。气盛于上则梦见上飞，气盛于下则梦见向下堕坠。如果过饱则梦见送物给人，过饥则梦见取物自用。肝气盛则梦见发怒，肺气盛则梦见悲哭。腹中蛲虫多则梦见众人聚集，蛔虫多则梦见相互打击而损伤。

（四）持脉之大法

【原文】是故持脉有道❶，虚静为保❷，春日浮，如鱼之游在波❸；夏日在肤❹，泛泛❺乎万物有余；秋日下肤❻，蛰虫将去❼，冬日在骨❽，蛰虫周密❾，君子居室。故曰：知内者，按而纪之❿，知外者，终而始之⓫。此六者⓬，持脉之大法。

【注释】 ❶ "道"：指诊脉的方法。❷ "虚静为保"：虚静，平心静气思想集中的意思。保同宝，宝贵的意思。《新校正》云："按《甲乙经》保作宝。"姚止庵说："王本作保，颇觉辞费。《甲乙经》作宝，于义较通；从之，宝犹贵也。"保、宝古通用，可以引申为重要之意。❸ "如鱼之游在波"：形容春脉浮而和缓，如鱼从水底上浮到水面浮游于水波。王冰说："虽出，犹未全浮。"姚止庵："亦有和缓之象。"❹ "夏日在肤"：肤，指皮肤。在肤，形容夏季脉搏已经上透到皮肤，较之在波更为显露。❺ "泛泛"：众盛貌，形容脉来满而盈指。张隐庵说："泛泛，充满之象。"❻ "秋日下肤"：形容脉搏由浮渐沉，已不是轻举所能触知。❼ "蛰虫将去"：蛰，虫藏也。蛰虫，指藏伏土中越冬之虫。蛰虫将去，形容脉渐沉，犹如秋虫之欲去蛰藏一样。吴崑："秋日阳气下降，故脉来下于肌肤，像蛰虫将去之象也。""去"义与藏同。《经典释文》引裴松之云："古人谓藏为去。"❽ "冬日在骨"：形容脉沉状，重按至骨乃得。❾ "蛰虫周密"：《太素》"周"作"固"。形容脉沉如蛰伏的冬虫一样伏而不见，闭藏不出。❿ "知内者，按而纪之"：内，指五脏六腑。按是重按。是说要想知道在内的五脏虚实，必须重按其脉才能区别。⓫ "知外者，终而始之"：外，指皮肤经络。终为沉取，始为浮取。即要知道人体皮肤经络的病变，须浮沉举寻，细心体察而得知。⓬ "六者"：指春、夏、秋、冬四时和内、外。

【语译】 所以诊脉有一定的方法。重要的是平心静气思想集中，才能保证诊察的正确。四时的脉象，春浮而滑利，好像鱼儿浮游在水波之中；夏天则在皮肤之中，它那盛满的样子，如同万物茂盛繁荣；秋天则在皮肤之下，好像蛰虫将要藏伏；冬天则沉伏在骨，犹如蛰虫藏伏得已很周密，又如冬季人们深居室内。因此说，要想知道在内的五脏虚实，须重按其脉而定纲纪；要想知道在外的经气盛衰，须依序浮沉举寻。以上春夏秋冬与内外六个方面，就是诊脉必须注意的大法。

【讨论】

1. 本段经文主要精神　本段从人与自然界密切相关这一整体观念出发，阐述了人体脉象的变化。着重说明了人体能适应四时阴阳的正常变化，因而在春温、夏热、秋凉、冬寒和春生、夏长、秋收、冬藏的自然变化规律中，脉象便相应有春规、夏矩、秋衡、冬权的四种不同表现。这四种脉象都为四时的平脉，不属病脉，明乎此，才能以常衡变，更好地诊察病脉。并提出从脉与四时的不相适应，结合五脏与四时的关系，运用五行生克的规律来测知其预后的病理转归等观点，都是阐发《黄帝内经》"四时五脏阴阳"这个基本论点的，从而丰富了中医学术的宝库。

2. 阴阳盛衰与梦幻的关系　本段经文论述了有关梦幻与疾病之间的关系，此内容与《灵枢·淫邪发梦》有关记载相一致，但少心、脾、肾三脏气盛所发之梦。所以新校正认为是他经脱文，而目前有些读者对此文字感到难以理解。周学海则认为，此段虽在全文显得支离，却是旁证阴阳盛衰所会出现不同的反映，可以进一步说明脉象随阴阳而变化的道理。他说："此段随带指点阴阳之验，是旁证之文。"因此我们说本小段经文主要论述了阴阳盛衰可引起人体生理病理的改变，不可拘泥于字面而否定其实意。

3. "持脉有道，虚静为保"　有两方面的意义：①诊脉时平心静气，调整医生自己的呼吸，以此去测定病人脉搏的至数，这就是《素问·平人气象论》中"为病人平息以调之"的意思；②诊脉时平心静气，才能摒除杂念，思想集中，这样对复杂的脉象才有深切的体会。只有这样，才能符合脉诊的要求，同时也是对病人应有的认真负责的态度。

五、论平脉辨证

（一）五脏脉主病

【原文】心脉搏坚而长❶，当病舌卷不能言❷；其软而散者❸，当消环自已❹。肺脉搏坚而长，当病唾血❺；其软而散者，当病灌汗❻，至令不复散发也❼。肝脉搏坚而长，色不青❽，当病坠若搏❾，因血在胁下❿，令人喘逆；其软而散色泽者⓫，当病溢饮⓬，溢饮者渴暴多饮，而易入肌皮肠胃之外⓭也。胃脉搏坚而长，其色赤，当病折髀⓮；其软而散者，当病食痹⓯。脾脉搏坚而长，其色黄⓰，当病少气⓱；其耎而散色不泽者，当病足胻肿，若水状也⓲。肾脉搏坚而长，其色黄而赤⓳者，当病折腰⓴；其软而散者，当病少血㉑，至令不复也。帝曰：诊得心脉而急，此为何病？病形何如㉒？岐伯曰：病名心疝㉓，少腹当有形也。帝曰：何以言之？岐伯曰：心为牡藏㉔，小肠为之使㉕，故曰少腹当有形㉖也。帝曰：诊得胃脉，病形何如？岐伯曰：胃脉实则胀，虚则泄㉗。

【注释】❶ "搏坚而长"：搏坚，是脉应指搏击而坚挺。长，指脉体而言。凡见搏坚之脉，皆主邪盛正虚。张介宾说："搏坚之脉，皆肝邪盛也。肝本属木，而何五藏皆畏之？盖五脏以胃气为本，脉无胃气则死，凡木强者土必衰，脉搏者胃多败，故坚搏为诸藏所忌。兹心脉搏坚而长者，以心藏之胃气不足而邪有余也。"❷ "舌卷不能言"：马莳说："心经邪盛，当令人舌卷不能言也，盖手少阴之脉，从心系上挟咽喉，故病如是耳。"心脉上咽喉挟舌本，舌为心之苗，因此，心病舌的功能受到影响。❸"软而散者"：凡脉来应指软弱而有流散不返之象者，皆主正气不足。张介宾说："盖搏坚而长者，邪胜乎正，是谓邪之所凑，其气必虚也；软而散者，本属不足，是谓正气夺则虚也。一以有邪而致虚，一以无邪本虚，虚虽若一，而病本不同，所当辨也。"❹"当消环自已"：张隐庵说："《灵枢》云：'心脉微小为消瘅'，盖心液不足，则火郁而为消渴之病。心藏神，得神机环转，而病自已也。"按此句似有脱文，以下文为例，"当"下应有"病"字，又"消环"《太素》《甲乙经》均作"消渴"。❺"唾血"：高世栻说："肺脉搏坚而长，则邪实于肺，金受火刑，故当唾血。"这是火邪灼伤肺络所致。❻"灌汗"：《脉经》作"漏汗"。因肺脉耎而散是肺虚，肺合皮毛，肺虚皮毛不固，故自汗或盗汗。证之临床，肺虚病多为漏汗，所以张介宾说："肺虚不敛，汗出如水，故云灌汗。"姚止庵说："汗出于玄府，玄府者肺之合，今肺脉软散，是肺虚而邪从其合也，故当灌汗。灌汗者，汗出浸淫，有如浇灌。"❼"至今不复散发也"：张介宾说："汗多亡阳，故不可更为发散也。"《脉经》无"也"字；并注云："六字疑衍。"又《新校正》云："详下文诸藏各言色而心肺二藏不言色者，疑缺文也。"喜多村直宽说："散发二字疑衍。"按下肾脉条下云："当病少血，至今不复也。"句法正同，喜多村

直宽之说亦通。本讲义从张介宾之说。又"今"，疑为"令"字有误。❽"色不青"：王冰说："诸脉见本经之气而色不应者，皆非病从内生，是外病来胜也。"外病当指下文坠、搏外伤而言。这是说肝脏应青色，现虽肝脉搏而长，但色不青，说明病不是由肝脏引起，是跌仆伤筋所引发。故张介宾亦说："藏病于中，色必外见，其色当青而不青者，以病不在藏而在经也。"❾"坠若搏"：坠，倾跌也。搏，扑击也。若，或也。坠若搏，即坠跌或扑击损伤。❿"因血在胁下"：高世栻说："血在胁下，则枢机不利，升降不和，故令人喘逆。"血，指郁血而言。⓫"色泽"：是皮肤薄泽而光亮，为水蓄皮下之候。张隐庵说："夫水病人，面目鲜泽，盖水溢于皮肤，故其色润泽也。"⓬"溢饮"：病名。《金匮要略》云："饮水流行，归于四肢，当汗出而不汗出。身体疼重，谓之溢饮。"所以溢饮就是水气外溢于皮肤四肢的疾病。⓭"易入肌皮肠胃之外"：易，《新校正》云："按甲乙'易'作'溢'。"查今《甲乙经》仍作'易'，注云："一本作'溢'。"顾尚之《素问校勘记》云："溢字是。"丹波元简说："'肌皮'下宜有'之中'二字"，似是。⓮"折髀"：髀，股部。折髀是股部疼痛如折。所以王冰说："胃阳明脉从气冲下髀抵伏兔，故病则髀如折也。"诸注略同，但吴崑说："胃病当色黄，今见色赤，是折伤其髀，筋损血伤，故见肝木之脉，心火之色也。"又姚止庵认为有缺文，注云："胃

脉宜缓，今见坚长而搏击，是胃气有余。其色赤，是胃中有火，宜见敦阜热渴，四肢热痛等证，而云当病折髀，真不可解……缺疑可也。"可作参考。❶ "食痹"：即胸膈闭阻闷痛，饮食不下之证。张隐庵说："饮食于胃，由中焦之腐化，胃气不足，故当病食痹。"❶ "色黄"：由于邪盛于脾，土气外浮，所以色黄。张介宾说："脾虚无以生血，故本藏之色见于外。"❶ "少气"：由于脾弱，生化之源不足，气血失常，所以少气。❶ "当病足胕肿，若水状也"：胕，即胫骨，位于小腿部的内侧。足胕肿，是小腿连及足部浮肿。此是因脾虚不运，水湿内停，所以足胕肿，但非水肿，故曰：肿若水状。张隐庵说："若水状而非水病。"❶ "色黄而赤者"：肾脉搏坚而长是为太过，邪盛于肾，面部黄而赤是心脾的颜色，因肾受病而心脾乘而侮之所致。❷ "折腰"：诸注皆谓腰为肾之府，肾病故腰痛如折。惟吴崑说："肾病色当黑，今色黄而赤，则非肾病，当是伤折其腰，损其肉与脉，肉病故黄，脉病故赤也。"❷ "少血"：少血指精血虚少。姚止庵说："肾脉宜沉实，今后软而散，是精血内亏，真元何由得复。"❷ "病形何如"：

病形，即病之形证。张隐庵说："病气见于形证也"。❷ "心疝"：病名。是因寒邪侵犯心经而致的一种急性痛证，症见下腹有形块突起，气上冲胸，心暴痛，脉弦急。《圣济总录》："夫藏病必传于府。今心不受邪，病传于府，故小肠受之，为疝而痛，少腹当有形也。"❷ "牡藏"：牡，阳也、雄也。五藏分牡牝，牡属阳。张介宾说："心属火而火而居膈上，故曰牡藏。"❷ "小肠为之使"：使，役使也。心与小肠相表里，故小肠为心之使。❷ "少腹当有形"：形，形证。张介宾说："小肠居于少腹，故少腹当有形也。"姚止庵说："少腹，脐下，下半腹是也。寒气聚于中，故有形。"这是说小肠位居少腹部，其受邪侵袭后在少腹部有形证表现于外。❷ "胃脉实则胀，虚则泄"：指邪实于胃，胃气不得降，则胀满，脾气虚不得升，故泄利的病证。正如高世栻说："胃脉有余而实，则胀。胀，腹胀，脾实之病也。胃脉不足而虚，则泄。泄，溏泄，脾虚之病也。举胃与脾，则凡腑与脏合之脉，可类推，其因腑病脏矣。"有余，为邪气盛；不足，是正气盛。《素问·通评虚实论》："邪气盛则实，精气夺则虚。"

【语译】心脉搏坚而长，是心经邪盛，主病舌卷缩而不能言语；若脉见软而散，是正气不足，主消渴病，当经气环转一周时，其病自愈。肺脉搏坚而长，是肺经火盛，主唾血，其脉软而散，是气虚，主汗出不止，不能用发散的方法治疗。肝脉搏坚而长，面色不青的，是由于坠跌或打击受伤，血瘀积在胁下，使人喘逆；其脉软而散，皮肤薄泽光亮的，主溢饮病；溢饮，是由于渴而暴饮，肝失疏泄，以致水流于肌肤之间、肠胃之外。胃脉搏坚而长，面色发红，主病髀痛如折；其脉软而散，是胃气不足，主食痹病。脾脉搏坚而长，面色发黄，是脾虚，主少气，其脉软而散，面色不润泽，是脾虚湿盛，主病足胫浮肿，状似水肿。肾脉搏坚而长，面部黄而带赤，是心脾乘肾，主腰痛如折；其脉软而散，主病精血少，并且不易恢复。

　　黄帝说：诊得心脉劲急，这是什么病？病的形证怎样？岐伯说：这个病名叫心疝，少腹部会有形证出现。黄帝说：这是什么道理？岐伯说：心为阳脏，和小肠相为表里，心病而小肠受之，小肠位居于少腹，所以说少腹部当有形证。黄帝说：诊得胃脉异常，会有什么形证呢？岐伯说：如果胃脉实，则出现腹胀；胃脉虚，则会发生泄泻。

【讨论】

　　1."搏坚而长"　　多数注家认为是邪盛所致，如张琦说："心脉见此，是经邪盛也。手少阴脉上咽喉，心窍于舌，经脉邪壅，心气不通于喉舌，故病舌卷不能言。"又如高世栻说："搏坚，邪正相持之脉也。长，脉体有余也……心脉搏坚而长，则心气受邪而壅滞，故当病舌卷不能言。"也有认为是气虚的，如王冰说："诸脉搏坚而长者，皆为劳心而脏脉气虚极也。"脉气虚而见搏坚而长的实脉，义不可通。又有认为是肝邪盛克害胃气的，如丹波元简说："搏击之脉，皆肝邪盛也，肝本属木，而何五脏皆畏之？盖五脏皆以胃气为本，脉无胃气则死，凡木强者土必衰，脉搏者胃多败，故坚搏为诸脏所忌。兹心脉搏坚而长者，以心脏之胃气不足，而邪有余也。搏之微，则邪亦微，搏之甚，则几于真脏矣。故当以搏之微甚，而察病之浅深，后四脏者，做此。"此说亦可通。

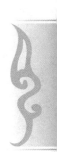

　　2."当消环自己"　　一说"消"为"消渴"，如张隐庵之说（见注释❹）。第二种看法认为"消"指病消去。如吴崑说："病当消去，期经行一环而自已。"第三种看法认为"消"指消散。如王冰说："消谓消散，环谓环周，言其经气如环之周，当其火旺，自消散也。"意即当心的经气环行一周而气旺时，则病自消散。第四种看法认为是消除其逆传。如《素问集注》张兆璜说："先心而肺，肺而肝，盖亦逆传之为病也，故曰消环自己。"按，"当消环"句似有脱简，以下文为例，"当"下应有"病"字。又"消环"《太素》《甲乙经》均作"消渴"，于意为顺。本讲义从张隐庵的注释。

　　3. 心疝的发病原因

　　（1）认为有寒，如王冰说："心为牡脏，其气应阳，今脉反寒，故为疝也。诸脉劲急者，皆有寒。"张介宾说："寒乘少阴所致。"

　　（2）认为寒包热，如吴崑说："凡脉软缓为阳和，急劲为阴惨。心为火，心脉急，寒包热也，故病心疝。"

　　此外，丹波元简认为是由心气之厥，他说："《圣济总录》云：'夫脏病必传于腑，今心不受邪，病传于腑，故小肠受之，为疝而痛，少腹当有形也。'世之医者，以疝为寒湿之疾，不知心气之厥，亦能为疝。心疝者，当兼心气以治之……《大奇论》云：'心脉搏滑急，为心疝'。《四时刺逆从论》云：'滑则病心风疝'。《邪气脏腑病形篇》云：'心疝，上脐小腹鸣。'"可参。

（二）外感病的成因、变化及治疗

【原文】帝曰：病成而变❶何谓？岐伯曰，风成为寒热❷，瘅成为消中❸，厥成为巅疾❹，久风为飧泄❺，脉风成为疠❻。病之变化不可胜数❼。帝曰：诸痈肿筋挛骨痛❽，此皆安生？岐伯曰：此寒气之肿❾，八风之变❿也。帝曰：治之奈何？岐伯曰：此四时之病，以其胜治之愈也⓫。

【注释】❶ "病成而变"：成，指病的形成。变，谓病的变化。病成而变，即病的形成和变化。❷ "寒热"：指恶寒发热的表证。❸ "瘅成为消中"：瘅，热邪。消中，即消渴病中的中消症。❹ "厥成为巅疾"：厥，气逆也。巅疾含义有二，一为巅顶之疾，如头痛、头晕等头部疾患；一为癫病。吴崑："巅癫同，古通用。气逆上而不已，则上实而下虚，故令忽然癫仆，今世所谓五痫是也。"张介宾："厥，逆气也。气逆于上，则或为疼痛，或为眩仆，而成顶巅之疾也。一曰气逆则神乱，而病为巅狂者亦通。"❺ "久风为飧泄"：飧泄，就是完谷不化的泄泻。风邪入中久留不去，克伐脾土，而导致飧泄。❻ "脉风成为疠"：疠，疠风即麻风病。此因风寒客于血脉之中，久而不去，肤肉败坏，变而成为疠风。《风论》曰："风寒客于脉而不去，名曰疠风。"❼ "病之变化不可胜数"：胜，犹过之也。此说病的变化非常复杂，数不胜数。❽ "诸痈肿筋挛骨痛"：谓先病

痈肿同时又出现筋挛骨痛。痈肿与筋挛骨痛都是由于经脉涩滞不通所致，这里是三证同见的一个病，而非三个病。张介宾说："此言诸病痈肿而有兼筋挛骨痛者也。诸家以痈肿、筋挛、骨痛释为三证，殊失经意。观下文曰，此寒气之肿，则其所问在肿，义可知矣。"❾ "寒气之肿"：因寒邪所致之肿。由于风寒邪气客于经脉之中，血凝涩而不通畅，使卫气运行不利，以致气血壅滞而肿。❿ "八风之变"：八风，指东、南、西、北及东南、西南、东北、西北八面之风。这里统指外邪而言。张介宾说："唯风寒之变在经，所以兼筋骨之痛。今有病大项风、虾蟆瘟之属，或为头项咽喉之痈，或为肢节肌肉之肿，正此类也。"⓫ "此四时之病，以其胜治之愈也"：这是四时之邪所引起的疾病，用五行相胜的法则来治疗，可以痊愈。所以张隐庵说："以胜治之者，以五行气味之胜，治之而愈也。如寒淫于内，治以甘热。如东方生风，风生木，木生酸，辛胜酸之类。"

【语译】黄帝说：病的形成和变化是怎样的？岐伯说：风邪致病，变成为恶寒发热。热邪致病，变成为中消。厥气上逆，变成为巅疾。久风入中，变成为飧泄。风寒客于脉而不去，变成为疠风。疾病的变化多端，难以尽述。

黄帝说：各种痈肿、筋挛、骨痛，这些病是怎样产生的呢？岐伯说：这是由于寒邪伤人形体而发生痈肿，八风变化而伤人的筋骨。黄帝说：怎样治疗呢？岐伯说：这是四时不正之气引起的疾病，以其相胜的法则来治疗，就可以痊愈。

（三）新病与久病的色脉诊

【原文】帝曰：有故病五脏发动❶，因伤脉色，各何以知其久暴❷至之病乎？岐伯曰：悉乎哉问也！征其脉小色不夺者❸，新病也；征其脉不夺，其色夺者❹，此久病也；征其脉与五色俱夺者❺，此久病也；征其脉与五色俱不夺者，新病也。肝舆肾脉并至❻，其色苍赤，当病毁伤❼，不见血，已见血，湿若中水也❽。

【注释】❶"有故病五脏发动"：故，旧也。故病，即旧有之宿病。五脏发动，即病发动于五脏的意思。❷"久暴"：久，谓病久，即上文之故病。暴，指新病。❸"征其脉小色不夺者"：征，验也。夺，失也，谓失于正常状态。张介宾说："脉小者，邪不盛。色不夺者，形神未伤。"因此，虽病亦是新病。马莳认为脉小主正气虚，他说："征其脉小，小者虚也。而色则不夺，神气如故，正以其暂时得病，颜色无改，脉则一时之虚，所以谓之新病也。"张琦认为色脉变化反映病程长短，他说："色发于脏，故久病色必夺。脉兼经络，故新病脉即夺。"诸注义皆通，可互为补充。❹"其色夺者"：色夺，谓色失去其常态，这是久病的缘故。所以马莳说："正以脉气不夺，故能久延，而色则以病久而夺，所

以谓之久病也。"张介宾说："病久而经气不夺者有之，未有病久而色不变者，故脉不夺而色夺者为久病。"❺"脉与五色俱夺者"：脉搏与面部气色都失去了正常，这是气血败坏的病症，是久病。❻"肝舆肾脉并至"：肝脉弦，肾脉沉，肝与肾脉并至即脉见沉弦。❼"其色苍赤，当病毁伤"：其色苍赤是瘀血之色，此毁伤者，筋及肝肾损伤也。所以张介宾说："苍者肝肾之色青而黑也。赤者心火之色，心主血也。脉见弦沉而色苍赤者，筋骨血脉俱病，故必当为毁伤也。"❽"不见血，已见血，湿若中水也"：不见血，已见血者，是说无论内出血外出血，皆血气凝滞而肿，若水肿非水肿也。张介宾说："凡毁伤筋骨者，无论不见血已见血，其血必凝，其经必滞，气血凝滞，形必肿满，故如湿气在经而同于中水之状。"

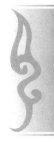

【语译】黄帝说：如果五脏的旧病发动，因而影响到脉象和气色，如何区别它是久病复发还是新得的疾病呢？岐伯说：问得真详尽呀。这需要验证色与脉的变化。如果脉小而气色正常的，是新病；如果脉象虽无明显变化，而气色已经失常了，是久病；如果脉象和气色都失常，是久病；如果脉象与气色都改变不大，是新病。假如沉弦的脉象并见，色见苍而赤的，属于外伤，筋骨血脉受损，无论是见血或未见出血，形体都要发生肿胀，好像受湿或中于水邪而引起水肿的样子。

【讨论】

1. 关于久病新病的鉴别　　本段提示新病久病当从色脉着眼，这是因为色脉与脏腑气血有着密切关系的缘故。久病深及于脏，气血俱损，因而"脉与五色俱夺"。而新病尚在浅表，气血微伤，所以"脉与五色俱不夺。"后世张仲景从治疗原则上做了补充，他说："夫病痼疾，加以卒病，当先治其卒病，后乃治其痼疾也。"可见这一鉴别在临床上有一定意义。然而，色脉仅是诊法中的一部分，临证时，还需结合其他诊法及病史，方为全面。

2. 本段的主要精神　　本段通过对五脏之脉各因太过不及所出现的病证，和脏病传腑、腑病传脏脉证规律的论述，来说明诊五脏脉对辨证的重要意义。同时列举由于病因不同，病情新久所出现的脉色也不相同，说明了疾病变化的复杂性以及色脉合参的诊断意义。以此要求医生必须精湛掌握四诊的理论和方法。

六、尺肤诊和各种脉象主病

（一）尺肤诊

【原文】尺内两傍则季胁也❶，尺外以候肾，尺里以候腹❷。中附上❸，左❹外以候肝，内以候膈右❺外以候胃，内以候脾。上附上❻，右外以候肺，内以候胸中；在外以候心，内以候膻中。前以候前，后以候后❼。上竟上❽者，胸喉中事也；下竟下❾者，少腹腰股膝胫足中事也。

【注释】❶ "尺内两傍则季胁也"：此以下指诊尺肤部位法。尺内，指尺泽之内。两傍，指尺之两侧。❷ "尺外，尺里"：尺部内侧（阴侧）前缘为尺外，后缘为尺里，即小指侧为尺里，拇指侧为尺外。下文凡言内外者仿此。❸ "中附上"：从尺泽到鱼际，分为三段：中即中段，上即上段，上文尺外，尺里为下段。附，益也，附上即益上也。钱璜说："谓之上附上者，古人论脉自下而上，犹易封之从下而上也，盖以天地之阳气自下而上也。"所以中附上，即中部附于尺之上。❹"左":指左手。❺"右":指右手。❻"上附上":上部附于中部之上。❼"前以候前,后以候后":丹波元简曰:"前者,臂内阴经之分也;后者,臂外阳经之分也。"所以前部诊候人的胸腹,后部诊候人的肩背。前部即前臂阴经循行的部位,后部是指阳经循行部位。❽"上竟上":竟,尽也。上竟上,上段之尽端,即鱼际部。❾"下竟下":下,下段之尽端,即尺泽部之近身腋端。

【语译】在尺肤近肘处的两侧,可以诊察季胁之病,尺外侧候肾,尺里侧候腹。依次向上,即尺肤的中部,在左臂外侧,可以诊候肝脏之病,内侧候膈;右臂外侧诊候胃病,内侧候脾。再向上,即尺肤的上部,在右臂外侧,可以诊候肺脏之病,内侧候胸中;左臂外侧候心,内侧候膻中。总的来说,前部诊候人的胸腹部,后部诊候人的肩背;上尽鱼际的部位,诊候胸喉等上部的疾病;下尽尺泽的部位,诊候少腹、腰、股、膝、胫、足等下部的疾病(图13-2)。

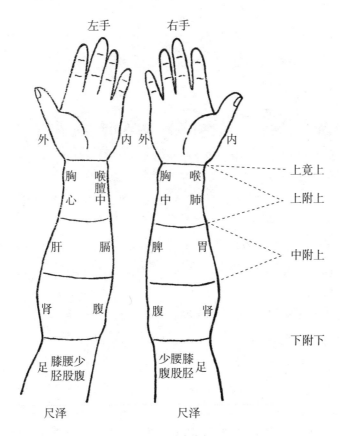

图13-2 尺肤诊部位

【讨论】前以候前，后以候后。

（1）认为前后指臂内外侧。如丹波元简说："前者，臂内阴经之分也。后者，臂外阳经之分也。"

（2）是将前后从切脉部位和相应诊候部位来分析。如王冰说："上前谓左寸口，下前谓胸之前膺及气海也。上后谓右寸口，下后谓胸之后背及气管。"

（3）是认为前指胸腹，后为后背。如吴崑注："候前，候病人之前，谓胸腹之上也。候后，候病人之后，谓肩背之后也。"

（4）是认为寸关尺三部脉各分为前后两段。如姚止庵说："此言前后者，以三部言，寸为前，尺为后……以一部言，上半部为前，下半部为后……盖脉有三部，部各有前后，故云前后也。"

（5）是认为左寸为前，右寸为后。如马莳注："左之寸口，即人迎也，名曰前。前之所候，皆胸之前膺及膻中之事。右之寸口，即气口也，名曰后。后之所候，皆胸之后背及气管之事。"根据尺肤诊以部位配属脏腑诊断疾病的特点，本讲义认为前以候前，后以候后，是指从臂的阴经循行部分以候诊胸腹，臂的阳经循行部分以候肩背。

（二）各种脉象主病举要

【原文】粗大者❶，阴不足，阳有余，为热中❷也。来疾去徐，上实下虚，为厥巅疾❸，来徐去疾，上虚下实，为恶风也。故中恶风者，阳气受也❹。有脉俱沉细数者，少阴厥也❺。沉细数散者，寒热也❻。浮而散者，为眴仆❼。诸浮不躁者，皆在阳，则为热；其有躁者在手❽。诸细而沉者，皆在阴，则为骨痛；其有静者在足❾。数动一代者，病在阳之脉❿也，泄及便脓血。诸过者⓫，切之濇者，阳气有余也。滑者，阴气有余也⓬。阳气有余，为身热无汗⓭；阴气有余，为多汗身寒⓮。阴阳有余，则无汗而寒⓯。推而外之，内而不外，有心腹积也⓰。推而内之，外而不内，身有热⓱也。推而上之，上而不下，腰足清也⓲。推而下之，下而不上，头项痛也⓳，按之至骨，脉气少者，腰脊痛而身有痹也⓴。

【注释】❶"粗大者"：丹波元坚说："此下，以脉象而候阴阳之邪正盛虚，与尺肤之义自别。"粗，音义同粗。王冰："粗大，谓洪大脉也。"❷"阴不足，阳有余，为热中"：热中，为内热之证。脉象粗大为阳盛之象，阳盛则热，故为热中。姚止庵注："粗大者，浮大有力之脉，是为实火，谓中热。"是"阴不足"，仅是相对而言，并非阴虚阳亢之证。❸"来疾去徐，上实下虚，为厥巅疾"：来，是脉搏起应于指。去，是脉如波浪下落。疾，是快。徐，是慢。来疾去徐，即脉快而慢。杨上善注："来疾阳盛，故上实也。去除阴虚，故下虚也"。故上实为厥气上逆，下虚为肝肾不足。由于下部肝肾不足，导致肝阳上亢，故出现头晕头痛，甚至巅疾。❹"恶风"：严厉的风邪。张介宾说："来之徐，上之虚者，皆阳不足也。阳受风气，故阳虚者必恶风。"张隐庵说："风为阳邪，伤人阳气，在于皮肤之间。风之恶厉者，从阳而直入于里阴，是以去疾下实，阳虚阴盛，为恶风也。"风为阳邪，故中恶风者，阳气受之，以风为阳邪的缘故。❺"有脉俱沉细数者，少阴厥也"：俱，承上文来去言。沉通沈。少阴，指足少阴肾。沉细是肾脉。沉细而数是少阴厥逆现象。厥，逆而上也。所以少阴厥是阴虚水亏火上逆之症。姚止庵注："沉细兼数，是阴虚水亏而火上逆，名曰少阴厥。厥，逆而上也。所谓阴虚火动是矣。"❻"沉细数散者，寒热也"：脉沉细为阴虚血少，数为阴虚有热，散为元气衰败，此为阴虚于内，阳散于外，为寒热劳损之症。但注家有不同看法，张介宾认为寒热是往来寒热，注云："沉细为阴，数散为阳。阴脉数散，阴不固也。故或入之阴，或出之阳，而为往来寒热。"高士宗认为是阴盛阳虚之寒热，他说："沉细数散者，非粗大有余之阳热，为阴盛阳虚之寒热也。"丹波元简认为应

包括阴盛阳虚、阴虚火动两个方面，他说："此亦虚劳寒热也。高注为是。而又有阴虚火动，其脉沉细数散者，必不可执一矣。"❼"浮而散者，为眴仆"：眴，与眩通。眴仆，因眩晕而仆倒的症状。张介宾说："浮者阴不足，散者神不守，浮而散者阴气脱，故为眴仆也。"❽"诸浮不躁者，皆在阳，则为热；其有躁者在手"：躁，躁疾之象，为静之反面。阳，指足三阳经。手，指手三阳经。意为，凡是浮脉而不躁急的其病在表，则为发热，病在足三阳经。如浮而躁的，则病在手三阳经了。张介宾说："脉浮为阳，而躁则阳中之阳，故但浮不躁者，皆属阳脉，未免为热。若浮而兼躁，乃为阳极，故当在手，在手者，阳中之阳，谓手三阳经也。"❾"诸细而沉者，皆在阴，则为骨痛；其有静者在足"：阴，指手三阴经。足，指足三阴经。凡是细脉而沉的，其病在里，发为骨节疼痛，病在手三阴经。如果沉细而静的则病在足三阴经。马莳说："诸脉皆沉细，而沉细中不静，其病当在手三阴经。盖沉细为阴，故属阴经。而不静者为阴中之阳，乃知其在手也。唯沉细为阴脉，病当在里骨痛。若沉细带静，则为阴中之阴，而寒入于下，其病不在手经，而在足经矣。"❿"数动一代者，病在阳之脉"：数动，脉来疾速。代，即指时有一止的病脉。张琦云："脉来数，时一止曰促，即此脉，是为阳结。三阳邪滞，升降不运，水谷不消，木气郁冲，则为泄利。湿热蓄积，久而腐败，是以化为脓血。"

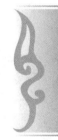

吴崑说："数，阳脉也。阴固于外，阳战于内，则脉厥厥摇动，名曰动脉。五来一止，七来一止，不复增减，名曰代，是为阳结。故病为滑泄下利，又为便脓血也。"又姚止庵说："凡血必随气行，代则气断续而血壅，血内壅则小大二便皆见脓血矣。"按：张琦认为是热郁于内，逼血妄行；姚注指气虚于内，血失统摄。热郁气虚皆可致便血，故两说可相互补充。❶"诸过者"：过，是有过之脉，即病脉。❷"濇者，阳气有余也，滑者，阴气有余也"：有余者邪气有余，阳邪有余则耗阴血，血少则脉涩。阴气有余则阳不足，阴寒之气盛，阴血有余故脉滑。❸"阳气有余，为身热无汗"：阳有余则阴不足，阳邪耗阴，汗源缺乏，所以为身热无汗。❹"阴气有余，为多汗身寒"：阴有余则阳不足，阳虚则寒，阴盛则汗，所以为多汗身寒。张介宾："阳有余者阴不足也，故身热无汗。阴有余者阳不足也，故多汗身寒，以汗本属阴也。"❺"阴阳有余，则无汗而寒"：阴有余则身寒，阳有余则无汗，所以阴阳有余则无汗而寒。张介宾说："阳余无汗，以表实也。阴余身寒，以阴盛也。阴阳有余，阴邪实表之谓也。"❻"推而外之，内而不外，有心腹积也"：推，推求，总言在疑似病症中，当细细分析，以求病源，是分析病情，判断病证的方法。推而外之，看某些证状似乎像是外

感病，而浮取其脉不明显，重取始见，沉而不浮，即内而不外，这是心腹有积的内伤病。外，指脉的浮象。内，指脉的沉象。所以张介宾说："凡病若在表而欲求之于外矣。然脉则沉迟不浮，是在内而非外，故知其心腹之有积也。"❼"推而内之，外而不内，身有热"：推而内之，看某些证状似乎像内伤病而沉取其脉，却是浮而不沉，即外而不内，身有热是外感发热。所以张介宾说："凡病若在里而欲推求于内矣，然脉则浮数不沉，是在外面非内，故知其身之有热也。"❽"推而上之，上而不下，腰足清也"：上，指寸口上部，寸关尺的寸脉处。下，指寸口下部，寸关尺的尺脉处。此句意为切脉的时候从尺部往寸部推求，是寸部脉盛，而尺部脉沉弱，是为阳虚于下的脉象，所以见腰足清冷。❾"推而下之，下而不上，头项痛也"：意为切脉时从寸部往尺部推求，脉象见尺部应指有力，寸部脉见沉弱，当是清阳不升之候，故头项得不到温养而疼痛。❿"按之至骨，脉气少者，腰脊痛而身有痹也"：按，重按其脉。痹，闭阻不通。张介宾说："按之至骨沉阴胜也，脉气少者，血气衰也，正气衰而阴气盛，故为是病。"这是说，脉象要重按到骨才能触及，这是由于脉中气少，身体内气血运行不畅而出现闭阻不通，不通则痛，所以见腰脊疼痛或麻痹不仁。

【语译】脉象洪大的，是阴相对不足而阳有余，多为里热之病。脉来急速去而徐缓的，是上部实而下部虚，多为厥逆巅顶之病。若脉来徐缓而去则急速的，是上

部虚而下部实，多为恶厉风邪致病。所以遭受风邪侵袭，上部的阳气先受其害。脉象沉细而数的，是足少阴经厥逆之病。沉细数而散的，为寒热之病。脉浮而散的，主眩晕仆倒之病。脉浮而不躁疾的，病在表，是发热病，在足三阳经；浮而躁急的，主病在手三阳经。脉细而沉的，主里证，多为骨节疼痛之病，在手三阴经；脉沉细而静的，病在足三阴经。脉数动而时一止的，是邪滞三阳，主泄利及便脓血之病。各种病脉，脉见涩的，是阳气有余；脉见滑的，是阴气有余。阳气有余，则发热无汗；阴气有余，则多汗身寒。阴阳均有余，则无汗身寒。推求其脉而轻取之，若沉而不浮的，是心腹有积之里证；推求其脉而重取之，若浮而不沉的，是发热之表证。推求其脉按于上部，脉只见于上而不见于下，是上盛下虚，主腰足清冷之病。重按至骨，而脉微欲绝，是脉气不足，可见腰脊疼痛或身上有不知痛痒的麻痹不仁之处。

【讨论】

1. *尺肤诊* 尺肤诊，就是通过观察尺泽到鱼际处前臂肤色的改变，来测知人体病变情况的一种诊断方法，是古代触诊方法之一，属切诊范围。本章提出的上以候上，下以候下，前以候前，后以候后的诊脉原则，以诊尺部而分属脏腑，是诊法中宝贵资料。诊尺肤这种诊断方法，目前临床极少应用，但这种按部位分属脏腑，以测知正常脏气和异常变化的方法，后人虽有变更，然其精神乃渊薮于此。此外如观察皮肤的弹性、光泽度是综合分析病情的重要资料，尤其是观察脱水患者的应用更为广泛。

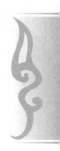

2. *本段的基本精神* 本段是通过对尺肤诊的论述，各种脉证关系的探讨，说明了掌握分析的方法，脉证互参，才能辨证无误，是诊脉的又一纲要。其中举例引述的各种脉见于各种病，是脉学中的重要资料。

小 结

本篇是《黄帝内经》中论述诊法的重要篇章，文中着重讨论了脉诊，然而，由于病变反映于外的症状和体征表现在各个不同部位，有的表现在眼神、体态、面部色泽等方面，就需用望诊的方法；有的见于呼吸、声音、言语等方面的改变，就要用闻诊的方法；而病人的自觉症状及二便的改变等就要用问诊的方法。通过这些论述进一步强调了人是一个整体，因而提示人们在诊察疾病时，一定要将望、闻、问、切四种方法结合起来，才能较正确的诊断疾病。这些诊断疾病的方法、内容，以及"四诊合参"的理论观点为后世中医诊断学的形成奠定了基础。

文章所论述的脉与四时相应的原理，反映了人与自然是一个统一的整体，自然外界的变化可以影响人的生理病理活动，从而突出了内经的基本原则，即人体是一个以五脏为主体，外应四时阴阳，内合六腑、五官、五体、五华所形成的有机整体，所以脏腑的病变可以通过脉搏、五官、四肢及体表各个部位反映于外，也可以从人与四时节律变化是否相应中得知，这也是"四诊合参"的理诊渊源。

文中除提到尺肤诊外，还列举了多种脉象主病及多种变化，是研究临床脉学的重要资料。

复习思考题

1. 如何理解"诊法常以平旦"的意义？

2. 为什么"五色精微象见矣，其寿不久也"？五色精微象见的特点是什么？

3. 分析"言而微，终日乃复言"与"衣被不敛，言语善恶不避亲疏"的病机、病证及其临床意义。

4. 什么是"门户不要"和"水泉不止"？其病理机制如何？

5. 怎样理解五脏"得强者生、失强者死"的意义？

6. 为什么要强调脉应四时变化？脉应四时的表现及其机制如何？

7. 什么叫"尺肤诊"？

8. 通过本篇的学习，怎样体会中医诊断学中人与天地合参的理论观点？

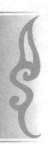

第 14 章　治则治法

所谓治则，就是治疗疾病的原则；治法，即治疗疾病的方法，如果没有正确的治疗原则与治疗，肯定治不好疾病，因此，如果治疗疾病要有好的效果，就必须掌握好治则与治法。《黄帝内经》奠定了中医治疗原则与治疗方法的基础，是打开疾病大门的钥匙。下面，我们仅选取部分篇章进行讨论。

《素问·至真要大论》(节选)

一、药物的性味功用、制方原则和治疗方法

（一）药物的性能

【原文】帝曰：善。五味阴阳❶之用何如？岐伯曰：辛甘发散为阳，酸苦涌泄❷为阴，咸味涌泄为阴，淡味渗泄❸为阳。六者或收、或散、或缓、或急、或燥、或润、或软、或坚，以所利而行之，调其气，使其平也。

【注译】❶ "五味阴阳"：五味，指药物的性味，即酸、苦、甘、辛、咸五味。阴阳，指药物性能的阴阳属性。　❷ "涌泄"：张介宾注："涌，吐也；泄，泻也。"即涌吐、泄泻。　❸ "渗泄"：张介宾注："渗泄，利小便及通窍也。"

【语译】黄帝说：好。药物有酸、苦、甘、辛、咸五味和阴阳属性的不同，它们的作用又是怎样的呢？岐伯说：其味辛甘，具有发散作用的属阳；其味酸苦，具有涌泄作用的属阴；其味咸，具有涌泄作用的亦属阴；其味淡，具有渗泄作用的属阳。辛甘酸苦咸淡六种，或是收敛，或是发散，或是缓和，或是急暴峻烈，或是燥湿，或是滋润，或是柔软，或是坚实，根据病情而选用适宜的药物，以调和气机，使之恢复到正常为目的。

（二）制方原则

【原文】帝曰：非调气而得者❶，治之奈何？有毒❷无毒，何先何后？愿闻其道。岐伯曰：有毒无毒，所治为主，适大小为制❸也。

帝曰：请问其制❹。岐伯曰：君❺一臣❻二，制之小也；君一臣三佐❼五，制之中也；君一臣三佐九，制之大也。寒者热之，热者寒之，微者逆之❽，甚者从之❾，坚者削之❿，客者除之⓫，劳者温之，结者散之⓬，留者攻之，燥者濡之⓭，急者缓之，散者收之⓮，损者温之，逸者行之⓯，惊者平之⓰，上之、下之⓱，摩之、浴之，薄之，劫之⓲，开之，发之，适事为故⓳。

帝曰：何谓逆从⓴？岐伯曰：逆者正治㉑，从者反治㉒，从少从多，观其事也㉓。

帝曰：反治何谓？岐伯曰：热因热用㉔，寒因寒用㉕，塞因塞用㉖，通因通用㉗，必伏其所主，而先其所因㉘，其始则同，其终则异，可使破积，可使溃坚，可使气和，可使必已㉙。

【注释】❶ "非调气而得者"：即不是用调气法能取得疗效的。张琦《素问释义》认为，此句与上下文义不属，为衍文。❷ "毒"：在《黄帝内经》中毒字的意义有三种：一指药物的特性，如干姜偏热，黄芩偏寒，苏子降气等，利用其特性以祛除邪气；二是指有剧毒的药物，如轻粉、雄黄等，使用时须严格掌握，以防中毒；三是指有副作用的药物。如常山能截疟，但有引起呕吐的副作用。这里主要指的是第一种意思。❸ "适大小为制"：即方剂规模的大小，以适合病情为标准。❹ "其制"：其，代词，指方剂。制，制度、原则。❺ "君"：指方剂中的主药，即本篇下文所说有"主病之谓君"。张介宾注："主病者，对证之要药也，故谓之君。君者，味数少

而分两重，赖之以为主也。"❻ "臣"：指加强主药疗效的药物，即本篇下文"佐君之谓臣"之谓。张介宾注："佐君者谓之臣，味数稍多而分两稍轻，所以匡君之不迫也。"❼ "佐"：辅助之意。药物在方剂中的作用居于君臣之后，一般有两种作用：一是协助主药治疗兼证。二是制约主药的副作用。君、臣、佐、使为封建政体的名称，后世多用主、辅、矫为代之。❽ "微者逆之"：微，指病情轻而简单。逆，指逆治法。即病情轻微简单的疾病可采用逆治法治疗。张介宾注："病之微者，如阳病则热，阴病则寒，真形易见，其病则微，故可逆之，逆即上文之正治也。"❾ "甚者从之"：甚，指病情重而复杂。从，指从治法。即病情严重证候复杂的就应考虑用

反治法治疗。如张介宾注："病之甚者，如热极反寒，寒极反热，假证难辨，其病则甚，故当从之，从即下文之反治也。"❿"坚者削之"：坚，指坚实，病灶坚实，病邪顽固。削，削弱、削减。指治法上削弱病邪。⓫"客者除之"：客者，指侵犯或停留于体内的邪气。除，驱除。即病邪客留于体内的就驱除它。⓬"劳者温之，结者散之"：劳，指虚劳或因劳致虚。温，温养之法。结，郁结，指邪气痰浊或气血郁结。散，疏散。义谓病属虚劳的就温养它，病邪或气血郁结的就疏散它。⓭"留者攻之，燥者濡之"：留，滞留，指邪气留于体内。攻，祛邪之法，即攻逐。燥，枯燥，指体内津液亏损的病症。濡，滋润。意谓病邪留于体内的就驱除它，病属枯燥的就滋润它。⓮"急者缓之，散者收之"：急，有两个含义：一是指筋脉拘急；二是指病情较急。缓，缓和，散，耗散、涣散不收，指气血津液涣散，滑脱不能约束的病证。收，收敛、固涩。如果筋脉拘急就用舒缓的方法，如气血津液涣散滑脱的就用收敛固涩的方法。⓯"损者温之，逸者行之"：损，亏损、耗损，这里指阳气亏损。温，温补。逸，安逸，指气血停滞的病症。行，运行，指行气活血等法。张介宾注："温之，温养之也，逸者，奔逸溃乱也。行之，行其逆滞也。"⓰"惊者平之"：惊，惊怯、惊骇恐惧，指精神不能安定的病症。平，平定，即镇静法。⓱"上之，下之"：上下均指两个意思。一是

病变的部位在上或在下；二是治疗的方法上越涌吐或下通二便。⓲"摩之，浴之，薄之，劫之"：摩，指按摩法。浴，洗浴，用汤液浸渍或药液洗浴。薄，迫也，迫病邪于外的意思。劫，指劫夺，用峻法消除病邪。⓳"开之，发之，适事为故"：开，开泄，给邪以出路。发，发散。适，适合。事，指病情、病证。此以上是论述治病时要根据病情而选定适当的治疗方法。⓴"逆从"：逆，指逆治法。从，指反治法。㉑"逆者正治"：逆者，即前文所说的"微者逆之"。这是治疗中的常法，如热者寒之，寒者热之，虚者补之，实者泻之，故称正治法，又叫逆治法，两词可互换使用。㉒"从者反治"：从者，即前文所说的"甚者从之"。这是治疗中的变法，如下文的"塞因塞用，通因通用"等，故称从治法，亦叫反治法，两词亦可互用。㉓"从少从多，观其事也"：从，采取的意思。少、多，指药物的多少。事，指病情。这句意思是：采用药物时，量的多或少，要按照病情的轻重等情况而定。㉔"热因热用"：指用热性药物治疗热的征象，适用于真寒假热证。㉕"寒因寒用"：指用寒性药物治疗寒的征象，适用于真热假寒证。㉖"塞因塞用"：是用补塞药物治疗闭塞不通病证的方法，适用于气虚运转乏力的胀满痞塞证。㉗"通因通用"：是用通利的药物治疗通泄病证的方法，适用于湿热积滞的腹泻，热结旁流或因瘀血所致的崩漏等。以上四句是具体举例说明反治法原则。每句的

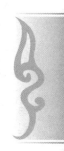

285

"因"有依、依据的意思。"用"有应用的意思。每句的前一个字寒、热、塞、通皆指病证之象，后者指反治药物的性能。❷❽ "必伏其所主，而先其所因"：

伏，制伏。主，主证。因，病因。即要想制伏主证，必须找到它的病因。❷❾ "必已"：必，一定的意思。已，痊愈的意思。

【语译】黄帝说：有的病不是调气所能治好的，应该怎样治疗？有毒与无毒的药物，哪种先用，哪种后用？请你讲一讲其中的道理。岐伯说：用有毒或用无毒的药物，以能治病为原则，方制的大小，以适合病情为标准。

黄帝说：请你讲一下组方的制度。岐伯说：主药一味，辅药二味，是小方的组制法；主药一味，辅药三味，佐药五味，是中等方的组制法；主药一味，辅药三味，佐药九味，是大方的组制法。在治疗原则上，寒证应用热药治疗，热证应用寒药治疗。病情轻微简单的，可直接采用逆治法治疗。病情严重复杂的，要顺从病情可考虑用反治法治疗。病邪坚实的采用削减的方法，病邪停留在体内的采用驱除的方法，病属虚劳的采用温补法，病属气血郁结的，采用疏散法，病邪滞留不去的，要用峻猛的药物攻逐它。病属枯燥少津的采用滋润法，病见拘急或病情较急的采用缓和法。病见气血耗散的采用收敛法，病属气滞血瘀的采用通行法，病属惊怯不安的采用镇定法，病邪在上的，可因势利导使之上越，病邪在下的也可因势使其下夺。此外，还有按摩法、汤液浸渍洗浴法、逐渐祛邪法、峻药劫夺法、开泄法、发散法等，都可根据病情而选定。

黄帝说：什么叫逆从？岐伯说：逆其病证治疗的，就是正治法，顺从病症治疗的就是反治法，在治疗时采用药物多少要根据病情来确定。

黄帝说：反治法是怎样的呢？岐伯说：病证见热象的反而采用热药治疗，见寒象的反而采用寒药治疗，见阻塞不通的反而采用补法治疗，见通利太过的反而采用通泄法治疗，这些就是反治法。要想控制疾病，必先探求病因。所以反治法开始时药性与病情相同，而结果药性与病情是相逆的。这样可以用来破除积滞，消散坚结，调和气血，从而使疾病达到痊愈。

【讨论】本段主要论述了药物的性能，制方原则，治疗原则和治疗大法，反映了中药的功用是多种多样的，治疗方法是丰富多彩的，方剂的配伍也是千变万化的。这些药物的选用、治疗的方法、方剂的配伍都要根据具体的病情来决定。也就是在诊断上，要先求其所因，在治疗上要伏其所主，在用药上要以所利而行之。这一药物学的理论，是古人从长期的临床实践中，根据药物的作用于机体所发生的反应，并以阴阳五行的思想体系为指导而总结出来的。

在"审因论治"的原则下，具体应用寒热温清、补虚泻实的方法时，还要恰如其分，适可而止，勿太过伤其正气，勿不及而病邪不除，斟酌灵活可以获桴鼓相应之效。

二、虚寒、虚热证的治疗及正确地食用五味

（一）虚寒、虚热的病机和治疗

【原文】帝曰：谕言❶治寒以热，治热以寒，而方士不能废绳墨❷而更其道❸也。有病热者，寒之而热；有病寒者，热之而寒❹。二者❺皆在，新病复起，奈何治？岐伯曰：诸寒之而热者取之阴❻，热之而寒者取之阳❼，所谓求其属也。帝曰：善。服寒而反热，服热而反寒，其故何也？岐伯曰：治其王气❽，是以反也❾。

【注释】❶"谕言"：指古代医学文献中的经文。❷"废绳墨"：废，是不用的意思。绳墨，是木匠用的器具，这里指规矩、法则。废绳墨就是不采用这种原则。❸"更其道"：更，更改。道，方法。❹"有病热者，寒之而热，有病寒者，热之而寒"：即有的热证，用寒性药物治疗而热更甚；有的寒证，用热性药物治疗而寒更甚。❺"二者"：指寒与热。❻"寒之而热者取之阴"：即见热证用苦寒药泻热而热退的，当用补阴法治疗。因这种热证是由真阴不足而引起的阴虚发热，故当"取之阴"。亦即王冰所说的"壮水之主，以制阳光"，用滋阴补肾之法以制浮游之火，而潜过亢之阳。❼"热之而寒者取之阳"：意思是见寒证用辛热药散寒而寒不去的，当用补阳法治疗。因这种寒证是真阳不足而导致阴盛所出现的阳虚外寒证，并非外有寒邪，故当"取之阳"。亦即王冰所说的"益火之源，以消阴翳。"用补肾壮阳，补其命门真火，使火足则阴寒自消。❽"王气"：王，wang 义同旺。王气，原本是指应时之气，这里应作亢盛之气来理解。❾"是以反也"：是以，因此的意思。反，相反。意思是，因此有相反的结果。

【语译】黄帝说：经论上说，治寒证当用热药，治热证当用寒药，医生们不能离开这个原则而改变治疗大法。但是有些热证服寒药后，热反甚；也有些寒证服热药后寒也不退，甚至有的增添了新的疾病，这到底应该怎样治疗呢？岐伯说：见热象用寒药治疗而热反不退的，多是阴虚所致，当用滋阴法治疗；见寒象用热药散寒而寒反不去的，多因阳虚所致，当用补阳药治疗。这就是所说的治病

要推求其根本属性的问题。黄帝说：好。那么服寒药而反热，服热药而反寒的结果又是怎样造成的呢？岐伯说：这是因为只单纯治疗病气偏亢的外在征象，而忽视了疾病本质属于虚的一方面，所以用药有相反的效果。

（二）五味过食所导致的后果

> 【原文】帝曰：不治王而然❶者，何也？岐伯曰：悉乎哉问也❷。不治五味属❸也。夫五味入胃，各归所喜攻❹，酸先入肝，苦先入心，甘先入脾，辛先入肺，咸先入肾❺。久而增气，物化之常也❻，气增而久，夭之由也❼。帝曰：善。

【注释】❶"然"：代词，这样的意思。指上面讲到的服寒反热、服热反寒的现象。❷"悉乎哉问也"：悉，作谓语，详细、全面的意思。乎哉，语气词。问，是言语，为了强调谓语所以提到主语之前。意思是：很详细呵，你提的问题。❸"五味属"：五味，有两个含意：一指一切食物药物；一指酸苦甘辛咸五味属，吴崑注："五味各入其所属，谓之味属。"如酸入肝，苦入心等。❹"喜攻"：有两种解释。一是认为喜攻是偏义词，即喜好的意思。一是认为五味入体内，其作用有两面性。喜，是指对五藏有利作用的一面。攻，是指对五藏有害作用的一面。结合《素问·生气通天论》"阴之所生，本在五味，阴之五宫，阴之五宫，伤在五味"的理论，后说似较全面，可参。❺"酸先入肝，苦先入心，甘先入脾，辛先入肺，咸先入肾"：五味与五脏，按五行分属的理论各有所归属，在实践中亦可观察到，五味入胃以后，对于五脏直接所起的作用，是各有不同的。所以说"先入"。❻"久而增气，物化之常也"：久，长久。气，脏腑之气。物，指五味。化，气化。常，常理、规律。这句意思是：长久服用某种药物便能增加该脏之气，这就是五味入胃以后所起气化作用的一般规律。❼"气增而久，夭之由也"：人体某一藏气，由于五味的偏嗜，长期服用而发生偏胜，偏胜日久，可导致本脏的败坏。如《素问·生气通天论》云："味过于酸，肝气以津，脾气乃绝"，就是这个意思。"久而增气"，这只是第一步，藏气受害尚浅，犹可及时挽回；所谓"气增日久"是进一步的发展，藏气受害已深，便很难挽回。

【语译】黄帝说：有的并不是没有抓住疾病的本质，并没有单纯治疗偏亢之气，但还是出现服寒反热，服热反寒的现象，这是为什么呢？岐伯说：问的真详尽呵！如果不是误治偏亢之气所造成的，那就是由于五味不同的药物，分入五脏的规律没有掌握好所致。五味入胃以后，由于五脏的喜好而各有所专入，酸味先入肝，苦味先入心，甘味先入脾，辛味先入肺，咸味先入肾。即某种药物长久服用能增强各脏之气，这是五味入胃后所起气化作用的一般规律。如果脏气偏盛过久，又可以导致脏气的衰败。黄帝说：对。

【讨论】

1. 本段主要阐述了虚寒虚热和正治反治两种治疗原则，虚寒即"阳虚生外寒"，虚热即"阴虚生内热"。前者是因阳气不足不能温养而出现的寒象，病本在于阳虚；后者是因阴虚不能制阳而出现的热象，病本在于阴虚。根据"治病求本"和"虚补实泻"的原则，有"热之而寒者"当"取之阳"，"寒之而热者"当"取之阴"，这种养阴清热和补阳祛寒的方法，与对实证的"治热以寒""治寒以热"的方法是绝对不同的。这一论述不仅为临床治疗热证和寒证指明了治疗方向，而且还说明了临床辨别寒热证候属虚属实的重要性。

2. 所谓反治法，仅是针对疾病所表现的现象而言的。对疾病的本质来说，不论正治反治，都是药证相逆的。因此反治法和正治法，仍然是遵守"治病求本"和"以寒治热，以热治寒""盛者泻之，虚者补之"的原则的。

3. 从"五味入胃，各归所喜攻"以及"气增日久，夭之由也"可以看出，药性多偏。药物治病，是用以补偏救弊的，所以要根据不同的病情所宜来选择相应的药物，以调整人体功能的偏盛偏衰而达到生理平衡为目的。切忌过补过泻，更不可误认为补则无损而取代他法。故在临床实践中既要掌握补泻的分寸，又要对那些闻补则喜、闻泻则惧的患者作好思想工作，只有这样，药物才能发挥它的应有作用，从而达到治疗疾病之目的。

4. 本段还提示临证治病不可墨守成规，告诫我们分析病证既要看到现象，又要看到本质，同时还要考虑到和它相关的各个方面，这样才能抓住实质、正确辨证。

三、制方立法

（一）君臣佐使

【原文】方制君臣❶，何谓也？岐伯曰：主病❷之谓君，佐君之谓臣，应臣之谓使❸，非上下三品之谓也❹。

帝曰：三品何谓？岐伯曰：所以明善恶之殊贯也❺。帝曰：善。

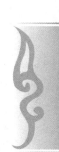

【注释】 ❶ "方制君臣"：方制，即制方。意为配伍方剂有君臣的区别。❷ "主病"：在这里指针对主病治疗的药物。❸ "应臣之谓使"：应，配合的意思。使，旧时的官名。意为与臣药相配合的叫作使。它有两个含义：一是指引经药。二是指方中有配和诸药作用的药物。❹ "非上下三品之谓也"：上下三品，指上、中、下三品，这是古代的一种药物分类法。没有毒性，可以多服久服不会损害人体的，列为上品；没有毒或有毒而只需斟酌施用，可以治病补虚的，列为中品；多毒而不能长期服用，能除寒热邪气，破积聚的，列为下品。这是一种最早的药物分类法，由于此类分法有欠妥之处，现已很少应用。❺ "善恶之殊贯"：善恶，指药物有毒无毒、有补有泻等特性。殊贯，差异、不同之意。

【语译】 制方有君臣之分，这是怎么回事呢？岐伯说：治病的主药叫作君，辅助主药的叫作臣，与臣药配合的叫作使，这不是指上、中、下三品的意思。

黄帝说：三品是讲什么意思？岐伯说：是区别药性有毒无毒的分类方法。黄帝说：好。

（二）立法

【原文】 病之中外❶何如？岐伯曰：调气之方，必别阴阳，定其中外，各守其乡❷，内者内治，外者外治❸，微者调之❹，其次平之❺，盛者夺之❻，汗之❼，下之。寒热温凉❽，衰之以属❾，随其攸利❿，谨道如法⓫，万举万全，气血正平，长有天命⓬。帝曰：善。

【注释】 ❶ "中外"，即内外。病之中外，意为疾病在内或在外。❷ "各守其乡"：守，操守、依照、根据。乡，处所。各守其乡，意为根据病的所在部位。❸ "内者内治，外者外治"：内者、外者，是病在内和病在外的意思。内治、外治，是治其内、治其外的意思。❹ "微者调之"：微，指病情轻微。调，指调理法。即病情轻微的采用调理的方法。❺ "其次平之"：平之，是平治、调和的意思。其次平之，就是较微者甚的疾病应当采用平治的方法。❻ "盛者夺之"：盛，指亢盛。夺，劫夺。即亢盛的采用劫夺法。❼ "汗之"：原本作"汗者"，今从诸注本改"汗之"。汗之，使之出汗，即采用发汗的方法。❽ "寒热温凉"：指药物的不同属性。❾ "衰之以属"：衰之，即使之衰退。属，隶属，指属病情。以，介词，根据的意思。衰之以属，意为根据所属的病情而治疗，使邪气衰退。❿ "随其攸利"：攸（you），所也。利，适宜的意思。随其攸利，即随病情而采取适宜的治法。
⑪"谨道如法"：谨，谨慎。道，从、
遵守的意思。法，法则。谨道如法，谨
慎地遵守法则。⑫"万举万全，气血正

平，长有天命"：万，指不定多数。举，
施治的意思。全，痊愈。正平，和平。
天命，指一种自然界的必然性，这里是
"天年"的意思，即人的自然寿命。

【语译】对病在内、在外的治法怎样？岐伯说：调治气病的方法，必须分别阴
阳，确定它在内还是在外，根据病的所在部位，在内的治其内，在外的治其外，病
情轻微的用调理法，再重一点的用平治法，病邪亢盛的用劫夺法，或用发汗法，或
用下法，都要根据病情，选用寒热温凉不同属性的药物，使病气衰退。随疾病之所
宜，谨慎地遵守如上的法则，就一定可以收到满意的疗效，使气血和平，经常保持
健康。黄帝说：好。

【讨论】本段主要讨论了制方立法的问题。法是辨证以后决定治疗的前提和依
据，而治疗效果又是检验法是否正确的标准。只有在正确辨证的同时，采取恰当的
治疗方法，才能取得预期的效果。所以二者是中医理法方药在临床上具体运用最重
要的两个环节，是诊治疾病过程中相互关系，不可分割的两部分。只有掌握了这一
立法的原则，治疗用药才能"万举万全"，使"气血正平，长有天命"。

小 结

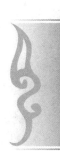

本篇论述的内容十分广泛，除五运六气外，讲了药物的功能与应用、方剂的配
伍、治疗的原则和方法等，其根本的精神是辨证论治。要做到正确的辨证论治就要
掌握疾病的发生、发展和变化规律，以及各种致病因素的性质、特点及其所致病证
的表现。从而再根据疾病的根本性质确立治法，选取适宜的药物以进行恰当的
治疗。

复习思考题

1. 什么叫正治法？什么叫反治法？举例说明其词义。

2. 分析"诸寒之而热者取之阴、诸热之而寒者取之阳"的病机和治法。

3. 就本篇的内容试述方剂配伍、治疗原则和治疗方法。

附 录

高等教育中医专业自学考试《内经》试题（100日）

一、单项选择题（每小题1分，共10分）

在每小题的四个备选答案中选出一个正确答案，并将其代码填在题干后面的括号内。不选、错选或多选者，该题无分。

1. 最早记载《素问》书名的是（　　　）

    A. 皇甫谧　　　　B. 班固　　　　C. 王冰　　　　D. 张机

2. 据《阴阳应象大论》，药物之气厚者为（　　　）

    A. 阳中之阴　　B. 阳中之阳　　C. 阴中之阴　　D. 阴中之阳

3. 心的生成数是（　　　）

    A. 一、六　　　B. 二、八　　　C. 三、七　　　D. 二、七

4. 据《六节藏象论》，十一脏的功能取决于（　　　）

    A. 肝　　　　　B. 胆　　　　　C. 心　　　　　D. 肾

5. 《生气通天论》认为"首如裹"是感受了（　　　）

    A. 火邪　　　　B. 风邪　　　　C. 湿邪　　　　D. 暑邪

6. 据《热论》，伤寒病的死亡日期是（　　　）

    A. 三日　　　　B. 四日　　　　C. 五日　　　　D. 六日

7. 《脉要精微论》认为"屈伸不能，行则偻附"为（　　　）

    A. 肾将惫　　　B. 骨将惫　　　C. 筋将惫　　　D. 肝将惫

8. 《五色》中"蕃者"指的是（　　　）

    A. 耳门　　　　B. 颊侧　　　　C. 口唇　　　　D. 眼睑

9. 《至真要大论》认为病"劳者"，应当（　　　）

    A. 补之　　　　B. 行之　　　　C. 温之　　　　D. 散之

10. 据《四气调神大论》，"早卧晚起"的养生法适于（　　　）

    A. 春三月　　　B. 夏三月　　　C. 秋三月　　　D. 冬三月

二、多项选择题（每小题1分，共18分）

在每小题的五个备选答案中选出二至五个正确答案，并将其代码填在题干后面的括

号内。多选、少选或错选者，该题无分。

1. 对《黄帝内经》进行分类研究的医家有（　　）

   A. 张介宾　　　　B. 张志聪　　　　C. 王冰　　　　D. 杨上善　　　E. 马莳

2. 依五行归类，与肺金相通应的有（　　）

   A. 在变动为忧　B. 在声为哭　　C. 上应太白星　D. 其音商　　　E. 其臭为腥

3. 三焦可称之为（　　）

   A. 中渎之府　　　B. 孤之府　　　C. 中正之官　　D. 传导之官　　E. 决渎之官

4.《海论》认为髓海不足的表现有（　　）

   A. 眩冒　　　　　B. 气少　　　　C. 脑转　　　　D. 耳鸣　　　　E. 懈怠安卧

5. 据《生气通天论》，下列哪些病证与汗出有关（　　）

   A. 风疟　　　　　B. 痤　　　　　C. 皶　　　　　D. 偏枯　　　　E. 痹

6.《百病始生》认为邪气在伏冲之脉时，其症状有（　　）

   A. 气上逆　　　　B. 腰脊强　　　C. 体重　　　　D. 洒淅喜惊　　E. 身痛

7. 下列哪些是病机十九条中属热的（　　）

   A. 诸胀腹大　　　B. 诸病胕肿，痛酸惊骇　　　　C. 诸病有声，鼓之如鼓

   D. 诸呕吐酸，暴注下迫　　　　E. 诸转反戾，水液浑浊

8.《热论》所述阳明受邪的症状有（　　）

   A. 身热　　　　　B. 不得卧　　　C. 腹满　　　　D. 目痛　　　　E. 鼻干

9.《咳论》认为三焦咳的症状有（　　）

   A. 咳而失气　　　B. 咳而腹满　　C. 咳而呕　　　D. 大便不通　　E. 不欲食饮

10.《汤液醪醴论》认为水肿的治疗方法有（　　）

   A. 微动四极　　　B. 缪刺其处　　C. 开鬼门　　　D. 洁净府　　　E. 温衣

11.《痹论》认为肝痹的症状有（　　）

   A. 多饮数小便　B. 夜卧则惊　　C. 上为大塞　　D. 上为引如怀　E. 时发飧泄

12.《脉要精微论》以梦为诊病，阴盛可梦（　　）

   A. 堕　　　　　　B. 取　　　　　C. 涉大水　　　D. 恐惧　　　　E. 哭

13. 据《平人气象论》肝之平脉为（　　）

   A. 软弱招招　　B. 如揭长竿末梢　C. 盈实而滑　　D. 如新张弓弦

   E. 喘喘累累如钩

14.《五色》详细论述了面诊方法，下列哪些属其内容（　　）

   A. 下极者，心也　　　　　B. 直下者，肾也　　　　　C. 下者，脾也

   D. 方上者，胃也　　　　　E. 中央者，大肠也

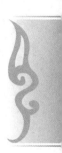

15.《至真要大论》的制方原则中，属"偶之制"的有（　　　）

    A. 君二臣二　　B. 君二臣三　　C. 君二臣四　　D. 君四臣六　　E. 君二臣六

16.《上古天真论》认为男子四八多表现（　　　）

    A. 筋骨劲强　　　B. 筋骨隆盛　　C. 身体盛壮　　D. 肌肉满壮　　E. 肾气平均

17.《上古天真论》中圣人养生之法有（　　　）

    A. 处天地之和　　B. 从八风之理　　C. 无恚嗔之心　　D. 以恬愉为务　　E. 以自得为功

18.《本神》认为形成五脏不安的原因有（　　　）

    A. 脾气虚　　　B. 心气虚　　　C. 肾气虚　　　D. 肝气虚　　　E. 肺气虚

三、判断题（每小题1分，共12分）

你认为正确的在题干后括号内划"√"，反之划"×"。

1. 现在通行的《灵枢》是王冰编次的。 （　　　）

2.《金匮真言论》认为：东方青色，入通于肝，开窍于耳。 （　　　）

3.《灵兰秘典论》认为：肝为将军之官，决断出焉。 （　　　）

4.《五脏别论》认为：魄门即汗孔。 （　　　）

5.《经脉》认为足太阳主筋所生病。 （　　　）

6.《咳论》认为肝咳比胆咳重。 （　　　）

7.《评热病论》认为劳风病证，咳出青黄涕预后较好。 （　　　）

8.《举痛论》认为痛而呕，是寒气客于肠胃。 （　　　）

9. 肠覃的病位在肠外，不在子宫。 （　　　）

10.《脉要精微论》"水泉不止者"为病在膀胱。 （　　　）

11. "必伏其所主，而先其所因，其始则同，其终则异"，是说明正治法的。 （　　　）

12.《上古天真论》认为最善养生者是真人。 （　　　）

四、填空题（每小题1分，共10分）

1.《阴阳应象大论》："清气在下，则生飧泄；浊气在上，则生＿＿＿＿＿＿＿＿。"

2.《六节藏象论》："肺者，＿＿＿＿＿＿＿＿，魄之处也。"

3.《决气》："两神相搏，合而成形，＿＿＿＿＿＿＿，是谓精。"

4.《生气通天论》："阴者＿＿＿＿＿＿＿＿也；阳者卫外为而固也。"

5.《顺气之日分为四时》："夫百病者，多以旦慧、＿＿＿＿＿＿＿、夕加、夜甚。"

6.《热论》："＿＿＿＿＿＿＿，食肉则复，多食则遗，此其禁也。"

7.《水热穴论》认为水病"其本在肾，＿＿＿＿＿＿＿，皆积水也。"

8.《五色》："赤色出两颧，大如拇指者，病虽小愈，＿＿＿＿＿＿＿。"

9.《至真要大论》："散者收之，＿＿＿＿＿＿＿温之，逸者行之。"

10.《上古天真论》："上古之人，其知道者法于阴阳，_____，食饮有
　　节，起居有常。"

五、名词解释（每小题 2 分，共 10 分）

1. 淖泽

2. 体若燔炭

3. 强上冥视

4. 头倾视深

5. 恬惔虚无

六、简答题（每小题 5 分，共 20 分）

1.《金匮真言论》为什么说"阴中之阳，肝也"？

2. 何谓"太阴主内，太阳主外"？

3. 为何"诊法常以平旦"？

4. 据《标本病传论》，什么病当先治标？

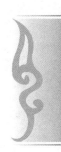

七、论述题（每小题 10 分，共 20 分）

1. 什么是虚里诊法？常见的诊断内容是什么？

2. 试述昼精夜瞑与营卫之气的关系。

（摘自《河南中医》）